SCORPIO

Prof. Dr. Richard Lucius

Die Kraft unseres inneren Öko-systems

Wie das Mikrobiom die Immunantwort steuert und Entzündungen vorbeugt

SCORPIO

Dieses Buch enthält Links zu externen Webseiten Dritter, auf deren Inhalte der Scorpio Verlag keinen Einfluss hat. Deshalb können wir für diese fremden Inhalte auch keine Haftung übernehmen. Für die Inhalte der verlinkten Seiten ist stets der jeweilige Anbieter oder Betreiber der Seiten verantwortlich. Die verlinkten Seiten wurden zum Zeitpunkt der Verlinkung auf mögliche Rechtsverstöße überprüft, rechtswidrige Inhalte waren nicht erkennbar. Bei Bekanntwerden von Rechtsverletzungen werden wir derartige Links umgehend entfernen.

Wichtiger Hinweis:
Die Informationen und Ratschläge in diesem Buch wurden mit größter Sorgfalt durch Autor und Verlag erarbeitet und geprüft. Alle Leserinnen und Leser sind jedoch aufgefordert, selbst zu entscheiden, ob und inwieweit sie die Anregungen in diesem Buch umsetzen wollen. Eine Haftung des Autors beziehungsweise des Verlags für Personen-, Sach- oder Vermögensschäden ist ausgeschlossen.

MIX
Papier | Fördert gute Waldnutzung
FSC® C014889
FSC www.fsc.org

Umschlaggestaltung und Motiv: Hauptmann & Kompanie Werbeagentur, Zürich
Lektorat: Silke Foos, München
Illustrationen, Layout & Satz: Margarita Maiseyeva
Druck & Bindung: Pustet, Regensburg
ISBN 978-3-95803-440-2

www.scorpio-verlag.de

Für Gudrun

Inhalt

Zum vertiefenden Weiterlesen finden Sie die folgenden Exkurse auf der Website zum Buch:

https://bit.ly/Lucius-Inneres-Oekosystem-Exkurse

- Mikrobiom und Mikrobiota
- Bakterien und der Artbegriff
- Bauernhof und Bauernhof ist nicht dasselbe
- Biologika, eine Revolution in der Behandlung von Entzündungskrankheiten
- Angeborenes und erworbenes Immunsystem
- Makro- und Mikronährstoffe
- Stuhltransplantation

Vorwort

Unser über Jahrmillionen entstandenes Immunsystem ist auf ein karges, naturnahes Leben geeicht. In unserer modernen Gesellschaft spielt es unter dem Einfluss von hoch verarbeiteten Lebensmitteln, Medikamenten und mangelndem Kontakt mit einer natürlichen Umwelt immer häufiger verrückt. Die Folge: Allein in Deutschland leiden mehr als 25 Millionen Menschen an Allergien, Autoimmunerkrankungen und Nahrungsmittelunverträglichkeiten, die es früher kaum gab. Gemeinsamer Nenner dieser Krankheiten sind chronische Entzündungsvorgänge.

Mehr und mehr wird klar, dass die Neigung zu chronischen Entzündungen wesentlich durch die Bakterien bestimmt wird, die wir in und an unserem Körper tragen und mit denen wir in unserer Umwelt Kontakt haben. Allein im Darm beherbergen wir ca. ein Kilogramm dieser Bewohner. Mit jedem Atemzug und jeder Berührung einer Oberfläche, mit jedem Händeschütteln und jedem Kuss sind wir Myriaden dieser Winzlinge ausgesetzt.

Zusammenfassend bezeichnet man diese Mikrobenwelt als »Mikrobiom«. Diese Lebewesen bilden in unserem Inneren ein Ökosystem, in dem Hunderte von Bakterienarten miteinander kooperieren und gegeneinander konkurrieren. Sie verwerten Reststoffe, die der Mensch nicht verdauen kann, und liefern im Gegenzug Energie und lebensnotwendige Substanzen. Und, viel wichtiger als bisher gedacht: Sie programmieren und steuern das Immunsystem. Ihr wesentlicher Beitrag: Sie bremsen Entzündungen, und zwar so effizient, dass sie sogar den Krankheitsverlauf bei Coronainfektionen abmildern, der ja durch Entzündungsvorgänge geprägt ist. Erst zusammen mit unseren Bewohnern bilden wir einen widerstandsfähigen »Superorganismus«.

Wenn wir unser inneres Ökosystem nicht pfleglich behandeln, verarmt es und leidet, ganz ähnlich wie unsere äußere Umwelt, unter Artenschwund. Dann kann es uns nicht mehr vor Entzündungskrankheiten schützen. Die moderne Forschung erlaubt es, die Vielfalt an Bakterien und die Mechanismen, mit denen sie auf uns wirken, zu analysieren. Das Ergebnis: Der Körper des Menschen steht in ständigem Austausch mit seiner bakteriellen Umgebung. Wir profitieren von einer möglichst großen inneren Biodiversität. Unsere Sensoren registrieren Moleküle, die von Bakterien entlassen werden, als beruhigende oder alarmierende Signale. Je nachdem, wie das Artenspektrum des Mikrobioms zusammengesetzt ist, wird unser Immunsystem eingestellt. Die Gemeinschaft mit den Mikroben ist so eng, dass sie sogar großen Einfluss auf die Ausbildung von Organen, den Stoffwechsel und kognitive Vorgänge haben. Gesundheit ist kein Urzustand, sondern muss erworben werden: durch ein harmonisches Zusammenleben mit dem Mikrobiom.

Jäger und Sammler im brasilianischen Urwald, afrikanische Kleinbauern in Malawi oder fahrende Pferdehändler und Kesselflicker in Irland haben die Gemeinsamkeit, dass sie relativ naturnah leben. Bei solchen Menschen treten Entzündungskrankheiten nur selten auf. Sie kommen ständig mit einer großen Vielfalt von Bakterien in Kontakt. Deshalb beherbergen sie ein anderes Spektrum von Bakterienarten und die Artenvielfalt ihres inneren Ökosystems ist deutlich größer als zum Beispiel bei zeitgemäß lebenden Städtern. Wer hingegen ein modernes Leben führt, hat ein ausgedünntes Mikrobiom und läuft eher Gefahr unter Allergien, Autoimmunantworten oder Nahrungsmittelunverträglichkeiten zu leiden.

Welche Faktoren des »westlichen Lebensstils« die Ursache sind, ist bislang unklar. Sind es die hochverarbeiteten Lebensmittel, mit ihrem Übermaß an Zucker, ungesunden Fetten, Salz, Emulgatoren, Süßstoffen, Konservierungsmitteln oder Pestizidrückständen? Ist es das Übermaß an Antibiotika und anderen Medikamenten? Oder der Mangel an Bewegung und fehlender Kontakt mit Bakterien aus der Umwelt? Alle diese Faktoren, allen voran die Ernährung, haben großen Einfluss auf das Mikrobiom. Sie bringen bestimmte Bakterienarten zum Wachsen und hemmen andere, und mit jeder Änderung der Bakterienflora verschiebt sich auch die natürliche Balance des Immunsystems.

Mit den neuen Forschungsergebnissen zu diesem Thema wachsen auch die Möglichkeiten, regulierend einzugreifen und die verlorene Vielfalt unserer Bakterienflora wieder herzustellen. Dazu müssen wir das sensible Gleichgewicht mit unserem Mikrobiom auf dem Schirm haben und für unsere Bewohner mitdenken. Was benötigen sie, um ein vielfältiges Ökosystem zu bilden, das mit unserem Immunsystem harmoniert? Und was schadet ihnen? Besonders wichtig sind diese Fragen in der frühen Kindheit, wenn das Mikrobiom durch epigenetische Veränderungen die Weichen für das spätere Leben stellt. Spannend ist es auch zu erfahren, wie ein gestörtes Mikrobiom und Entzündungskrankheiten zusammenhängen. Deshalb zeige ich in diesem Buch an einigen Beispielen auf, wie das Mikrobiom im Zusammenspiel mit den Erbanlagen zur Entgleisung von Immunantworten und chronischen Entzündungen beiträgt. Das Wissen, wie das sensible Gleichgewicht in unserem Inneren funktioniert, ermöglicht ein neues Verständnis von Gesundheit. Damit könnte es gelingen, die Last der Entzündungskrankheiten dramatisch zu verringern. Wir alle sollten wissen, dass unser innerer Mikrokosmos ein Schatz ist, der durch die moderne Lebensweise gefährdet ist und mit dem wir sehr sorgsam umgehen müssen.

1

Allergie & Co.: Die neuen Zivilisationskrankheiten

Entzündungskrankheiten, eine Epidemie der Moderne

Frühjahr 2020: Mit einem Schlag war die Coronapandemie das Gesprächsthema Nummer eins. Mit Lockdown, Hamsterkäufen und Kurzarbeit brach sie brutal in den Alltag ein. Sind unter normalen Umständen Krankheiten eher ein Thema im Wartezimmer von Arztpraxen, gab es jetzt kaum noch ein Gespräch ohne Corona. Die Aussicht, an dem lebensgefährlichen Virus zu erkranken zwang jede und jeden dazu, sich zu informieren und zu schützen. Man konnte COVID-19 nicht einfach ignorieren. Für die Medien war die Pandemie ein Renner: ein unverbrauchtes Thema, eine Seuche, die jeden treffen konnte. Die weltweite Bedeutung, gepaart mit dem medialen Dauerfeuer, machte COVID-19 zum gesellschaftlichen Ereignis, brachte neue Stars und Bösewichter hervor, führte zu Demonstrationen und Polizeieinsätzen. Selbstverständlich sprach man mit Freunden und Bekannten darüber, wie die Übertragung funktioniert, wie man sich schützt und was einen bei einer Infektion erwarten würde. Wer mitreden wollte, musste informiert sein.

Seuchen wie COVID-19, die plötzlich über uns hereinbrechen, bekommen viel mehr Aufmerksamkeit als chronische Erkrankungen, an deren Vorkommen man sich im Lauf der Zeit gewöhnt hat. Auch sie können Millionen von Menschen betreffen und immenses Leid verursachen, sind aber trotzdem nur selten ein Gesprächsthema. Sie sind auf weniger dramatische Weise aufgetaucht, haben sich eher eingeschlichen, und sind mittlerweile so sehr Teil des täglichen Lebens geworden, dass man sie schon fast für selbstverständlich hält. Zu diesen Leiden gehören Krankheiten, die auf einer Überreaktion des Immunsystems beruhen. Wo sich bei gesunden Menschen das Immunsystem auf die Abwehr von Krankheitserregern beschränkt, reagiert es bei Betroffenen auch auf harmlose Stoffe. Wo immer auf dem Globus sich eine moderne Lebensweise ausbreitet, steigt unweigerlich die Häufigkeit von Allergien, Autoimmunerkrankungen und Unverträglichkeiten von bestimmten Lebensmitteln. Und dieser Anstieg liegt nicht etwa an der Zunahme der Weltbevölkerung oder dem steigenden Alter von Menschen, sondern an dem häufigeren Auftreten von Neuerkrankungen in der Bevölkerung. In Deutschland sind mehr als ein Viertel der Bevölkerung von diesen »Entzündungskrankheiten« betroffen. Sie haben in den letzten Jahrzehnten dramatisch zugenommen und sind im Gegensatz zu den klassischen Seuchen eine »Epidemie der Moderne«, wie eine Zeitung kürzlich titelte.

Von diesen Leiden sind die Allergien am bekanntesten und am weitesten verbreitet. Sie sind sozusagen die Fahnenträger der Entzündungskrankheiten, die man deshalb auch kurz als »Allergie & Co.« bezeichnen könnte.

Wer hatte in den 1960er-Jahren schon eine Allergie? Ich kann mich nicht erinnern, dass es im Sommerferienlager irgendjemand gab, der Milch, Eier oder Erdnüsse nicht vertrug. Heute dagegen kursieren in Kindergärten Listen von Lebensmitteln, die Emma, Ben,

Luca oder Mia auf keinen Fall essen dürfen, weil sonst ein anaphylaktischer Schock droht. Nehmen wir Deutschland als Beispiel: Aktuell leiden fast 19 % aller erwachsenen Bundesbürger unter mindestens einer Allergie. Auch Asthma und Psoriasis (Schuppenflechte), die zu den allergischen Erkrankungen im weiteren Sinn gehören, sind häufig und betreffen fast 10 % beziehungsweise 2 % der Bevölkerung (Bergmann et al. 2016). Viel häufiger als früher sind schwere Autoimmunerkrankungen wie Typ-1-Diabetes (0,4 %; RKI 2019), chronische Darmentzündung (0,74 %; Hein et al. 2014) oder Multiple Sklerose (0,3 %; Holstiege et al. 2017). Man schätzt, dass außerdem bis zu 30 % der in Deutschland lebenden Menschen unter Verdauungsstörungen leiden, von denen manche mit Entzündungen einhergehen, wie etwa der Zöliakie. Dies sind nur einige Beispiele für Entzündungskrankheiten. Eine vollständige Nennung der über 100 Leiden würde hier den Rahmen sprengen.

Die Wissenschaft hat lange Zeit nach Erklärungen für dieses Phänomen gesucht, aber mittlerweile ist man sich sicher: Unser Immunsystem ist für sein Funktionieren auf Kontakt mit unserer belebten Umwelt angewiesen. Der Mensch braucht um gesund zu bleiben die richtige, für jede Person unterschiedliche Mischung von Mikroben auf der Haut, in der Lunge und besonders im Darm. Homo sapiens lebt nicht allein, sondern ist ein »Superorganismus«, der erst zusammen mit seinen Bewohnern eine funktionsfähige Einheit bildet. Seine Mikroben bilden ein artenreiches Ökosystem, das das Immunsystem beruhigt und vor Überreaktionen schützt. Allerdings hat die moderne Lebensweise die Mikrobenlandschaft in unserem Inneren und um uns herum so verändert, dass sie nicht mehr zu unserem Immunsystem passt. Es ist aus dem Gleichgewicht geraten, schlägt bei nichtigen Anlässen Alarm und reagiert zu stark. Was steckt dahinter?

Unsere Immunzellen überprüfen ständig jeden Winkel des Körpers, ob Gefahr besteht oder nicht. Krankheitserreger wie Bakterien, Viren, Parasiten oder Pilze enthalten molekulare Gefahrensignale, aber auch die eigenen Köperzellen setzen bei Beschädigung Moleküle frei, die das Immunsystem aktivieren. Je nachdem, wie stark diese Signale sind, fällt eine Entscheidung, ob ein Angriff erfolgen soll oder nicht. Wenn das der Fall ist, werden weitere Immunzellen an den Ort des Geschehens gelockt und aktiviert, die dann eine Wolke hoch reaktiver Chemikalien entlassen. Die Substanzen greifen Krankheitserreger an und zerstören sie, ziehen dabei aber auch das eigene Gewebe in Mitleidenschaft. Diese Attacke, die sich zu einer Großoffensive ausweiten kann, nennt man »Entzündung«. Entzündungen sind also ganz normale, lebensnotwendige Reaktionen. Allerdings sind die Kollateralschäden oft beträchtlich, sodass effiziente Mechanismen der Begrenzung wichtig sind.

Harmlose Substanzen wie etwa Nahrungsbestandteile oder körpereigene Stoffe rufen im Normalfall keine Entzündungsantworten hervor. Sie regen das Immunsystem nicht an oder führen durch komplexe Mechanismen sogar zu einer Hemmung von Entzündungsreaktionen. Harmlose Reize ignoriert ein gut ausbalanciertes Immunsystem also oder drückt auf die Bremse und verhindert Entzündungen.

Genau diese Fähigkeit haben in modernen Gesellschaften viele Menschen verloren. Ihr Immunsystem kann Entzündungsreaktionen gegen irrelevante Fremdstoffe wie etwa Pflanzenpollen nicht stoppen und solche Substanzen einfach tolerieren. Die entstehenden Entzündungen schädigen das eigene Gewebe. Je nachdem welches Organ betroffen ist und welche Art von Immunantworten vorherrscht, können so ganz unterschiedliche Krankheiten entstehen. Dabei unterscheidet man grob zwischen Allergien, Autoimmunerkrankungen und Nahrungsmittelunverträglichkeiten.

	Auswirkungen	Häufigkeit in Deutschland
Allergische Erkrankungen		
Allergien im engeren Sinne	Vorübergehende Entzündungsreaktionen von Scheimhäuten und Haut	16,6 Mio.[a]
Asthma	Chronische Entzündungen der Atemwege, Husten	6,57 Mio.[a]
Neurodermitis	Chronische Entzündungen der Haut	4,31 Mio.[a]
Autoimmunerkrankungen		
Chronische Darmentzündungen	Massive Schädigung der Darmschleimhaut	615 000[b]
Typ-1-Diabetes	Zerstörung von Pankreaszellen durch Entzündungen	330 000[c]
Multiple Sklerose	Zerstörung von Nervenzellen durch Entzündungen	240 000[d]
Psoriasis	Entzündung der Haut durch fehlgeleitete Immunantworten	2,0 Mio.[e]
Rheumatoide Arthritis	Entzündung von Gelenken	940 000[f]
Unverträglichkeiten		
Zöliakie	Verdauungsbeschwerden durch Unverträglichkeit von Gluten	830 000[g]
Reizdarmsyndrom	Verdauungsbeschwerden durch Nahrungsbestandteile (FODMAPS)	2,9 bis 14 Mio.[h]

Tabelle 1. Auswirkungen einiger Entzündungskrankheiten und ihre Häufigkeit (Prävalenz) in Deutschland.
Quellen: (a) Bergmann et al. 2016. (b) Hein et al. 2017. (c) RKI 2019. (d) Holstiege et al. 2017. (e) Hense et al. 2018. (f) Sewerin et al. 2018. (g) Schuppan et al. 2018. (h) Verschiedene Quellen.

Zur Zeit sind Entzündungskrankheiten in den Wohlstandsländern der westlichen Welt am weitesten verbreitet, greifen jetzt aber zunehmend auch auf Schwellen- und Entwicklungsländer über. Grund für den Anstieg ist unsere moderne Lebensweise, in der Fachliteratur »westlicher Lebensstil« genannt. Dieser schwammige Begriff – im folgenden Kapitel näher besprochen – versucht die unterschiedlichen Faktoren zusammenzufassen, die typisch für die Lebensweise von Menschen in modernen Wohlstandsgesellschaften sind. Die Palette umfasst unter anderem Ernährung, Wohnen, Hygiene, Gesundheitsversorgung, Naturkontakt und Bewegung. Bei Menschen, die noch ohne die Errungenschaften der modernen Zivilisation leben, etwa in afrikanischen Dörfern, im brasilianischen Regenwald oder auch auf einsamen Bauernhöfen im Gebirge, wo der westliche Lebensstil noch nicht angekommen ist, sind Entzündungskrankheiten so gut wie unbekannt.

Viele Studien zeigen, dass bei solchen naturnah lebenden Menschen der Kontakt mit Mikroorganismen ein wichtiger Faktor für ihre Gesundheit ist. Bei ihnen sind Haut, Schleimhäute und Darm von einer gesunden Mischung vieler unterschiedlicher Arten von Mikroben bevölkert. Diese Mikroben, in ihrer Gesamtheit als »Mikrobiom« bezeichnet, bilden ein ganzes Ökosystem, in dem Hunderte von Arten um Nahrung und Platz konkurrieren oder auch zusammenarbeiten (zum Begriff »Mikrobiom« siehe den Exkurs »Mikrobiom und Mikrobiota« auf der Website zum Buch).

Allein im Darm erwachsener Menschen tummeln sich etwa ein Kilogramm Bakterien, Viren, Parasiten, Pilze und Archaeen (urtümliche Einzeller), darunter etwa 40 000 000 000 000 Bakterien (in Worten: 40 Billionen, eine Zahl mit 13 Nullen!). Die Bakterienzellen sind damit etwa so zahlreich wie die Zellen des menschlichen Körpers, das heißt, wir bestehen – was die Anzahl der Zellen betrifft – etwa zur Hälfte aus Bakterien.

Diese Masse von Bakterien lebt, verbraucht Energie und produziert Stoffe, sie arbeitet wie ein zusätzliches Organ unseres Körpers.

Die Bakterien verteidigen ihr Revier gegen Eindringlinge und halten damit Krankheitserreger fern. Gleichzeitig schließen sie Nahrungsreste auf und liefern dem Körper daraus Energie, Vitamine und andere Stoffe. Eine weitere wichtige Funktion, die bisher meist übersehen wurde: Ihre Stoffwechselprodukte regulieren das Immunsystem und reduzieren so die Tendenz zu Entzündungen. Unsere nützlichen Bewohner werden im Wissenschaftsjargon als »Kommensalen« (lateinisch: Mitesser) bezeichnet, aber sie sind mehr: Zusammen mit unserem inneren Ökosystem bilden wir einen leistungsfähigen Superorganismus, solange das Gleichgewicht zwischen den Partnern stimmt.

Im Gegensatz zu naturnah lebenden Menschen ist beim modernen Städter die Artenvielfalt dieses inneren Ökosystems durch ungesunde Ernährung, überzogenen Medikamentengebrauch und mangelnde Bewegung stark zurückgegangen. Auch Umweltchemikalien, Pestizide, Lebensmittelzusatzstoffe und viele andere Faktoren haben einen Einfluss auf unsere Mikrobenlandschaft. So wurde das Gleichgewicht zwischen den Arten nachhaltig gestört und es haben sich Bakterien ausgebreitet, die früher kaum vorkamen, während andere verschwunden sind. Ganz ähnlich wie der Mensch durch rücksichtslose Übernutzung seine äußere Umwelt ruiniert, malträtiert er durch die moderne Lebensweise auch sein inneres Ökosystem. Ein derart verarmtes und verändertes Mikrobiom kann seine vielfältigen Aufgaben nicht erfüllen und ist auch nicht in der Lage, Entzündungsantworten im Zaum zu halten.

Der weltweite Anstieg von Allergie & Co.

Der Anstieg der Entzündungskrankheiten ist ein globaler Trend, der zuerst in den Industrieländern auftrat, jetzt aber mit zunehmender Veränderung des Lebensstils auch die Schwellen- und Entwicklungsländer erfasst. Selbst in entlegensten Winkeln der Erde, wie zum Beispiel auf Neuguinea, beobachtet man eine Zunahme dieser Erkrankungen, sobald Menschen Anschluss an die moderne Welt bekommen (Herbert et al. 2009). Innerhalb weniger Jahre ändern sich dann die Ernährung, die medizinische Versorgung, die Wohnsituation und viele andere Faktoren. Mit diesem »westlichen Lebensstil«, der weiter hinten ausführlich erläutert wird, treten Zivilisationskrankheiten auf.

Ob in Europa, USA, Japan oder Australien: In großem Stil setzte der Anstieg von Entzündungskrankheiten zwischen 1960 und 1970 ein und nahm seit den 1980er- und 1990er-Jahren Fahrt auf. In Europa sind dabei die skandinavischen Länder besonders stark betroffen, während die Entwicklung in den osteuropäischen Ländern während des Sozialismus langsamer verlief. Dort veränderte sich die Lebensweise weniger und entsprechend verhalten war auch der Anstieg der Entzündungskrankheiten. In manchen Industrieländern steigen die Kurven mittlerweile nicht mehr an, sondern haben ein Plateau erreicht. Ein möglicher Grund: Mittlerweils sind dort mehr oder weniger alle Personen erkrankt, die aufgrund ihrer Erbanlagen für Entzündungskrankheiten besonders empfänglich sind, sodass keine weitere Steigerung mehr erfolgt. Wenn dann im Wesentlichen nur noch der Nachwuchs erkrankt, bleibt die Anzahl jährlicher Neuerkrankungen relativ stabil.

Zeitversetzt ist inzwischen derselbe Trend in Schwellenländern wie China, Indien oder Südafrika zu beobachten. Asien holt gerade besonders schnell auf, zum Teil mit enorm hohen Zuwachsraten.

So wurde aus Hongkong eine Verdreißigfachung (!!) von chronischen Darmentzündungen im Zeitraum von 30 Jahren berichtet (Ng et al. 2016). In Entwicklungsländern liegen die Werte teilweise noch sehr niedrig, steigen mit dem Übergang zu modernen Lebensverhältnissen aber an. Mit diesem Anstieg stehen die chronischen Darmentzündungen aber nicht allein, sie sind nur ein besonders gutes Beispiel, weil sie so auffällig und belastend sind, dass sie ziemlich systematisch registriert werden und gut untersucht sind. Demselben Trend folgen auch die meisten anderen Entzündungskrankheiten.

Mit der Ausbreitung des westlichen Lebensstils wird die Häufigkeit von Entzündungskrankheiten in Schwellen- und Entwicklungsländern in den kommenden Jahren und Jahrzehnten weiter zunehmen. Es ist abzusehen, dass auch in Regionen mit bisher niedrigen Raten die Krankheitszahlen so lange ansteigen werden, bis es zu einer Sättigung auf ähnlich hohem Niveau wie in den Industrieländern kommt.

Mit diesem Verbreitungsmuster sind die Entzündungskrankheiten eine wirkliche Pandemie, ein weltweiter Seuchenzug. Die Daten sind erschreckend! Allerdings ist es nicht einfach, aus der Vielzahl unterschiedlicher Studien die relevanten Informationen herauszufiltern und ein stimmiges Bild zusammenzusetzen. Eine große Herausforderung ist es dabei, die zahlreichen unterschiedlichen Entzündungskrankheiten auf einen gemeinsamen Nenner zu bringen. Schließlich betonen die entsprechenden Publikationen ja meist die Besonderheiten von Krankheiten und grenzen sie voneinander ab, anstatt die Gemeinsamkeiten herauszustellen. So haben zum Beispiel Typ-1-Diabetes und Multiple Sklerose, die ja ein ganz unterschiedliches klinisches Bild zeigen, als gemeinsame Wurzel eine erhöhte Entzündungsbereitschaft.

Gerade wenn man verfolgen möchte, wie die Häufigkeit solcher Krankheiten sich über Jahrzehnte hinweg entwickelt, trifft man auf Probleme. Meist ahnte bei der ersten Beschreibung ehemals seltener und jetzt häufig auftretender Krankheiten kaum jemand, wie bedeutend sie später werden könnten. Dementsprechend fehlen für viele Entzündungskrankheiten solide Basisdaten. Die sicherste Methode, um überhaupt zuverlässige Daten zu generieren, ist eine kontinuierliche, langjährige Erfassung aller Krankheitsfälle mit standardisierten Diagnosemethoden. Solche weit zurückreichenden Langzeituntersuchungen und die entsprechenden Register existieren leider nur in wenigen Ländern mit hoch entwickelten Gesundheitssystemen, wie etwa in Skandinavien.

Aus den Angaben solcher Krankenregister lassen sich die Inzidenz (Anzahl der Neuerkrankungen) und Prävalenz (Gesamtzahl der Fälle) von Krankheiten in einer Bevölkerung berechnen. Existieren keine kontinuierlich geführten Register, ist man auf Daten einzelner Studien angewiesen, die allerdings oft nicht exakt miteinander vergleichbar sind, weil zum Beispiel die angewendeten Methoden etwas unterschiedlich sind. Daten von mehreren Studien werden oft in »Metastudien« zusammengefasst. Solche Übersichten sind extrem hilfreich, weil sie häufig gerade ältere und wenig zugängliche Literatur erfassen und damit ein gutes Gesamtbild ergeben.

Eine solche überzeugende Metastudie stammt von Loftus (2004), in der anhand von sieben Langzeituntersuchungen der weltweite Anstieg der Inzidenz von chronischen Darmentzündungen in der zweiten Hälfte des 20. Jahrhunderts aufgezeigt wird (Abb. 1). Alle Kurven verlaufen in dieselbe Richtung. Diese Grafik zeigt – wie die Ergebnisse vieler anderer Metastudien – zweifelsfrei, dass Neuerkrankungen im dargestellten Zeitraum tatsächlich stark zugenommen haben.

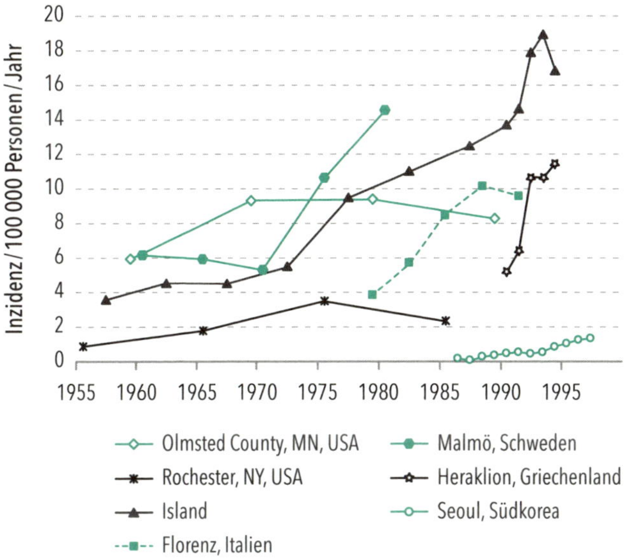

Abbildung 1. Anstieg der Neuerkrankungen an Colitis ulcerosa in verschiedenen Ländern mit westlichem Lebensstil (Fälle/100 000 Personen/Jahr). *Aus Loftus (2004).*

Das Beispiel der Allergien

Der Anstieg von Entzündungskrankheiten in Industrieländern lässt sich am besten anhand von Allergien nachverfolgen. Diese Leiden eignen sich besonders gut, um die Kopplung von westlichem Lebensstil und Zunahme von Entzündungskrankheiten aufzuzeigen, weil hier die umfangreichsten Daten vorliegen.

Meist denkt man beim Stichwort Allergie zuerst an Heuschnupfen. An diesem Übel, hervorgerufen durch Pollen von Gräsern und anderen Pflanzen, leidet in Deutschland jeder siebte Erwachsene und jedes zehnte Kind (Bergmann et al. 2016). Betroffene reagieren auf

Pollenkontakt mit Niesen, geschwollenen Nasenschleimhäuten, tränenden Augen, Bindehautentzündung und Husten, ganz zu schweigen von einer damit einhergehenden Benommenheit. Und: Allergien, die als Heuschnupfen in der Nase begonnen haben, können im Lauf der Zeit auch die unteren Atemwege betreffen und sich zu Asthma entwickeln. Diese Abfolge ist so typisch, dass man sie als »Etagenwechsel« bezeichnet.

An Heuschnupfen hat man sich so gewöhnt, dass man ihn mittlerweile meist für naturgegeben hält. Dieses Übel kam aber überhaupt erst mit der Industrialisierung und den damit einhergehenden Änderungen von Lebensgewohnheiten auf. Die erste Beschreibung geht auf den englischen Arzt John Bostock zurück, der 1809 der Medizinischen und Chirurgischen Vereinigung in London einen Fall von »Catarrhus aestivus« oder Sommerkatarrh bei dem Patienten JB beschrieb, der eine periodische Erkrankung von Augen und Brustraum aufwies. Dieser Patient JB (der Autor selbst) litt seit dem 8. Lebensjahr von Mitte Juni an unter tränenden, geröteten und brennenden Augen. Sein Zustand verschlimmerte sich regelmäßig bis hin zu heftigem Jucken und Entzündung der Augen mit Bildung von Schleim, begleitet von Niesen und verengten Atemwegen mit Reizungen von Luftröhre und Schlund. Die angewendeten Therapien wie Aderlass, Hungern, kalte Bäder oder Verabreichung von Chinin, Opium (!), Quecksilber, Abführmitteln, Eisenpräparaten oder Digitalis halfen nicht. Die einzig lindernde Maßnahme bestand darin, das Haus nicht zu verlassen. Eine perfekte Beschreibung, die jeder Pollenallergiker nachvollziehen kann. Im Verlauf der nachfolgenden neun Jahre sammelte Bostock noch 28 weitere Fälle von »Catarrhus aestivus«, präsentierte sie der wissenschaftlichen Gesellschaft in einem Aufsatz und gilt damit als der Erstbeschreiber des Heuschnupfens (Ramachandran und Aronson 2009).

In Deutschland wurde Heuschnupfen erstmals von dem Badearzt Dr. Alfter in Bad Oeynhausen erwähnt, der 1855 von einem Patienten berichtet, der seit seinem 7. Lebensjahr regelmäßig »zu der Zeit, wo der Roggen blüht« unter Schnupfen, Bindehautentzündung und Atemenge litt. Er bemerkte dazu: »Die Seeluft ... war nur von wirklichem Effekt, wenn der Wind von der See her kam.« 1862 wurden von Philipp Phoebus in Gießen in einem ersten Standardwerk Fälle aus ganz Europa zusammengetragen und als Besonderheit erwähnt, dass die Häufigkeit »auffallend gering« sei und die Krankheit »häufiger bei Wohlhabenden, Gebildeten ...« vorkäme (zitiert nach Bergmann 2019).

Bis auch die Ursache des Heuschnupfens gefunden war, dauerte es nochmals ein Jahrzehnt: In seinem Buch »Experimental Researches on the Causes and Nature of Catarrhus Aestivus« (1873) beschreibt der britische Arzt Charles Blackley, auch er ein von Heuschnupfen geplagter Allergiker, eine Vielzahl von Experimenten zur Auslösung der allergischen Reaktion im Laborversuch. Mit Pollen erzielte er die zuverlässigsten Ergebnisse. Er prüfte Pollen von nicht weniger als 74 Pflanzenarten und fand, dass er mit Gräserpollen die heftigsten Reaktionen auslösen konnte. Sonne und Hitze hatten dagegen keine Wirkung. Darüber hinaus bemerkte er auch, dass die Erkrankung noch 15 bis 20 Jahre früher wesentlich seltener vorkam und davor so gut wie unbekannt war. Er stellte fest, dass Heuschnupfen vor allem in der gebildeten Klasse der Bevölkerung auftreten würde, besonders bei Juristen und Theologen. Im Gegensatz dazu sei kaum ein Bauer daran erkrankt, obwohl diese doch den Pollen am meisten ausgesetzt seien. Seine Schlussfolgerung: Wahrscheinlich sei der Zustand, den man durch geistige Arbeit erwirbt, eine Voraussetzung für die Entwicklung von Heuschnupfen. Der Anstieg würde mit der zunehmenden Verstädterung zusammenhängen, die Zivilisation und Bildung befördern würde. Tatsächlich war England in Europa Vorreiter der Industrialisierung und Verstädterung, während die anderen Länder Europas in den 1850er-Jahren noch überwiegend landwirtschaftlich geprägt waren.

Heuschnupfen als Krankheit der Gebildeten: Diese Sichtweise hielt sich in England lange Zeit. Man litt zwar, fühlte sich aber auch als »den einfachen Schichten überlegen«. Sir Morell McKenzie, ein berühmter englischer Mediziner, stellte in der Schrift »Hay Fever and Paroxysmal Sneezing« (1889) fest, dass die Krankheit fast ausschließlich auf kultivierte Personen beschränkt sei und die Tendenz zum Heuschnupfen verknüpft sei mit dem intellektuellen Niveau. Das passte aus seiner Sicht auch gut zu der Tatsache, dass Männer deutlich häufiger betroffen sind als Frauen, was er den Verfechtern der Gleichberechtigung zu bedenken gab. Dass Heuschnupfen fast ausschließlich in England und den USA bekannt war, hielt er für ein Anzeichen der Überlegenheit der »englischen Rasse«. Er fabulierte sogar, dass das Niesen ein Test zur »Unterscheidung der Erwählten von der gemeinen Herde« werden könne.

Betuchte Pollenallergiker konnten ihrer Krankheit wenigstens zeitweise entfliehen, indem sie die Pollensaison in Kurorten an der See oder in den Bergen verbrachten. So entwickelte sich in manchen Regionen ein regelrechter Tourismus, wo man in »hayfever holidays« seinesgleichen in gehobenem Ambiente traf. Bei reichen Briten war unter anderem Helgoland ein beliebter Fluchtort, das ja bis 1890 britische Kronkolonie war und bis heute als »allergikerfreundliche Kommune« mit seiner pollenarmen Luft wirbt.

Eine Erhebung aus der Schweiz aus dem Jahr 1926 zeigte eine Heuschnupfen-Häufigkeit von damals nur ca. 1 %. Ganz im Ton seiner englischen Kollegen, spricht auch der Autor dieser Studie (Rehsteiner 1926) von einer Krankheit der Gebildeten, bei der »auf die ›Kopfarbeiter‹ prozentual zwanzigmal mehr Heufieberkranke entfallen als auf die Gesamtbevölkerung«. Eine Studie aus dem Jahr 1958 zeigt in der Schweiz bereits eine Prävalenz von ca. 5 %. Dieser Trend setzte sich fort mit einem Anstieg auf 9,5 % (1985) und auf ca. 14 % im Jahr 1991. Eine 2017 veröffentlichte Zusammenstellung nennt für die Schweiz eine Heuschnupfen-Prävalenz von etwa 20 % (Ballmer-Weber und Heibling 2017).

Die Rate von Heuschnupfen in der Schweiz hat sich also in knapp 100 Jahren verzwanzigfacht! Aus einer seltenen Erkrankung ist ein

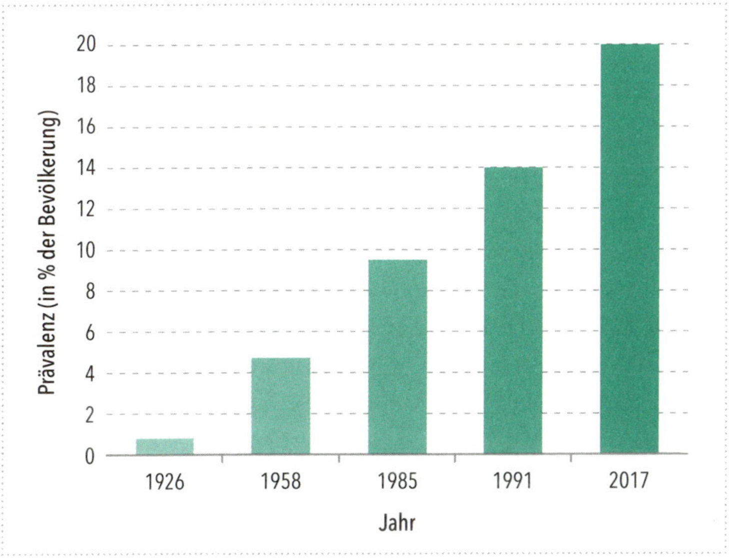

Abbildung 2. Anstieg der Häufigkeit (Prävalenz) von Heuschnupfen in der Schweiz, in % der Bevölkerung.
Kombiniert aus verschiedenen Quellen (Rehsteiner 1926; Schnyder 1958; Wüthrich 1985; SAPALDIA 1991; Ballmer-Weber und Heibling 2017).

Leiden geworden, das jetzt etwa jeden fünften Bürger betrifft. Ähnlich ist die Situation in Deutschland, wo das Robert Koch-Institut 2017 von einem »Tsunami, der uns überrollen wird« sprach.

Entzündung und Immuntoleranz

Das Problem von Allergikern ist, dass bei ihnen Kontakt mit an sich harmlosen Stoffen eine Entzündung auslöst. Der Begriff »Entzündung« oder »Inflammation« sagt im Wesentlichen aus, dass das Immunsystem die Muskeln spielen lässt: Immunzellen werden durch einen Reiz aktiviert und locken mit Botenstoffen andere

Immunzellen an, die dann in Aktion treten und angreifen. Entzündungen sind lebensnotwendig, um Krankheitserreger abzuwehren, aber sie schädigen gleichzeitig auch immer den eigenen Körper. Das Spektrum von Entzündungen reicht von potenziell tödlichen Blinddarm- oder Lungenentzündungen bis hin zur unterschwelligen Reaktion, die auch der Arzt nur anhand von Markern im Blut erkennt.

Ebenso wichtig wie Entzündungsvorgänge sind Mechanismen, die dafür sorgen, dass die angelaufenen Prozesse wieder abgestellt werden, dass sozusagen eine Ent-Entzündung stattfindet. Dabei werden Reaktionskaskaden aktiv durch Botenstoffe und Kontakte zwischen Zellen herabreguliert. Man könnte von einer Bremse sprechen, die dafür sorgt, dass harmlose Reize nicht zu einer Kettenreaktion und den damit einhergehenden Zerstörungen führen.

Die Immunologie fasst diese Vorgänge mit dem Begriff »Immuntoleranz« zusammen. Dieses Wort ist ein Schlüsselbegriff für das Verständnis von Entzündungskrankheiten und einer der inhaltlichen Schwerpunkte dieses Buches. Einflüsse des westlichen Lebensstils haben bei vielen Menschen die Immuntoleranz geschwächt. Dadurch entstehen unterschiedliche Krankheiten, denen aber ein ähnlicher Auslöser zugrunde liegt, nämlich eine erhöhte Bereitschaft zu Entzündungen. Diese Entzündungskrankheiten entwickeln sich weniger dramatisch als zum Beispiel COVID-19 und sie töten nicht direkt, aber sie beeinträchtigen die betroffenen Personen stark und sind Wegbereiter für viele andere Leiden.

Jeder kennt akute Entzündungen, wie sie durch einen Fremdkörper, etwa einen Holzsplitter verursacht werden, den man sich eingerissen hat. In der Umgebung wird die Haut rot, schwillt an und schmerzt. Was passiert im Einzelnen? Zellen des Immunsystems, die im Gewebe patrouillieren, werden durch Verletzungssignale und durch Moleküle von Bakterien, die am Splitter anhaften, alarmiert und aktiviert. Diese molekularen Gefahrsignale haben eine Schlüsselfunktion: Sofort geben die Zellen Botenstoffe ab, die andere Immunzellen aus dem umgebenden Gewebe und aus Blutgefäßen anlocken. Diese kriechen herbei, schütten einen ganzen Cocktail aggressiver Chemikalien aus und produzieren unter anderem auch freie Radikale, die die Bakterien abtöten. Weitere Zellen werden angelockt und der Prozess schaukelt sich auf. So resultiert ein Großangriff, bei dem auch viele Körperzellen sterben. Der Angriff kommt erst zum Erliegen und Reparaturmechanismen springen an, wenn der Splitter entfernt ist und die letzten Bakterien vernichtet sind.

Eine ähnliche Aktivierung des Immunsystems startet zunächst auch, wenn Immunzellen auf schwächere Reize reagieren. Solche schwach aktivierenden Ereignisse gibt es jeden Tag mehr als genug: Kontakt mit Fremdstoffen wie Pollen oder Nahrungsbestandteilen, aber auch veränderte körpereigene Substanzen oder einfach Immunzellen, die Fehlalarm auslösen. Wenn bei dieser beginnenden Aktivierung des Immunsystems allerdings starke Gefahrsignale fehlen, wie etwa Bestandteile von Krankheitserregern, kommen bremsende Antworten der Immuntoleranz zum Zuge und stoppen die Reaktion, bevor großer Schaden entsteht.

Ein optimal eingestelltes Immunsystem gibt also Gas bei starken Reizen wie etwa Krankheitserregern, tritt bei schwachen Reizen wie Pollen oder Nahrungsbestandteilen aber auf die Bremse und bringt die Reaktion zum Erlöschen. Beim gesunden Menschen versetzen deshalb nur relevante Auslöser das Immunsystem in Aufruhr. Fällt die Immunbremse bei gestörter Immuntoleranz allerdings aus, schwelen Entzündungen vor sich hin und können bei weiteren Reizen leicht aufflackern und sich zu einer akuten Entzündung entwickeln. Wo diese »stillen Entzündungen« sich abspielen bestimmt darüber, welche Krankheiten entstehen. So sind etwa bei Allergien und Darmentzündungen die Schleimhäute betroffen, bei Rheumatoider Arthritis die Gelenke, bei Typ-1-Diabetes die Bauchspeicheldrüse oder bei Multipler Sklerose das Nervensystem.

Die Werbebotschaft vieler Pharmafirmen, dass ein starkes Immunsystem der beste Weg zur Gesundheit sei, ist in dieser simplen Form also nicht richtig. Wie das Beispiel der Allergien zeigt, sind starke Immunantworten längst nicht immer positiv, viele Patienten wären froh, wenn sie wenigstens in der Pollensaison schwächere Entzündungsantworten hätten. Es kommt nicht auf ein starkes, sondern auf ein sehr gut ausgewogenes Immunsystem an. Eine funktionierende Immuntoleranz ist enorm wichtig!

Der Quantensprung der Biomedizin

Ereignisse wie die Entdeckung des Penicillins oder die Entzifferung des menschlichen Genoms sind so bedeutend, dass sie nicht nur die Medizin geprägt, sondern auch die gesamte Gesellschaft beeinflusst haben und weiterhin beeinflussen. Meist unbemerkt erleben wir in der Biomedizin gegenwärtig Umwälzungen, die ebenso weitreichende Folgen haben werden.

Einerseits wurden in den 2000er-Jahren neue Techniken der DNA-Sequenzierung verfügbar und eroberten rasch den Markt. Im Vergleich zu alten Methoden kann man heute mit der 200-millionenfachen Geschwindigkeit per Hochdurchsatz-Sequenzierung Gene analysieren. Hatte die Sequenzierung des ersten menschlichen Genoms zehn Jahre gedauert und 10 000 Forschende in Atem gehalten, brauchen Automaten dafür mittlerweile weniger als einen Tag. Mit ihren neuen Techniken stürzte sich die Wissenschaft vehement auf das Mikrobiom, eine Fragestellung, die man zuvor wegen der extremen Komplexität nicht anpacken konnte. Was man fand, war atemberaubend: Die Haut, die Schleimhäute und vor allem der Darm des Menschen sind von Hunderten von Mikrobenarten dicht besiedelt. Mittlerweile beginnt man auch zu verstehen, mit welchen Molekülen einzelne Arten von Bakterien Immunantworten, den Stoffwechsel und sogar Stimmungen beeinflussen.

Andererseits hat sich in den letzten Jahrzehnten die Immunologie zu einer molekularen Wissenschaft entwickelt. Wo man früher darauf beschränkt war, Immunzellen im Mikroskop anzuschauen und zu zählen, lassen sich heute ihre Interaktionen auf molekularer Ebene exakt beschreiben und moderne Medikamente erlauben zielgenaue Eingriffe in diese Abläufe. War man früher auf die Behandlung von Symptomen beschränkt, packt man inzwischen dank der Erkenntnisse der modernen Immunologie Entzündungen direkt an der Wurzel. Blockiert man etwa gezielt bestimmte Kommunikationswege zwischen den Immunzellen, so werden Entzündungssignale abgeschaltet und das Geschehen beruhigt sich. Immunologie und Mikrobiomforschung gehen damit erstmals den Ursachen von Entzündungskrankheiten auf den Grund. Es findet ein Paradigmenwechsel statt: Wo man früher beobachtete und beschrieb, kann man heute molekulare Details ergründen und in Abläufe eingreifen.

Die neuen Techniken der Biomedizin zeigen, dass der Mensch und seine Mikroben miteinander eng verflochten sind, dass beide Partner nur zusammen gut funktionieren. Das Mikrobiom beeinflusst in vorher nie geahntem Ausmaß die Entzündungsneigung und viele andere unserer Eigenschaften. Bakterien und andere Mikroorganismen balancieren unser Immunsystem so aus, dass Entzündungsantworten gegen Nahrungsbestandteile und andere harmlose Stoffe herabreguliert werden, während gleichzeitig gefährliche Krankheitserreger attackiert werden können. Dieses Zusammenspiel funktioniert, weil der Mensch und seine Mikroben über Millionen von Jahren eine gemeinsame Evolution durchlaufen haben, von der beide Seiten profitieren.

Aufregende Perspektiven

Entzündungskrankheiten sind ein gewaltiges, aber in seiner Gesamtheit von der Gesellschaft noch kaum erfasstes Problem. Die Industrie dagegen hat ihre wirtschaftliche Bedeutung bereits seit langer Zeit verstanden. »Wenn ich alle Autoimmunstörungen zusammenfasse, (...) stellt das Feld dieser Krankheiten den größten Pharmamarkt der Welt dar. Das weltweit am besten verkaufte Medikament, der monoklonale Antikörper Humira, der sich gegen das entzündungsfördernde Zytokin TNF-α richtet und gegen ein halbes Dutzend Autoimmunerkrankungen eingesetzt wird, erzielt jährlich mehr als 15 Milliarden Dollar Umsatz«, sagt Stephane Boissel, Chef der in Frankreich ansässigen Firma TxCell. Das ist die Perspektive der Industrie. Das Präparat erzielte 2021 tatsächlich einen Umsatz von 20,69 Milliarden US-Dollar (Statista 2021). Der Markt für die gesamte Gruppe der Biologika, der modernen Mittel gegen Entzündungskrankheiten, ist jedoch viel größer. Zusammengenommen beträgt ihr jährlicher Umsatz etwa 221 Milliarden US-Dollar (Statista 2020). Die Medikamente für einen Patienten kosten dabei bis zu 20 000 Euro pro Jahr.

Da die chronischen Entzündungskrankheiten meist lebenslang behandelt werden müssen, sind die Medikamente für die Pharmafirmen, die sie entwickeln und vermarkten, eine stetig sprudelnde Quelle von Gewinnen. Aus der Perspektive des Patienten und des Steuerzahlers wäre es viel attraktiver, die durch unser modernes Leben gestörte Immunbalance dauerhaft wiederherzustellen. Eine erfolgreiche Prophylaxe bringt Gesundheit zu einem Bruchteil der Kosten, die von der Krankheit verursacht werden. Wenn es gelänge die Häufigkeit von Entzündungskrankheiten zu senken, würde es vielen Menschen besser gehen und die gestressten Gesundheitssysteme wären mit einem Schlag massiv entlastet.

Weshalb gibt es in der Öffentlichkeit trotzdem kaum ein Bewusstsein für die Entzündungskrankheiten? An mangelnder ökonomischer Bedeutung kann es nicht liegen. Eine Schwierigkeit liegt wohl darin, die verschiedenen Entzündungskrankheiten als eine Einheit zu sehen, denn trotz gemeinsamer Wurzel sind sie ja sehr unterschiedlich. Wer realisiert denn, dass Leiden wie zum Beispiel Allergien und Multiple Sklerose als gemeinsamen Nenner Entzündungen haben? Wem ist klar, dass die mehr als 100 verschiedenen Entzündungskrankheiten trotz aller Unterschiede gemeinsame Grundzüge haben? Selbst in der Medizin ist dieses Bewusstsein nicht allzu stark ausgeprägt, weil man diese Leiden erst ungefähr seit den 2000er-Jahren zusammendenkt. In den Statistiken werden die einzelnen Krankheiten jeweils für sich allein geführt, aber nicht zusammengefasst. So schaffen es selbst die Allergien, die größte Gruppe von Entzündungskrankheiten, nicht in die Liste der zehn wichtigsten Gründe für einen Arztbesuch in Deutschland (die übrigens von Rückenleiden angeführt wird). Würde man hingegen die Entzündungskrankheiten als eine Einheit verstehen, weil ihre gemeinsame Ursache eine überzogene Entzündungsbereitschaft ist, wäre ihre Bedeutung wesentlich klarer.

Auch wenn man bisher erst einzelne Facetten der Interaktion von Mikrobiom und Immunantwort versteht, wächst das Verständnis rasant, nicht zuletzt wegen der technischen Fortschritte in der Molekularbiologie, der Biomedizin und der Datenverarbeitung. Die Reichweite dieser neuen Erkenntnisse ist enorm und es wird klar, dass sich in der Medizin ein neues Tor auftut, mit neuen Chancen für Vorsorge und Heilung. Der Trend zur personalisierten Medizin eröffnet auch hier ganz neue Perspektiven. Viele Forschende haben die Zielvorstellung, Patienten aufgrund individueller Genomdaten mit einem maßgeschneiderten Mikrobiom auszustatten. Personalisierte Cocktails von kommensalen Bakterien zusammen mit weiteren Gesundheitsdienstleistungen könnten ein neues, lukratives Betätigungsfeld für die boomenden Gesundheits- und Wellnessindustrie schaffen. Darauf sollten wir aber nicht warten, sondern die gestörte Zusammenarbeit mit unseren Kommensalen durch gesunde Ernährung und Lebensweise selbst wieder verbessern!

2
Wie sich unser Leben verändert hat

Der Eiserne Vorhang – Ticket zu einer Zeitreise

Die Wissenschaft hat die alarmierende Zunahme von Entzündungskrankheiten lange Zeit kaum zur Kenntnis genommen. Das überrascht nicht allzu sehr, denn Unterschiede erkennt man am besten, wenn man Vergleiche anstellen kann. Kontraste springen ins Auge, aber ein kontinuierlicher Anstieg von niedrigem Niveau aus, wie bei den Entzündungskrankheiten, entgeht leicht der Aufmerksamkeit. Entzündungskrankheiten waren ja lange Zeit so selten, dass man sie nicht auf dem Schirm hatte. Sie sind außerdem nicht direkt tödlich und nicht ansteckend, sodass sie auch aus diesem Grund unter dem Radar der Mediziner blieben.

Der Anstieg der Entzündungskrankheiten zwischen 1960 und 1980 in vielen Ländern war dann aber so stark, dass er kaum noch zu übersehen war. Als 1989 der Eiserne Vorhang fiel und die Teilung Europas endete, fiel auf, dass Entzündungskrankheiten in der ehemals sowjetischen Einflusssphäre längst nicht so häufig waren wie im kapitalistischen Westen. Im Osten war die wirtschaftliche Entwicklung wesentlich langsamer vorangegangen als im Westen und der Lebensstandard war dementsprechend niedriger. Dort war die Zeit sozusagen stehen geblieben. Der Eiserne Vorhang hatte die Möglichkeit einer Zeitreise zwischen den 1990er-Jahren (im Westen) und den 1960er-Jahren (im Osten) geschaffen! Vergleiche der Lebensweise in West und Ost konnten Hinweise auf die Ursachen des Anstiegs geben. Man begann also, die Lebensbedingungen in West und Ost miteinander zu vergleichen und auf ihre Relevanz für Entzündungskrankheiten abzuklopfen.

Besonders gute Bedingungen für derartige Vergleiche fanden sich in Nordeuropa: Finnland, lange Zeit ein Spielball politischer Interessen, war früher zeitweise von Russland beziehungsweise von Schweden okkupiert. Ein Teil der ehemals finnischen Halbinsel Karelien, unweit von St. Petersburg, verblieb im Verlauf des Pokers der Besatzungsmächte um die Gebietsverteilung bei der Sowjetunion und ist heute Teil Russlands. Die Bevölkerung auf beiden Seiten der Grenze hat dieselben Wurzeln, sodass genetisch bedingte Unterschiede im Auftreten von Krankheiten keine Rolle spielen. Auch das Klima und die Umweltbedingungen sind in beiden Teilen Kareliens vergleichbar.

Allerdings könnten die Lebensumstände in beiden Gebieten unterschiedlicher kaum sein: Während Finnland eine hoch entwickelte Infrastruktur und eines der höchsten Pro-Kopf-Einkommen in Europa hat, lebte die Bevölkerung im russischen Teil Kareliens beim Fall des Eisernen Vorhangs unter ähnlich ärmlichen Bedingungen wie in der Nachkriegszeit. Auf der skandinavischen Seite hatte die Urbanisierung rasche Fortschritte gemacht, während im russischen Teil der Region die Menschen ihren kleinbäuerlichen Lebensstil beibehielten. Während die Skandinavier ab den 1960er-Jahren Zugang zu allen Errungenschaften des modernen Lebens und der Konsumgesellschaft hatten, war auf der anderen Seite der Grenze im

Sozialismus der Mangel die Norm. Kaum eine Zahl kann das besser ausdrücken als das Bruttosozialprodukt: Im Jahr 2001 betrug auf der finnischen Seite die jährliche Wirtschaftsleistung 25 130 US-Dollar pro Person, während es auf der russischen Seite 1660 US-Dollar waren, also weniger als ein Zehntel. Auch heute noch ist dort das Leben bescheidener: Die Versorgung mit Lebensmitteln erfolgt zum Teil aus dem Hausgarten, es wird selbst gekocht, man wohnt mit mehreren Generationen in bescheidenen Häusern und hält mehr Haustiere. In dieser Grenzregion treffen also das Computerzeitalter und Subsistenzwirtschaft auf engstem Raum aufeinander.

Diese Voraussetzungen in Karelien, eine genetisch ähnliche Bevölkerung mit ganz unterschiedlichen Lebensbedingungen, waren wie geschaffen für detaillierte Untersuchungen über die Ursache von Entzündungskrankheiten. Auch am Reißbrett hätte man kaum ein besseres Design für eine Studie gefunden. In Zusammenarbeit von finnischen und russischen Medizinern wurden deshalb 1989, nach dem Fall des Eisernen Vorhangs, Kohorten von Kindern gebildet, die man über Jahre hinweg in Bezug auf ihre Lebensweise und das Auftreten von Typ-1-Diabetes, Zöliakie, chronischen Darmentzündungen und Allergien verfolgte. Die Unterschiede, die man fand, könnten kaum drastischer sein: Finnland hatte das höchste Pro-Kopf-Vorkommen von Typ-1-Diabetes in Europa, während die entsprechende Häufigkeit im russischen Teil Kareliens nur etwa 15 % dieses Wertes betrug. Ebenso unterschied sich die Rate an Zöliakie, die durch Unverträglichkeit des Gluten-Eiweißes von Getreide bedingt wird: Hier lagen die Krankheitsraten im finnischen Teil der Region etwa fünfmal höher als im russischen Teil. Auch die Tests auf allergische Reaktionen verliefen ähnlich, indem im finnischen Gebiet drei- bis fünfmal mehr Kinder IgE-Antikörper aufwiesen, einen Marker für eine allergische Sensibilisierung (Kondrashova et al. 2012). Heuschnupfen und Erdnussallergie, die häufigsten allergischen Erkrankungen in Finnland, gab es im russischen Teil Kareliens so gut wie nicht (Rukolainen et al. 2017).

Was war der Grund für diese Unterschiede? Schützten in Russland bestimmte Bedingungen vor Entzündungskrankheiten oder bewirkten in Finnland Risikofaktoren das Auftreten dieser Leiden? Als Quelle möglicher Gefährdungen durch den westlichen Lebensstil kamen Ernährung, Hygiene, Medikamentengebrauch und viele weitere Faktoren infrage, aber man konzentrierte sich zunächst auf Infektionen. Tatsächlich zeigten die Krankheitsgeschichten der Kinder einen Zusammenhang mit Infektionen: Zum Beispiel hatten 73 % der russischen Kinder eine Infektion mit Helicobacter pylori, einem Bakterium, das meist keine Krankheiten bedingt und Entzündungsantworten herabreguliert, aber Magengeschwüre und Magenkrebs hervorrufen kann. Im Gegensatz dazu waren nur 5 % der finnischen Kinder mit dem Erreger infiziert. Ähnlich verhielt es sich mit Infektionen durch das Hepatitis-A-Virus, durchfallerregende Viren und dem Parasiten Toxoplasma gondii. Auch Infektionen mit parasitischen Würmern waren im russischen Teil wesentlich häufiger als in Finnland.

Damit lag nahe, dass entweder die Infektionen selbst einen schützenden Effekt hatten oder die Lebensbedingungen, unter denen man Infektionen erwirbt, waren verantwortlich für den Schutz. Weitere Studien wiesen auf die Wichtigkeit solcher Begleitumstände hin: Staub aus Haushalten im russischen Teil hatte eine andere Zusammensetzung von Bakterienarten, unter anderem auch einen siebenmal höheren Anteil an Bakterien, die auch in oder an Tieren leben (Kondrashova et al. 2012). Zudem zeigten Mikrobiom-Studien Unterschiede in der Zusammensetzung der Darmflora von Kleinkindern im finnischen beziehungsweise russischen Teil Kareliens. Man vermutete, dass die Darmflora der russischen Kinder einen beruhigenden Einfluss auf deren Immunsystem ausübte, sodass sie seltener Immunantworten gegen harmlose Substanzen entwickelten als die kleinen Finnen (Vatanen et al. 2016). Diese Karelien-Studie wird weiter hinten im Zusammenhang mit Typ-1-Diabetes noch einmal ausführlicher angesprochen, weil man hier erstmals Mechanismen aufzeigte, die im frühen Kindesalter zu Immuntoleranz führen und damit das Krankheitsrisiko im späteren Leben prägen.

Der Zusammenhang zwischen der Lebensweise und der Häufigkeit von Entzündungskrankheiten in der finnisch-russischen Grenzregion war ein Augenöffner für Kritiker, die den Anstieg der Erkrankungen in modernen Gesellschaften bezweifelten. Allerdings beschrieben die epidemiologischen Untersuchungen in Karelien nur Korrelationen von Krankheitshäufigkeit und Lebensweise, konnten aber keine ursächlichen Zusammenhänge herstellen. Schließlich beweist ja auch die große Dichte von Störchen in einem Gebiet mit hohen Kinderzahlen nicht, dass der Storch die Kinder bringt. Aber: Die epidemiologischen Daten lieferten den Anstoß, die Ursachen der Krankheitshäufigkeit experimentell in Tiermodellen zu untersuchen und die Zusammenhänge in molekularen Studien weiter zu vertiefen. Damit sind die Karelien-Studien entscheidend für das Verständnis der Entzündungskrankheiten. Sie zeigten, dass ein wesentlicher Faktor für deren Entstehung der westliche Lebensstil ist.

Ähnliche, wenn auch weniger stark ausgeprägte Unterschiede in der Häufigkeit von Entzündungskrankheiten zeigten sich nach der Wende auch in den Ost- beziehungsweise Westregionen des ehemals geteilten Deutschland. Auch hier hatten sich während der Teilung in zwei Staaten von 1945 bis 1989 die Gesellschaftssysteme auseinanderentwickelt und zu Unterschieden in der Lebensweise und den Konsumgewohnheiten geführt. Am deutlichsten waren die Unterschiede bei den allergischen Erkrankungen, das heißt bei Pollenallergie (= Heuschnupfen), Asthma und Neurodermitis.

Bei Personen, die vor 1960 geboren wurden (die zu Zeiten der Wende also 30 Jahre oder älter waren), unterschied sich die Häufigkeit allergischer Erkrankungen zwischen Ost- und Westdeutschen nicht signifikant. Diese Menschen hatten ihre Kindheit und Jugend unter ähnlich bescheidenen (und mikrobenreichen) Nachkriegsbedingungen verbracht und ihr Immunsystem war ähnlich programmiert worden. Bei nach 1960 Geborenen war der Trend dagegen eindeutig: Wer im sozialistischen Ostsystem aufgewachsen war, hatte deutlich seltener eine Pollenallergie oder Asthma als jemand, der seine Kindheit und Jugend im kapitalistischen Westen verbracht hatte (Krämer et al. 2014).

Offensichtlich führte also die seit den 1960er-Jahren entstehende Konsumgesellschaft des Westens zu einem höheren Risiko allergischer Erkrankungen. Wer dort geboren und aufgewachsen war, hatte im Vergleich zum ostdeutschen Durchschnittsmenschen ein höheres Krankheitsrisiko. Nach der Wiedervereinigung glich sich die Häufigkeit allergischer Erkrankungen in beiden Teilen Deutschlands langsam an. Bei nach der Wende geborenen Kindern aus Ostdeutschland, die mehr und mehr in die Konsumgesellschaft hineinwuchsen, stieg die Häufigkeit rasch an. Etwa zehn Jahre nach der Wende hatte sich der »westliche Lebensstil« auch im ehemaligen Osten so weit durchgesetzt, dass das Risiko der dann Geborenen in beiden Teilen Deutschlands gleich war (von Mutius et al. 1998).

Zwischen Überfluss und Stress: Der »westliche Lebensstil«

Was ist dieser »westliche Lebensstil«, der die Zahl der Entzündungskrankheiten ansteigen lässt? Eine allgemein gültige Definition des Begriffs gibt es nicht und eine Festlegung ist schwierig, denn man braucht ein Wort, das die typische Lebensweise von Menschen moderner, meist städtischer Gesellschaften charakterisiert. Aber gerade in hoch entwickelten Industriestaaten lebt man ja sehr unterschiedlich. Man stelle sich zum Beispiel Menschen in Großbritannien im Vergleich zu denen in Japan vor, mit ihren unterschiedlichen Essgewohnheiten oder ihrem Freizeitverhalten. Hinzu kommt, dass innerhalb einer Gesellschaft die individuellen Unterschiede gewaltig sind:

Couch-Potatos und Sportfans, Vegetarierinnen und Karnivoren, Naturfreaks und Großstadtmenschen, all diese ganz unterschiedlichen Charaktere verwirklichen einen westlichen Lebensstil. Wo aber ist der gemeinsame Nenner, der zwar nicht auf jede einzelne Person, aber doch auf den größten Teil der Bevölkerung von Industrieländern zutrifft? Worauf kommt es an? Zwangsläufig bleibt der Begriff »westlicher Lebensstil« also eher vage.

Kennzeichnend für unser modernes Leben sind Errungenschaften, die man im heutigen Mitteleuropa als ziemlich selbstverständlich ansieht: Man nutzt entkeimtes Trinkwasser und Spültoilette, verwendet Kühlschrank, Mikrowelle und Tiefkühltruhe, Waschmaschine und Staubsauger. Hygiene wird großgeschrieben. Veränderungen in der Arbeitswelt haben zu einer Abnahme von körperlicher Arbeit im Freien geführt, an ihre Stelle sind sitzende Tätigkeiten – oft vor dem Bildschirm – getreten. Trotz dieser Errungenschaften, die das Leben ja eigentlich erleichtern, hat der Stresspegel zugenommen, weil wir kürzer getaktet sind und mit Informationen überflutet werden. Der moderne Mensch hält sich meist in geschlossenen Räumen auf, bewegt sich wenig und hat relativ wenig Kontakt mit Boden, Pflanzen und freier Natur. Man produziert Gemüse und Obst nicht mehr im Hausgarten, sondern ein Großteil der Nahrung besteht aus (agro)industriell erzeugten Lebensmitteln aus dem Supermarkt. Man genießt eine medizinische Versorgung, die dank Antibiotika und Impfungen zu einem Rückgang der Infektionskrankheiten und deutlich verlängerter Lebenserwartung geführt hat.

Die Wurzeln des »westlichen Lebensstils«, der heute in allen entwickelten Industrienationen vorherrscht, haben viel mit gesellschaftlichen Veränderungen zu tun, die besonders nach dem Zweiten Weltkrieg aus Amerika herüberschwappten, als sich Politik und Kultur im westlichen Teil Europas zunehmend an den USA orientierten. Von dort übernahm man Konsum- und Lebensgewohnheiten; Fast Food, Blue Jeans und Fernsehserien breiteten sich zusammen mit einem neuen Lebensgefühl aus. Kein Wunder also, dass auch in puncto Entzündungskrankheiten die angloamerikanische Welt oft Vorreiter war und noch ist.

Welche einzelnen Aspekte könnten aber für diese Immun-Entgleisung verantwortlich sein, wie hat sich unser tägliches Leben seit der Nachkriegszeit, seit den 1960er- und 1970er-Jahren, im Detail verändert? Wie haben sich Arbeitswelt und Freizeitverhalten, Umwelt und Natur, Ernährung, Hygiene und all die vielen anderen Faktoren, die den Lebensstil ausmachen, gewandelt? Am besten kommt man den möglichen Ursachen der Epidemie von Entzündungskrankheiten auf die Spur, indem man die auffälligsten Veränderungen der Lebensweise kurz Revue passieren lässt.

Die Veränderung von Arbeitswelt und Freizeit

In der Zeit nach dem Zweiten Weltkrieg, als Entzündungskrankheiten noch selten waren, konzentrierte man sich in Europa zunächst hauptsächlich auf den Wiederaufbau. Besonders in Deutschland galt es, das Leben in den völlig zerstörten Städten wieder zu ermöglichen und die Wirtschaft in Gang zu bringen. Etwa acht Millionen Vertriebene suchten eine neue Heimat und Arbeit. Im Westteil Europas kam die Wirtschaft rasch wieder auf die Beine und besonders in Deutschland und Österreich erfolgte der Aufschwung so schnell, dass der Begriff »Wirtschaftswunder« zum geflügelten Wort wurde. Deutschland entwickelte sich zur erfolgreichen Exportnation, sodass die Kaufkraft wuchs und das Bruttosozialprodukt bis 1960 auf das Dreifache anstieg.

Diese Entwicklung hat die Arbeitswelt komplett verändert. Noch 1949 arbeiteten in Deutschland etwa 21 % der Bevölkerung in der Landwirtschaft, meist in Kleinbetrieben. Dieser Wert nahm rasch zugunsten von Industriearbeitsplätzen ab und sank bis 2020 auf nur noch 1,4 %. Noch bis in die 1960er-Jahre überwogen manuelle Tätigkeiten, etwa in der Fertigung und im Baugewerbe. Schon bald führten aber arbeitserleichternde Technologien zu einem Rückgang der Handarbeit. Gleichzeitig reduzierten sich in den meisten Berufen aber die alltäglichen Anlässe für Bewegung, die ja für ein gesundes Leben unabdingbar ist. Dieser Trend wurde durch die Zunahme der Bildschirmarbeit noch verstärkt. Zwei von drei Beschäftigten arbeiteten 2016 hauptsächlich im Sitzen, an bewegungsarmen Arbeitsplätzen (TK-Bewegungsstudie 2016). Auch der Weg zur Arbeit erfolgt heute meist im Sitzen in Auto, Bahn oder Bus, während man früher kürzere Wege hatte und oft zu Fuß lief oder mit dem Rad fuhr (ADAC Mobilitätsstudie 2010). Während man um 1950 an einem durchschnittlichen Arbeitstag etwa 10 km gehend zurücklegte, macht ein durchschnittlicher Büroangestellter heute nur noch etwa 1500 Schritte am Tag, was einer Strecke von 975 m entspricht.

Gesund wäre es, diesen Mangel an Bewegung im Arbeitsleben durch ein Mehr an körperlicher Aktivität und Sport in der Freizeit auszugleichen. Mitnichten: Der Sitzmarathon bei der Arbeit setzt sich in der Freizeit fort. In einer Studie der Techniker-Krankenkasse gaben 42 % der Befragten an, abends eine Couch-Potato zu sein und auf dem Sofa herumzuhängen. »Sitzen, glotzen, ruhen« – so fasste die Studie drastisch, aber korrekt zusammen (TK-Mobilitätsstudie 2016). Andere Untersuchungen berichten, dass Menschen mittleren Alters typischerweise 23 Stunden am Tag in einer Ruheposition verbringen. Der Trend zu wenig Bewegung betrifft auch Jugendliche, denn 89 % der Altersgruppe von 10 bis 19 Jahren sind täglich online und verbringen durchschnittlich 205 Minuten am Tag mit Medienkonsum (JIM Studie 2019). Einkäufe, Erledigungen oder Besuche erfolgen zunehmend per Auto, anstatt zu Fuß oder mit dem Fahrrad. Der Durchschnittsbürger ist ein Bewegungsmuffel, auch wenn gesundheitsbewusste, junge Jogger und rüstige Rentner in den Parks ein anderes Bild suggerieren.

Alles keimfrei: Hygiene

Seit dem Ende des 19. Jahrhunderts prägte die Medizin zunehmend das Bewusstsein, dass Sauberkeit lebenswichtig ist, um Infektionskrankheiten vorzubeugen. Je mehr deutlich wurde, dass Infektionen durch Bakterien, Viren oder Parasiten verursacht werden, desto mehr setzten sich in der ersten Hälfte des 20ten Jahrhunderts im medizinischen Bereich effiziente Methoden der Desinfektion und Infektionsprophylaxe durch und auch im persönlichen Bereich herrschte zunehmend ein ausgeprägtes Hygienebewusstsein. Dennoch hatte die Hygiene etwa in den 1960er-Jahren noch nicht alle Lebensbereiche so tief durchdrungen, wie das heute der Fall ist.

Nehmen wir als Beispiel die Milch, ein Produkt, das wir heute in aller Regel nur noch als kartonummanteltes Viereckgetränk kennen. In großen Milchviehbetrieben betreten die Kühe im Jahr 2021 mehrmals am Tag einen Melkstand, in dem ein Roboterarm das Euter reinigt und das Melkgeschirr anlegt, um dann die Milch abzuzapfen. Die mit Silage und Kraftfutter gefütterten Turbokühe geben dabei etwa doppelt so viel Milch als noch 1970. Die Milch wird sofort gekühlt und dann vom Sammelwagen in die Molkerei gebracht, wobei die Kühlkette nicht unterbrochen wird. So wird die Anzahl von Bakterien in der Milch, ein Qualitätsmerkmal, das auch den Erzeugerpreis mitbestimmt, niedrig gehalten. »Frischmilch« wird dann pasteurisiert (Erhitzung auf 72 bis 75 °C für 15 bis 20 Sekunden), um die Keimzahl zu reduzieren. Sie kann auch noch stärker für kurze Zeit erhitzt werden, um dann als »länger haltbares« Produkt verkauft zu werden. Die meisten Deutschen bevorzugen allerdings H-Milch, die durch kurzzeitiges Erhitzen auf 135 bis 150 °C vollkommen keimfrei und damit sehr lange haltbar ist.

Welch ein Unterschied zu früher: Bis in die 1960er-Jahre wurde noch mit der Hand gemolken. Die Milch wurde in Kannen gesammelt, in die Molkerei gefahren, verarbeitet und von dort wiederum in Kannen an die Milchgeschäfte verteilt. Der Kunde kaufte mit seinem eigenen Gefäß die offene Milch ein, die in vollem Strahl aus der handbetriebenen Pumpe im Milchladen schoss. Dieses Produkt war nicht pasteurisiert und enthielt dementsprechend viele Bakterien. Wenn man im Sommer ein Schälchen mit Milch füllte und auf der Fensterbank stehen ließ, entstand daraus innerhalb von einem Tag eine leckere, säuerlich schmeckende Dickmilch. Verantwortlich dafür waren die Milchsäurebakterien, die im Produktionsprozess in die Milch geraten waren und sich vermehrt hatten. So hatte man zum Abendessen eine satte Ladung probiotischer Bakterien, ohne in der Apotheke ein Nahrungsergänzungsmittel kaufen zu müssen. Mit dem Viereckprodukt von heute lässt sich Dickmilch nicht mehr herstellen, denn sie enthält nicht genügend geeignete Bakterien, um die Milch anzusäuern.

Ähnlich haben sich auch in anderen Bereichen der Lebensmittelerzeugung die Qualitätsstandards verändert. Obst und Gemüse stammen heute überwiegend aus Großbetrieben, die von vorherein mit optimierten Methoden Verschmutzung fernhalten. Musste man früher Kopfsalat mindestens zweimal waschen um nachher keinen Sand zwischen den Zähnen zu haben, so kann man heute die Salatherzen aus der Cellophanverpackung mehr oder weniger unbesehen in die Schüssel schnippeln. Natürlich sind mit dem Sand auch die Bakterien weniger geworden und mit der Sauberkeit ist die Übertragung von parasitischen Würmern weitgehend zum Erliegen gekommen. Die Nachkriegsgeneration ist wohl die erste Generation, die fast ohne parasitische Würmer aufwächst. Ganz ähnlich wurden durch Hygienemaßnahmen, Antibiotika und Impfungen andere ehemalige Volkskrankheiten wie Tuberkulose oder kindliche Virusinfekte, etwa Mumps, Masern oder Windpocken, massiv zurückgedrängt. Spültoilette, Staubsauger, Heißdampf-Mopp und Desinfektionsmittel machen Krankheitserregern das Leben schwer, aber ebenso rotten sie auch harmlose Umweltbakterien aus. Die Coronapandemie hat uns gezeigt, wie wichtig es ist, durch geeignete Maßnahmen Infektionen zu verhindern. Dabei darf man aber trotzdem nicht aus den Augen verlieren, dass unser Mikrobiom immer wieder Nachschub von außen braucht. Wenn dieser Austausch unterbleibt, verarmt unser inneres Ökosystem und das Gleichgewicht des Immunsystems gerät in Gefahr. So segensreich die Verbesserungen der Hygiene sind, haben sie doch auch Anteil am Anstieg von Entzündungskrankheiten.

Unsere künstliche Umwelt

Der westliche Lebensstil hat dazu geführt, dass die meisten Menschen in einer zunehmend künstlichen Umwelt leben. In die entstandenen Ballungsgebiete mit ihren attraktiven Angeboten an Arbeitsplätzen, Bildung und Kultur zieht es heute in Deutschland drei von vier Menschen. Die Nachteile sind aber nicht zu übersehen: Meist lebt man in beengten Wohnungen, Verkehr und Industrie belasten mit Abgasen, Feinstaub und Lärm. Die Reizüberflutung stresst die Menschen. Zudem bringt der moderne Homo sapiens etwa 90 % seiner Zeit in geschlossenen Räumen zu. Selbst wenn man sich im Freien aufhält, bedeutet das nicht unbedingt gesundheitsfördernden Kontakt mit der Natur, denn in den Städten ist der Boden weiter Flächen mit Asphalt versiegelt. Selbst bei einem Spaziergang durch Siedlungen in städtischen Randgebieten stellt man fest, dass sich die arbeitssparende Bedeckung von Vorgärten mit Schotter oder Steinen mehr und mehr durchsetzt. Es mag sein, dass ein Gemüsegarten zu viel Mühe und Kenntnis erfordert, aber Zeitmangel und Bequemlichkeit führen dazu, dass selbst Rasen und Blumenrabatten seltener werden.

Auch ein Ausflug in die Umgebung von Städten ernüchtert: Statt vielfältiger Natur besteht das satte Grün der Wiesen und Felder hauptsächlich aus eintönigen, stark gedüngten Monokulturen von ertragsstarken Futtergräsern, Getreide oder Raps. Anstatt von Natur sollte man hier eher von Agrarsteppe sprechen, denn reiches Tier- und Pflanzenleben findet man heute in Mitteleuropa fast nur noch in Naturschutzgebieten oder auf den Friedhöfen und Gleisanlagen der Großstädte. Die konventionelle Landwirtschaft ist keine Quelle von biologischer Vielfalt mehr: Der ökonomische Zwang zur Massenproduktion, dem die meisten Landwirte unterworfen sind, führte zum Höfesterben und zum Aufblühen der Agrarindustrie. Mit der industriellen Landwirtschaft hat sich auch die Agrarlandschaft stark verändert: Aus Äckern, Weiden und Streuobstwiesen mit artenreicher Insekten- und Vogelfauna sind vielerorts ausgeräumte, industriell bewirtschaftete, monotone Agrarlandschaften geworden.

Der Zwang zur Massenproduktion bedingt auch den Einsatz von Agrochemikalien, deren vielfältige Wirkungen erst wenig erforscht sind. Neonicotinoide bringen schon in kleinsten Mengen das Insektenleben zum Erliegen und das Herbizid Glyphosat hat Auswirkungen auf die belebte Umwelt, weil es in der gesamten Ökosphäre die Populationen von Bakterien schädigt. Die Folgen des Wandels werden sichtbar im Insektensterben und im Rückgang der Vogelarten, die Indikatoren für einen viel weitergehenden Prozess sind: Die Vielfalt des Lebens auf der Erde nimmt in rasantem Tempo ab. Der Naturschutzbund Deutschland spricht vom größten Artensterben seit der Dinosaurierzeit und vermutet, dass täglich rund 150 Tier- und Pflanzenarten vom Globus verschwinden. Verschiedene Untersuchungen in Deutschland belegen, dass seit 1960 die Biomasse der Insekten um mehr als 80 % zurückgegangen ist und dementsprechend auch die Bestände der Feldvögel im freien Fall sind. Dieser Verlust an Diversität setzt sich auch auf der Mikroebene fort, sodass auch die Artenvielfalt der Bodenorganismen zurückgeht (Lupatini et al. 2017).

Die künstliche Umgebung, in der wir leben, konfrontiert uns mit einer Vielfalt von schädlichen Bedingungen und toxischen Substanzen, andererseits fehlen aber Reize, die seit Jahrmillionen Bestandteil unseres Lebens sind. Unter natürlichen Bedingungen bildet der Mensch mit den Hunderten von Mikrobenarten auf seiner Haut, den Schleimhäuten und im Darm ein Ökosystem, das sein Immunsystem reguliert und im Körper Regelkreisläufe der Gesunderhaltung aktiviert. Das Gros der Mitbewohner besteht aus Dauergästen, aber unter naturnahen Bedingungen ist der Mensch zusätzlich durch seine Nahrung, unbehandeltes Trinkwasser und Kontakt mit Boden, Pflanzen oder Tieren ständig weiteren Organismen ausgesetzt (Fragiadakis et al. 2018). Manche siedeln sich für kürzere oder längere Zeit auf oder in ihrem neuen Wirt an und beeinflussen ihn dabei. Auch Infektionen, die früher häufiger waren, stimulieren das Immunsystem und trainieren dabei hemmende Regelkreisläufe. Allerdings sind trotz dieses positiven Nebeneffektes Infektionen niemand zu wünschen, denn der Schaden, den sie anrichten, ist deutlich größer als ihr Nutzen.

Dem modernen Menschen fehlt der Nachschub an harmlosen Umweltmikroben, weil der Kontakt mit ungestörter Natur zurückgegangen ist. Wer noch nie im Wald unterwegs war oder im Schlamm herumgestiefelt ist, sondern nur klimatisierte Häuser, Büros und Einkaufszentren kennt, dem fehlt ein wichtiger Teil dieser Reize, die das Immunsystem braucht, um korrekt funktionieren zu können. Während etwa Kinder früher draußen auf der Straße oder im Wald spielten, verbringen sie heute ihre Zeit oft vor dem Bildschirm. Wie Studien auf traditionell wirtschaftenden Bauerhöfen zeigen, haben Kinder, die einer Vielfalt von Umweltbakterien ausgesetzt sind, später ein verringertes Risiko für Entzündungskrankheiten (von Mutius 2015, siehe auch in Kapitel 3 den Abschnitt zum Bauernhof-Effekt). Dieser ständige Kontakt mit harmlosen Bakterien fehlt heute, sodass die Vielfalt des Mikrobioms im Vergleich zu naturnah lebenden Menschen zurückgegangen ist.

Die Artenvielfalt der Darmbakterien der wenigen Völker von Jägern und Sammlern, die es heute noch gibt, liegt etwa um 60 % höher als diejenige von modern lebenden Menschen (Yatsunenko et al.

2012, Clemente et al. 2015). Der globale Trend zur Verarmung des äußeren Ökosystems wird also gefolgt von einem ebenso globalen Trend zum Artenschwund unseres inneren Ökosystems. Beide Entwicklungen sind bedrohlich, werden aber sehr unterschiedlich wahrgenommen: Während der Verlust der Biodiversität in unserer äußeren Umwelt die Menschen schon seit Jahren auf den Plan ruft, ist das Artensterben des Mikrobioms bisher weitgehend unbemerkt geblieben.

Der Siegeszug der westlichen Ernährung

Ein wesentliches Merkmal des westlichen Lebensstils ist die Ernährung. Ihr Kennzeichen sind industriell hergestellte Lebensmittel, die oft reich an Zucker und anderen leicht verdaulichen Kohlenhydraten, ungesunden Fetten und Salz sind. Im Gegensatz dazu enthalten sie meist wenig Ballaststoffe. Oft werden Zusätze wie zum Beispiel Konservierungsstoffe, künstliche Süßstoffe und Emulgatoren verwendet. Typischerweise ist das Nahrungsspektrum eingeschränkt und reich an Kalorien, aber arm an Ballaststoffen. Diese kalorienreichen, leicht verdaulichen Speisen fördern bestimmte Bakterienarten, lassen andere aber hungern. Auch die Lebensmittelzusatzstoffe können schädliche Wirkung auf das Mikrobiom haben, ebenso wie manche Medikamente und Antibiotika. Das Resultat der westlichen Ernährung ist ein Artenverlust und eine Verarmung der Darmflora. Gelegentlich bezeichnet man diese geschrumpfte Bakteriengemeinschaft auch als »westliches Mikrobiom«. Die Folgen des Verlusts begreifen wir erst jetzt. Wie kam es zu dieser Entwicklung?

Nach dem Zweiten Weltkrieg hatten viele Haushalte noch einen eigenen Garten mit Gemüse und Obst für den Eigenbedarf. In den gegen Ende des 19. Jahrhunderts erbauten Siedlungen für die Arbeiter der Munitionsfabrik in meinem Heimatort gehörte zu jedem Haus jeweils ein Stück Land zur eigenen Bewirtschaftung. Nebengebäude erlaubten die Haltung von Hühnern, Kaninchen und einem Schwein. Man betrieb sozusagen Landwirtschaft im Kleinen zur Selbstversorgung. Lebensmittel wie etwa Brot, Milch, Mehl, Nudeln, Fleisch und Fisch wurden gekauft, meist aber nicht als abgepackte Industrieprodukte, sondern aus handwerklicher Herstellung. Noch in den 1960er-Jahren wurde überwiegend selbst gekocht und es kamen nur wenige industriell gefertigte Produkte, geschweige denn Fertigmahlzeiten, auf den Tisch.

Als die Wirtschaft im Nachkriegsdeutschland wieder in Gang kam, wurden Lebensmittel schnell preisgünstiger. Nach den kargen Kriegsjahren war man froh, sich endlich wieder satt essen zu können, und schwelgte in deftiger Hausmannskost. Man kochte aber noch immer ganz überwiegend selbst und aß zu Hause, auch wenn schon bald neue, verlockende Errungenschaften aufkamen: So eröffnete 1952 die erste Pizzeria Deutschlands in Würzburg und startete hier den Siegeszug der italienischen Küche. Das erste Schnellrestaurant der Wienerwald-Kette eröffnete 1955 in München und lockte mit seinem Slogan »Heute bleibt die Küche kalt, heut' geh'n wir in den Wienerwald« zum schnellen Genuss. Coca Cola, Cornflakes, Ketchup und Softeis aus den USA ließen nicht lange auf sich warten. Der erste Dönerimbiss eröffnete der Legende nach in den 1970er-Jahren in Berlin. Dass er eine deutsche Erfindung sei, ist allerdings eine Mär, denn schon lange vorher servierte man in der Türkei Fleisch vom Kebab-Spieß in Brotfladen. 1971 eröffnete das erste McDonald's-Restaurant in München und läutete in Deutschland das Burger-Zeitalter ein. Burger, Pommes & Cola – heute der Inbegriff ungesunden Essens, hatten den Glanz des Neuen (Schlosser 2003).

Mit der wachsenden Einbindung von Frauen in den Arbeitsmarkt kamen in den 1960er-Jahren Neuerungen auf, die der Hausfrau die Arbeit des Kochens erleichterten. Man kaufte damit nicht nur Speisen, sondern auch Zeit. Konserven und Tütensuppen machten den Anfang. Kühlschrank, Tiefkühltruhe und später die Mikrowelle folgten und bahnten den Weg für Tiefkühlkost und Fertiggerichte. Die aufblühende Ernährungsindustrie veränderte gleichzeitig aber auch das Profil der Lebensmittel. Nahrung wurde zum Industrieprodukt: Speisen mussten leicht herstellbar, gut lagerfähig und preisgünstig sein. Dazu bediente man sich einer breiten Palette von Lebensmittelzusatzstoffen, um die Fertigung zu erleichtern, die Konsistenz zu verbessern und die Haltbarkeit zu erhöhen. Heute wissen wir, dass manche dieser gesetzlich erlaubten Zusatzstoffe zwar nicht toxisch sind, aber das Mikrobiom verändern (Beispiele dafür in Kapitel 6, »Lebensmittel«). Die industrielle Produktion von Nahrungsmitteln setzte sich auch durch, weil sie Lebensmittel zunehmend erschwinglich machte. Musste ein Haushalt im Deutschland um 1960 noch etwa 38 % seines Einkommens für Lebensmittel ausgeben, so sank dieser Anteil bis 2019 auf nur noch 14 % (Statista 2021), also etwa ein Drittel des Ausgangswertes. Im Lauf der Zeit übernahmen immer mehr Haushalte die bequemen Fertigprodukte und Tiefkühlwaren. Dabei nimmt der Anteil hochverarbeiteter Lebensmittel seit Jahren zu – auf Kosten von selbst gekochten Speisen.

Parallel zum steigenden Tempo der Arbeitswelt wandelte sich auch das Essverhalten drastisch. In den alten Maigret-Krimis aus den 1960er-Jahren geht der Herr Kommissar ganz selbstverständlich jeden Tag zum Mittagessen nach Hause in seine Wohnung und: Er geht zu Fuß! Er geht nach Hause, wo das frisch gekochte Mittagessen auf ihn wartet. Solche Verhältnisse sind heute weitgehend verschwunden. Für die eigene Herstellung von Speisen wird immer weniger Zeit eingeplant; selbst kochen ist in weiten Kreisen nicht mehr angesagt. in den Regalen der Supermärkte eroberte »convenience food« einen dominanten Platz: industriell hergestellt, tischfertig vorbereitet für die Mikrowelle oder die Salatschüssel. Viele traditionelle Bäckereien oder Metzgereien mutierten zu Backshops oder Schnellimbissen, wo man ein schnelles Mittagessen »on the go« auf der Straße oder im Stehen einnimmt, meist ebenfalls aus industriell vorgefertigten Produkten. Gerade jüngere Städter »bestellen« gern beim Lieferservice – am liebsten Pizza. Die Coronapandemie hat diesen Trend sehr befeuert, und wird den Siegeszug von Fast Food noch beschleunigen.

Das Ergebnis dieser Veränderungen des Ernährungssystems? Harte Zahlen belegen, dass viel mehr Ungesundes gegessen wird als vor Beginn der Entzündungsära. Und davon wird mehr gegessen, als dem medizinisch definierten Kalorienbedarf entspricht. Im Zusammenspiel mit dem Bewegungsmangel in Beruf und Freizeit fördert die kaloriendichte, industrielle Nahrung das Übergewicht, und zwar weltweit: Bereits 2006 überstieg die Zahl der Übergewichtigen die Zahl der Hungernden auf der Welt (WHO 2020). Und das Übergewicht grassiert, es breitet sich aus, gerade auch in Schwellenländern. Hand in Hand mit ungesundem Essen und Übergewicht gehen Veränderungen des Mikrobioms. Dieses Trio begünstigt unter anderem auch Entzündungskrankheiten.

Länger leben, länger krank?

Um 1960 konnten frisch gebackene Rentnerinnen und Rentner in Deutschland davon ausgehen, durchschnittlich noch zehn Lebensjahre vor sich zu haben. Um 2020 ist diese Zeitspanne auf etwa 20 Jahre, also die doppelte Länge, angewachsen! Das erklärte mir ein Rentenexperte. Sein Beispiel illustriert anschaulich die wichtigste Veränderung der letzten Jahrzehnte im Bereich der Gesundheit: Die Menschen leben länger.

Exakte Angaben dazu liefert das Statistische Bundesamt unter dem Stichwort »Lebenserwartung«. Diese Zahl sagt aus, wie lange eine Durchschnittsperson eines bestimmten Geburtsjahrganges wahrscheinlich leben wird. In den letzten 150 Jahren verdoppelte sich dieser Wert nahezu; wesentlich dafür war der Rückgang der

Infektionskrankheiten wie etwa Tuberkulose, Lungenentzündung oder schwere Durchfallerkrankungen. Während damals ungefähr die Hälfte aller Todesfälle in Mitteleuropa auf das Konto von Infektionen ging, sind es heute nur noch ca. 3 % (GBD 2017 Mortality and Cause of Death Collaborators 2018). Besonders Hygienemaßnahmen und die seit der Nachkriegszeit verfügbaren Antibiotika und Impfungen sorgten dafür, dass besonders die Kindersterblichkeit sank und ehemalige Volkskrankheiten quasi von der Bildfläche verschwanden.

Auch in den letzten Jahrzehnten hat die Lebenserwartung dank besserer medizinischer Versorgung noch einmal zugelegt. Nach Angaben des Statistischen Bundesamtes konnten in Deutschland Frauen des Geburtsjahrganges 1980 damit rechnen, 76,3 Jahre alt zu werden (Männer: 69,6 Jahre). 2020 geborene Mädchen haben dagegen durchschnittlich 83,4 Jahre (Jungen: 76,6 Jahre) vor sich, also etwa 7 Jahre mehr als die 40 Jahre früher geborene Generation. Ob dieser Aufwärtstrend allerdings anhält ist fraglich, denn in den USA und Großbritannien beobachtet man bereits seit mehreren Jahren eine Stagnation und sogar rückläufige Tendenzen (Ho und Hendi 2018, Woolf und Shoemaker 2019).

Intuitiv assoziiert man längeres Leben mit guter Gesundheit, weil Leben ja schließlich ein gewisses Maß von Gesundsein erfordert. Bei genauem Hinsehen stimmt das aber nicht, denn die Statistiken der Krankenkassen zeigen klar einen Zusammenhang des Alterns mit der Häufigkeit chronischer Erkrankungen. Könnte es sein, dass auch die Zunahme der Entzündungskrankheiten einfach nur eine Folge der gestiegenen Lebenserwartung ist? Nach der Gleichung: »Je älter, desto größer die Wahrscheinlichkeit von Allergie & Co.«? Untersuchungen in Gesellschaften, in denen die Menschen ein extrem hohes Alter erreichen, unterstützen diese Annahme nicht. Die Inzidenz, also die Häufigkeit der Neuerkrankungen, von Entzündungskrankheiten wird nicht durch altersbedingten Verschleiß bestimmt, sondern ganz wesentlich durch den Lebensstil.

In diesem Zusammenhang ist ein Blick in Gegenden lehrreich, in denen besonders viele Menschen ein sehr hohes Lebensalter erreichen. Beim Vergleich von Bevölkerungsdaten fiel auf, dass in bestimmten Regionen, den sogenannten »Blue Zones« der Anteil extrem alter Menschen besonders hoch ist. »Blue Zones« deshalb, weil Forscher während einer Diskussion über das Alter von Menschen in Sardinien ein besonders interessantes Gebiet mit blauem Kugelschreiber markierten. Zu diesen Blauen Zonen gehören unter anderem ein bestimmtes Gebiet Sardiniens, die Insel Okinawa (Japan) und die Insel Ikaria in Griechenland. Bewohner dieser Regionen erreichen überdurchschnittlich häufig ein Alter von über 90 Jahren, manche sogar bis zu 115 Jahren. Gemeinsamer Nenner der Lebensweise der Senioren in diesen Regionen ist ein traditionell geprägtes Leben auf dem Land mit körperlicher Arbeit und aktiver Lebensgestaltung bis ins hohe Alter. Die Menschen ernähren sich gesund, oft mit selbst produzierten Lebensmitteln, haben viel Bewegung und viel Aufenthalt im Freien. Sie sind eingebunden in die Familie oder in eine dörfliche Sozialstruktur.

Die Senioren in diesen Gebieten beindrucken durch körperliche und geistige Fitness bis ins hohe Alter. Sie leiden kaum unter chronischen Krankheiten (Poulin 2019) und Studien zeigen, dass Entzündungskrankheiten dort wesentlich seltener sind als in anderen Gebieten. Ein langes Leben muss also nicht zwangsläufig von chronischen Leiden begleitet sein! Nicht das Altern selbst ist eine Krankheit, sondern der westliche Lebensstil befördert Krankheiten im Alter. Die Wahrscheinlichkeit von chronischen Krankheiten wird ganz wesentlich vom Gesundheitsverhalten beeinflusst. Wie gut hält man seinen Körper in Schuss? Auch bei einem Auto, das 150 000 km auf dem Buckel hat, machen ja die Instandhaltung und Wartung den Unterschied zwischen einem guten Gebrauchtwagen und einer Rostlaube aus.

Die Veränderungen unserer Lebensweise in den letzten Jahrzehnten sind so gravierend, dass man sich – in der Hoffnung, dann gesünder zu leben – nicht ohne Weiteres auf den Stand von 1960 zurückbeamen kann. Das wäre auch gar nicht wünschenswert, denn unser heutiges Leben ist ja insgesamt leichter geworden und wir haben ja die Chance, es deutlich länger als noch vor wenigen Jahrzehnten zu genießen. Die Frage ist vielmehr, wie wir von Annehmlichkeiten des modernen Lebens profitieren können, ohne das Risiko für chronische Krankheiten zu erhöhen. Ein erster wichtiger Schritt dazu ist, zu erkennen, dass Mikroben ein wichtiger Bestandteil unseres Lebens sind und Kontakt mit ihnen unerlässlich für die eigene Gesundheit ist. Wir dürfen unsere belebte Innen- und Umwelt nicht aus unserem Leben aussperren, sondern müssen das Gleichgewicht mit ihr in die richtigen Bahnen lenken. Länger leben kann dann auch heißen, sein längeres Leben bei guter Gesundheit zu genießen.

3 Von der Hygiene- zur Biodiversitätshypothese

Infektionen als Entzündungsbremse: Die Hygienehypothese

In England war die Zunahme von Allergien und Asthma nach dem Zweiten Weltkrieg so stark, dass man dort von der »allergischen Epidemie« oder »postindustriellen Epidemie« sprach. Man vermutete gemeinsame Wurzeln von Allergien, Asthma und Neurodermitis, kannte aber die Auslöser nicht und nahm an, dass Virusinfektionen die Ursache seien. Eine Wende brachte die berühmte Publikation aus dem Jahr 1989 des britischen Epidemiologen David Strachan von der University of London (Strachan 1989). Seine Daten legten nahe, dass Infektionen, die ja kurzfristig zu Entzündungen führen, langfristig die Häufigkeit von Allergien senkten. Strachan untersuchte das Auftreten von Heuschnupfen, also Allergie gegen Pflanzenpollen, bei über 17 000 Kindern, die während einer bestimmten Woche im März 1954 geboren waren und bis zum Alter von 23 Jahren verfolgt wurden. Von den 16 erhobenen Angaben zu Geburt, sozialer

Stellung und Umwelt zeigten zwei Faktoren einen klaren Zusammenhang mit Heuschnupfen: Je größer eine Familie, desto seltener hatten die Kinder im späteren Lebensalter Allergien gegen Pollen. Außerdem waren Kinder mit älteren Geschwistern besser vor Heuschnupfen geschützt als die Erstgeborenen.

Strachans schmucklose Publikation nimmt keine zwei Druckseiten in Anspruch, wurde aber mittlerweile über 6000-mal in wissenschaftlichen Publikationen zitiert. Darin äußerte er die Vermutung, dass mit zunehmender Größe einer Familie die kleineren Geschwister Infektionen ausgesetzt sind, die sie von den älteren Kindern einfangen. Er dachte dabei an Krankheitserreger, die durch direkten Kontakt oder Schmutz übertragen werden, wie zum Beispiel das Hepatitis-A-Virus oder den Parasiten Toxoplasma gondii. Entgegen der damals vorherrschenden Meinung vermutete Strachan, dass die überschießenden Immunreaktionen bei Allergien nicht von Krankheitserregern ausgelöst wurden, sondern dass im Gegenteil Infektionen einen Schutz davor bewirkten.

Der kühne Gedanke, dass der Kontakt zu Viren, Bakterien und Parasiten, die das Immunsystem doch nachweislich massiv stimulieren, gleichzeitig einen bremsenden Effekt auf Allergien haben solle, widersprach diametral dem vorherrschenden Dogma. Die Reaktionen reichten vom Kopfschütteln bis zur massiven Kritik. Diese Verbindung zwischen Krankheitserregern und Allergien war zu paradox! Da Strachan in seinem kurzen Artikel eine Übertragung von Infektionen durch »unhygienische Kontakte« erwähnte, wurde seine Vermutung als »Hygienehypothese« bezeichnet. Diese Wortschöpfung ist nicht gerade glücklich, da die Übertragung von Infektionskrankheiten, die Strachan ja eigentlich ansprach, nicht allein nur durch Hygieneverhalten bestimmt wird. Allerdings war es vielleicht gerade diese Wortschöpfung, die der Idee zum Durchbruch verhalf, schien sie doch die Volksweisheit »Dreck macht Speck« zu bestätigen. Die Botschaft der neuen Hypothese war aber viel differenzierter, nämlich: »Infektionen können langfristig vor Allergien schützen«. Es zeigte sich, dass sie im Kern stimmte. Später stellte sich dann heraus, dass andere Arten von Mikrobenkontakt – etwa durch Umweltbakterien oder das Mikrobiom – ebenfalls schützende Effekte haben, was der Hygienehypothese aber keinen Abbruch tut.

In Fachkreisen Ende des 20. Jahrhunderts zunächst sehr skeptisch betrachtet, etablierte sich die Hygienehypothese im Verlauf der Zeit und wurde durch neue Fakten untermauert. So konnte zum Beispiel gezeigt werden, dass Kinder, die im ersten Lebensjahr zwei oder mehr Erkältungskrankheiten mit Fieber durchgemacht hatten, ein um etwa 50 % verringertes Asthma-Risiko hatten, wenn sie 7 Jahre alt waren (Illi et al. 2001).

Vor allem war die Hygienehypothese aber kompatibel mit vielen neuen Beobachtungen. So legten Ergebnisse der damals aufblühenden Immunologie nahe, dass die reduzierte Häufigkeit von Infektionen in modernen Gesellschaften dank des Einsatzes von Antibiotika und Impfungen zu einer Veränderung der Immunantworten geführt hat. Früher, so die neue Erkenntnis, prägten die häufigen Infektionen mit Viren und Bakterien das menschliche Immunsystem. Solche Erreger rufen starke Entzündungsreaktionen hervor, die nach dem Erlöschen der Infektion aktiv heruntergefahren werden müssen. Diesen Prozess des Abbremsens lernt das Immunsystem und trainiert ihn bei jeder neuen Infektion. Wenn dieses Training mit dem Rückgang der Infektionen unterbleibt, verkümmert auch die Fähigkeit, irrelevante Immunantworten zu unterbinden.

Basierte die Hygienehypothese zunächst hauptsächlich auf Studien zu allergischen Erkrankungen, kamen bald weitere Beobachtungen hinzu: Auch bei Autoimmunkrankheiten wie chronischen Darmentzündungen, Typ-1-Diabetes oder Multipler Sklerose hatte man in den Nachkriegsjahrzehnten einen Anstieg der Fallzahlen beobachtet, der durch den Rückgang von Infektionen erklärt werden konnte. Als Prüfstein für die Hygienehypothese boten sich Experimente in Mausmodellen an und tatsächlich wurde zweifelsfrei nachgewiesen, dass sowohl Infektionen mit lebenden Krankheitserregern als auch eine Behandlung mit Extrakten oder einzelnen Komponenten von Mikroben den Ausbruch verschiedenster Entzündungskrankheiten hemmen konnten (Bach 2018). Diese Befunde bestätigten die Idee, dass Infektionen regulatorische Kreisläufe des Immunsystems trainieren, die die Neigung zu Entzündungsantworten vermindern.

Parasitische Würmer als raffinierte Immunologen

Zu den Krankheitserregern mit einem besonders starken schützenden Effekt gegen Entzündungskrankheiten gehören parasitische Würmer. Sie werden zwar nicht zum Mikrobiom im engeren Sinne gezählt, weil sie weit größer sind als »Mikroben«, das heißt Viren, Bakterien oder Einzeller. Genau wie diese sind Wurmparasiten aber Bewohner des Menschen oder von Tieren und verwenden ähnliche Strategien, um ihre Wirte optimal auszunutzen. Diese Wunder der Natur, die ja leider meist nur als Ausgeburt von Scheußlichkeit betrachtet werden, greifen ganz gezielt in bestimmte Kommunikationsabläufe des Immunsystems ein und schalten Entzündungsantworten ab. Der einfache Grund: Sie wollen nicht von Entzündungen umgebracht werden. Die Strategien der Bakterien, die wir mit dem Aufkommen der Mikrobiomforschung erst jetzt kennenlernen, könnten sehr ähnlich sein, sodass es sich hier lohnt Wurmparasiten näher zu betrachten.

Die meisten parasitischen Würmer bewohnen den Darm ihrer Wirte, aber es gibt auch Arten, die in der Haut oder direkt im Blut leben. Ihre Größe variiert von wenigen Millimetern bis zu – sage und schreibe – 20 Metern. In modernen Gesellschaften sind sie so gut wie ausgestorben, da die Übertragung von einem Wirt auf den nächsten im Zeitalter von Spültoilette, Waschmaschine und Staubsauger nicht mehr funktioniert. In Entwicklungsländern sind sie allerdings noch weit verbreitet. Die meisten Wurmparasiten beuten ihre Wirte relativ schonend aus, um sie dann jahrelang ausnutzen zu können.

Über Jahrmillionen an ein Leben in einem lebendigen Wirt angepasst, haben sie per Evolution gelernt, das Immunsystem des Menschen nach allen Regeln der Kunst zu manipulieren, um Entzündungen im Keim zu ersticken. Parasiten tricksen, täuschen und tarnen, um nicht von Entzündungsantworten beseitigt zu werden. Nur diejenigen, die die Immunantwort unterlaufen, umlenken oder an sich abprallen lassen konnten, überlebten. So hat die Evolution Parasiten zu den cleversten aller Immunologen gemacht. Schon immer gab es Beobachtungen, dass Allergien und Autoimmunerkrankungen bei Menschen mit Wurminfektionen selten sind, erst mit dem Aufkommen von molekularbiologischen Methoden lernte man die Gründe dafür kennen.

Mein Paradebeispiel für einen parasitischen Wurm, der das Immunsystem seines Wirtes außer Kraft setzt, ist der Fadenwurm (Nematode) Onchocerca volvulus, der Erreger der »Flussblindheit« im tropischen Afrika. Wie die meisten anderen Wurmparasiten ist dieses Tier ein Langzeitstratege. Die erwachsenen Würmer leben mitten im Bindegewebe der Unterhaut des Menschen und werden bis zu 15 Jahre alt. Die Weibchen sind etwa 50 cm lang und einen halben Millimeter dick, knäulen sich aber auf, sodass sie in einer Haselnuss Platz hätten. Durch Mechanismen, die bisher noch nicht bekannt sind, stimulieren sie den Wirt, um sie herum Bindegewebe zu bilden. So werden sie regelrecht von Wirtszellen eingemauert und liegen in einem Knoten, der in der Haut meist gut tastbar ist. Nur das Vorderende, an dem sich die Geschlechts- und Geburtsöffnung befindet, ragt aus diesem Knoten heraus. Die Onchocerca-Männchen sind etwa 4 cm lang und sehr beweglich. Sie kriechen durch das Bindegewebe der Unterhaut und erreichen so die Weibchen, um sie zu befruchten.

Nach der Paarung wird das Onchocerca-Weibchen zu einer Gebärmaschine und produziert etwa 1000 Larven am Tag, die etwa ⅓ Millimeter lang sind und etwa ein Jahr überleben. Typische Onchocerca-Patienten haben allerdings nicht nur einen Wurm, sondern ihre Knoten beherbergen mehrere Dutzend Weibchen, sodass bei einem Menschen mehrere Millionen Larven in der Haut wuseln können (Schulz-Key 1990). Die winzigen Würmchen kriechen in den obersten Hautschichten herum und warten darauf von einer blutsaugenden Kriebelmücke aufgenommen zu werden, die sie auf den nächsten Menschen überträgt. Bei ihrer Wanderung können sie unter anderem auch ins Auge gelangen, wo sie bei vielen Menschen zur Erblindung führen. Auch heute sind in Afrika noch etwa 20 Millionen Menschen infiziert (WHO 2018).

Gemeinsam mit Kollegen von der Universität Yaoundé ging meine Arbeitsgruppe in Kamerun der Frage nach, wie Onchocerca das Immunsystem von Menschen beeinflusst. Wenn man bei solchen Feldstudien schließlich nach langer Fahrt über löchrige Pisten in einem kleinen Feldlazarett die Patienten sieht, staunt man nur: Die Menschen leiden unter Hautjucken, Veränderungen der Haut und haben Augenprobleme, bis hin zur Erblindung. Diese Symptome werden durch abgestorbene Larven verursacht. Die Hautknoten, in denen die Würmer liegen, kann man unter der Haut tasten, ohne dass das in Geringsten schmerzt. Es sind auch keine Anzeichen von Entzündung, wie etwa Schwellung, Rötung oder Erwärmung zu sehen. Ganz offensichtlich liegen die Onchocerca-Weibchen jahrelang als Fremdkörper in der Haut und werden nicht vom Immunsystem angegriffen. Auch die lebenden Larven aktivieren bei den meisten Menschen das Immunsystem nicht. Wie können 50 cm lange Würmer und Millionen von Larven in der Haut eines Menschen leben, ohne eine fulminante Entzündung hervorzurufen? Jeder Splitter, den man sich einreißt, verursacht ja einen schmerzenden, eiternden Abszess, wenn er nicht bald herausgezogen wird.

Wenn man herausoperierte Wurmknoten präpariert, dünne Gewebeschnitte davon anfertigt und färbt, bestätigt sich beim Blick ins Mikroskop der erste Eindruck: Im dichten Bindegewebe, das die Würmer umgibt, sieht man keine Ansammlungen von Entzündungszellen, der Knoten ist sozusagen immunologisch stumm. Ähnlich verhält es sich mit den Larven in der Haut der meisten Onchocerca-Patienten: In Schnittpräparaten sieht man die lebenden Miniwürmchen direkt in der Haut liegen, ohne dass Anzeichen einer Entzündung auszumachen sind. Das trifft allerdings nur zu, solange die Larven leben. Findet man tote Larven, so sieht man um sie herum Entzündungszellen, die sich auf die Parasiten stürzen und sie zerstören (Bryceson 1976, Medina-De la Garza et al. 1990). Dasselbe trifft auch auf Larven zu, die zufällig im Auge absterben. Dort bilden sich um tote Parasiten herum Entzündungen, die die Hornhaut eintrüben und auch in anderen Teilen des Auges schwere Zerstörungen anrichten, die zu Erblindung führen können. Offensichtlich können lebende Parasiten die Immunantworten stoppen, während tote Würmer sofort angegriffen werden. Damit stellte sich die Frage: Geben die lebenden Würmer zu ihrem eigenen Schutz Stoffe ab, die die Immunantworten des menschlichen Wirtes entschärfen?

Studien mit einem verwandten Wurmparasiten, der Nagetiere befällt, brachten die Lösung. Diesen Nematoden konnten wir unter definierten Bedingungen im Labor untersuchen. Dabei zeigte sich, dass lebende, erwachsene Würmer und Larven ständig das kleine Protein Cystatin ausscheiden. Auch Onchocerca-Würmer und ihre Larven produzieren diesen Wirkstoff. Cystatin kommt in vielen Organismen vor und hemmt eigentlich bestimmte Enzyme innerhalb von Zellen. Die parasitischen Nematoden haben das Protein aber im Lauf der Evolution so abgewandelt, dass es nach außen in den Wirt abgegeben wird und die Funktion von Immunzellen verändert (Hartmann & Lucius 2003). Jahrelange Studien meiner damaligen Mitarbeiterin und heutigen Professorin für Immunologie, Susanne Hartmann, ergaben einen interessanten Wirkmechanismus des Cystatins:

Wenn das Protein von Fresszellen (Makrophagen) der Maus oder des Menschen erkannt wird, regt es zunächst eine Entzündungsreaktion an, krempelt aber innerhalb weniger Stunden die Zellen um: Ursprünglich aggressive, entzündungsfördernde Makrophagen werden durch das Wurmprotein umgepolt. Sie geben dann gezielt bestimmte Signale an weitere Immunzellen ab, die daraufhin einen entzündungshemmenden Botenstoff entlassen, das Zytokin IL-10. So blockieren sie den Immunangriff und beruhigen das Immunsystem (Ziegler et al. 2015).

Unsere Experimente zeigten, dass die entzündungshemmende Wirkung von Cystatin so stark ist, dass bei Mäusen Injektionen des Wurmproteins die Entstehung von Allergien gegen Graspollen oder Hühnereiweiß blockieren. Ebenso zeigte sich in Experimenten, dass Cystatin bei Mäusen auch die Entstehung einer Darmentzündung verhindert, die der Colitis ulcerosa des Menschen entspricht. Auch andere Arbeitsgruppen zeigten eine ähnliche Wirkung von Proteinen anderer parasitischer Würmer. In Experimenten mit Nagetieren verhinderten oder bremsten Wurmprodukte unter anderem Allergien, Asthma, Colitis, Typ-1-Diabetes, eine Krankheit, die der Multiplen Sklerose ähnelt, und Lungenentzündungen.

Nicht nur Onchocerca volvulus, sondern auch sehr viele andere parasitische Würmer hemmen beim Menschen Entzündungsantworten: Sie verhindern damit, vom Immunsystem zerstört zu werden, schützen ihren Wirt aber gleichzeitig gegen überschießende Immunantworten. Im Verlauf der gemeinsamen Evolution hat sich das Immunsystem des Menschen wahrscheinlich an diese Entzündungsbremse gewöhnt. Es ist sozusagen gewohnt, ständig mit angezogener Bremse zu fahren. Wenn diese Bremse wegfällt, weil parasitische Würmer durch die moderne Hygiene so gut wie ausgestorben sind, tourt der Motor zu hoch: Die ungebremsten Entzündungsantworten schlagen sich in Form von Krankheiten nieder.

So haben die Würmer eine positive Eigenschaft, obwohl in den allermeisten Fällen die gesundheitlichen Schäden, die sie hervorrufen, überwiegen. Dennoch gibt es viele Versuche, die Wurmparasiten zu nutzen, um Entzündungskrankheiten zu heilen. Besonders in den USA gibt es eine ganze Szene von Patienten, die sich mit parasitischen Würmern selbst behandeln, Ergebnisse in Internetforen berichten und Wurmeier untereinander austauschen. Besucht man zum Beispiel das »Helminthic Therapy Wiki«, betritt man eine medizinische Parallelwelt, in der Wurmtherapie bei einer Vielzahl von Krankheiten angewendet wird. In der realen Welt scheint der Erfolg solcher Behandlungen auf Einzelfälle beschränkt zu sein, sodass Entzündungshemmer auf Parasitenbasis bisher noch keinen Einzug in die Kliniken gefunden haben.

Obwohl parasitische Würmer und kommensale Bakterien ganz unterschiedliche Organismen sind, haben doch beide sehr ähnliche Interessen. Beide sind darauf angewiesen, ihren Wirt langfristig auszunutzen und profitieren von einem gebremsten Immunsystem, das aber andererseits eine effiziente Abwehr von Krankheitserregern erlaubt. Deshalb ist zu erwarten, dass die Kommensalen ähnliche Strategien wie die Wurmparasiten anwenden und das Immunsystem des Wirtes in ähnlicher Weise beeinflussen. Bisher ist darüber noch wenig bekannt, weil die Mikrobiomforschung noch jung ist, aber die Aussichten auf spannende Forschungsergebnisse sind sehr gut.

Der Bauernhof-Effekt: Gesundheit aus dem Kuhstall

Schrieb man mit dem Aufkommen der Hygienehypothese den Schutz vor Entzündungskrankheiten zunächst nur Infektionen zu, so erweiterte sich dieses Bild, als man in systematischen Studien die Häufigkeit allergischer Erkrankungen vergleichend bei Stadt- und Landkindern untersuchte. So zeigte zum Beispiel eine schwedische Studie an über einer Million Rekruten, dass zwischen 1952 und

1989 die Häufigkeit von Heuschnupfen, Asthma und Neurodermitis auf das Vierfache angestiegen war (Braback et al. 2004). Dabei waren Städter viel häufiger von allergischen Erkrankungen geplagt als Landbewohner. Die schwedischen Krankenregister waren so sorgfältig geführt, dass man noch weitere höchst interessante Informationen gewinnen konnte, indem man Landkinder und Bauernkinder unterschied: Kinder aus Bauernfamilien waren weniger von den Krankheiten betroffen als Kinder von Waldarbeitern. Anscheinend schützte also das Leben direkt auf einem Bauernhof vor allergischen Erkrankungen, nicht aber das Leben auf dem Land allgemein.

Weltweit, in verschiedenen europäischen Ländern, aber auch in den USA und Neuseeland kristallisierte sich dann bei Studien ein einheitliches Muster heraus. Kinder, die auf Bauernhöfen aufgewachsen waren, erkrankten seltener an Heuschnupfen, Asthma oder Neurodermitis als Stadtkinder (von Mutius 2015). Eine schwedische Veröffentlichung beschreibt, dass Stadtkinder im Vergleich zu Bauernhofkindern ein achtmal so hohes Allergie-Risiko haben (Jonsson et al. 2016). Bei vielen dieser Untersuchungen war die Kinderärztin und Allergologin Erika von Mutius, heute Direktorin des Instituts für Asthma- und Allergieforschung am Helmholtz-Zentrum in München, eine treibende Kraft, die immer wieder Neuland betrat. In einer berühmten Studie zeigte sie am Beispiel von amerikanischen Glaubensgemeinschaften, den Amischen beziehungsweise Hutterern, dass sogar die Art der Landwirtschaft einen Unterschied macht: Kinder von Amischen, die traditionelle Landwirtschaft beibehalten haben und noch heute Pferd und Wagen benutzen, sind stärker vor allergischen Erkrankungen geschützt als Kinder von Hutterern, die motorisierte Landwirtschaft im modernen Stil betreiben. Dieses Beispiel ist ausführlich im Exkurs »Bauernhof und Bauernhof ist nicht dasselbe« auf der Website zum Buch dargestellt.

In mehreren dieser Untersuchungen fand man, dass die Häufigkeit allergischer Erkrankungen mit dem Kontakt mit Nutz- und Haustieren korreliert waren. Dabei waren Kinder von Bauernhöfen mit Milchviehhaltung auffallend gut geschützt. Interessanterweise ging dieser Schutz zum Teil auf den Konsum von Rohmilch zurück, wie sich in späteren Studien herausstellte, während pasteurisierte Milch keine Wirkung hatte. Dieser Schutzeffekt beruht zum Teil auf hitzelabilen Komponenten der Milch, an deren Identifizierung man jetzt arbeitet. Auch die Anwesenheit von Hunden im Haushalt hatte eine positive Wirkung, darüber hinaus schützte aber auch der Kontakt mit mehreren Tierarten stärker als mit nur einer Tierart. Auch wenn der schützende »Bauernhof-Effekt« hauptsächlich am Beispiel der allergischen Erkrankungen herausgearbeitet wurde, war er nicht darauf beschränkt. Auch die Wahrscheinlichkeit, später an chronischen Darmentzündungen zu erkranken, war bei Kindern aus Bauernfamilien reduziert (Radon et al. 2007).

In groß angelegten Studien fand man zudem, dass der Schutz vor allergischen Erkrankungen am stärksten ausgeprägt war, wenn die Kinder bereits im Mutterleib und während des ersten Lebensjahres dem ländlichen Milieu ausgesetzt waren (Smits et al. 2016). Dabei waren die ersten 100 Lebenstage besonders wichtig (Stiemsma und Turvey 2017). Unter Bauernhofbedingungen war das Risiko für später auftretendes Asthma um ca. 25 % verringert, das Risiko für Heuschnupfen und Neurodermitis war sogar auf die Hälfte reduziert (von Mutius 2015). Diese besondere Wirksamkeit des Bauernhof-Effektes im frühkindlichen Alter zeigt, wie auch andere Forschungsergebnisse, dass in diesem Zeitraum eine langfristige Programmierung des noch unreifen kindlichen Immunsystems stattfindet. Frühkindlicher Kontakt mit der Umgebung des Bauernhofes führt zu späterer Immuntoleranz!

Die Wirkung des Schutzes gegen allergische Erkrankungen hielt am längsten an, wenn die Kinder auch weiterhin auf dem Hof lebten. Wenn Kinder, die auf einem Bauernhof aufgewachsen waren, später in die Stadt zogen, nahm die Schutzwirkung im Lauf der Zeit ab. Wie lange die Schutzwirkung der ländlichen Lebensweise anhält, zeigt eine polnische Studie, die die Allergie-Häufigkeit vor und nach dem Eintritt Polens in die Europäische Union vergleicht: Innerhalb von nur neun Jahren nach Eintritt in die EU hatte sich bei der polnischen Landbevölkerung durch Änderung der Lebensbedingungen die Anzahl allergischer Erkrankungen fast verdoppelt (Sozanska et al. 2014). Der westliche Lebensstil hatte Allergie & Co. innerhalb weniger Jahre beflügelt!

Die Bauernhofkinder boten eine Chance, bei der Suche nach den rätselhaften Schlüsselfaktoren, die auf das Immunsystem einwirken, ein Stück weiter zu kommen. Als ein entscheidender Faktor, der die Entzündungsreaktionen von Bauernhofkindern drosselte, stellten sich schlussendlich Bakterien heraus, die in großer Vielfalt in der Umwelt vorkommen und keine Infektionen hervorrufen. Auf den untersuchten Bauernhöfen fanden sich solche Bakterien in großen Mengen, zum Beispiel in altmodischen Kuhställen (Ege et al. 2011). Wo Heu und Rüben verfüttert werden, Reste von Mist herumliegen, Fliegen surren und Schwalben die Luft durchkreuzen, wird man eine vielfältige und dichte Bakterienflora und viele andere Mikroben finden. Eine ergiebige Quelle für Bakterien war Staub, der aus dem Viehstall auch in die Wohnung der Landwirte eingeschleppt wird. Neben lebenden Bakterien enthält er auch viele bakterielle Bestandteile, unter anderem Stoffe, die das Immunsystem stark aktivieren. Dieses Gemisch trainiert gleichzeitig aber auch hemmende Immunmechanismen und bewirkt auf ähnliche Weise Immuntoleranz wie Infektionserreger.

Diesen hochwirksamen Staub atmet man ein, schluckt ihn und nimmt ihn über Hautwunden auf. Wie er sich auf das Immunsystem auswirken kann, zeigen unter anderem auch Studien in Tiermodellen: Lässt man Mäuse Staub aus Wohnungen von Bauernfamilien einatmen, die Milchviehhaltung im traditionellen, altmodischen Stil betreiben, werden allergische Reaktionen unterdrückt. Im Gegensatz dazu verstärkte der Staub aus Haushalten moderner Farmer bei den Tieren Allergien. Analysen zeigten, dass einzelne Bakterienarten aus dem Staub besonders effizient Immunantworten hemmten, wie zum

Beispiel Acinetobacter lwoffi oder Lactobacillus iners. Die beste dämpfende Wirkung hatte aber eine Mischung aus möglichst vielen Arten (Ober et al. 2017). In dieselbe Kerbe schlagen auch Studien, die den Zusammenhang von Staub aus Wohnungen und dem Asthma-Risiko der Bewohner untersuchen (Kirjavainen et al. 2019, Karvonen et al. 2019). Im Staub aus den Wohnungen von Kindern, die nicht von Asthma betroffen waren, fanden sich viel mehr Bakterien, die aus der Umwelt und von Tieren stammten, als im Staub der Wohnungen von asthmatischen Kindern. Diese Beobachtungen fanden in der »Biodiversitätshypothese« ihren Niederschlag (Haahtela et al. 2019). Sie besagt, dass ein breites Spektrum an bakteriellen Reizen optimal ist, um Immuntoleranz zu bewirken.

Wird es in Zukunft also den »Kuhstall als Nasenspray« in der Apotheke um die Ecke geben? Probiotische Bakterien zum Inhalieren? Bevor es so weit ist, gäbe es noch einige Fragen zu klären: Die wichtigste wäre diejenige nach den eingesetzten Bakterienarten. Angesichts der strikten Anforderungen, die man an die Sicherheit von Medikamenten stellt, würden Bakterienarten, die bei Personen mit geschwächtem Immunsystem Krankheiten auslösen könnten, sicherlich von vornherein ausscheiden. Ein Beispiel dafür ist Acinetobacter, eine Gattung von Bakterien, die in Böden, Wasser und Abwasser weit verbreitet sind. Sie vermitteln zwar Immuntoleranz, treten in Krankenhäusern oder Pflegeeinrichtungen aber als opportunistische (also bei anfälligen Patienten pathogen wirkende) Erreger auf. Die Frage wäre auch, ob ein nur kurzer Kontakt mit den wirksamen, Toleranz verursachenden Mikroben genügt. Wäre eine Inhalation pro Tag ausreichend oder müsste man den Bakterien dauerhaft ausgesetzt sein? Und: Hätte eine solche Bakterientherapie nur vorbeugende Wirkung oder könnte sie auch zur Heilung bereits etablierter Erkrankungen eingesetzt werden, was die Anwendung natürlich viel attraktiver machen würde? Es gibt also noch jede Menge Forschungsbedarf.

4 Mensch und Mikrobiom: Wir sind viele

Das Mikrobiom: Mehr als nur eine Modeerscheinung

Während man sich in der Wissenschaft auf Infektionserreger und Umweltbakterien als Auslöser der Entzündungsbremse konzentrierte, blieb das Mikrobiom lange eine unbekannte Größe. Erst als die neuen Techniken der Hochdurchsatz-Sequenzierung von DNA ab den 2010er-Jahren verfügbar waren, stürzten sich die Forschenden auf diesen weißen Fleck auf der Landkarte und analysierten die Bakterienflora auch des letzten Körperwinkels. Jetzt wurde klar, dass mit dem Mikrobiom des Darms, der Schleimhäute und der Haut eine weitere, wichtige Gruppe von Bakterien, die das Immunsystem beeinflussten, im Spiel war. Die Infektionserreger und die Umweltbakterien verloren zwar ihre Bedeutung nicht, aber sie traten für eine Weile in den Hintergrund und ihre Erforschung wird erst jetzt wieder – eher zaghaft – reaktiviert. Der Star, das »new girl in town« ist jetzt das Mikrobiom.

Die Gründe für die Attraktivität des Mikrobioms als Forschungsgebiet sind offensichtlich: Wegen ihrer immensen Menge haben die Bakterien des Mikrobioms, die ja mit dem Körper ständig in engstem Kontakt sind, das Potenzial den Menschen entscheidend zu prägen. Allein von der Zahl her sind die Bakterien des Dickdarms am bedeutendsten, denn sie stellen 99 % des gesamten Mikrobioms dar. Der Großteil unserer Darmflora besteht aus friedlichen Bakterien, die im Gegenzug für Nahrung und Wärme unterschiedlichste Leistungen erbringen, wie etwa Lieferung von Energie und Stoffwechselprodukten. Eine weitere Leistung, die wir wohl im Lauf der Evolution teilweise an das Mikrobiom ausgelagert haben, ist die Regulation von Entzündungsantworten. Anscheinend ist es dabei zu einer gewissen Arbeitsteilung gekommen: Das Gros der Immunregulation erledigt der Körper selbst und stellt sicher, dass gefährliche Fremdstoffe erkannt und angegriffen werden, während Bestandteile des eigenen Körpers verschont bleiben. Beim Abbremsen von Entzündungen haben wir aber anscheinend den Mikroben ein Mitspracherecht eingeräumt und stellen auf diese Weise sicher, dass Immunantworten gegen irrelevante Reize im richtigen Maß heruntergefahren werden.

Man könnte sich fragen, ob die Mikrobiomforschung nur eine Modeerscheinung ist, die bald vom nächsten Trend überholt wird. Das ist eher nicht zu erwarten, denn die Betrachtung des Menschen als Superorganismus, der mit seinen Bewohnern und seiner belebten Umwelt eine Funktionseinheit bildet, eröffnet enorm viele neue Chancen für die Vorbeugung und Heilung von Krankheiten. Sehr attraktiv ist dabei der Aspekt, dass das Mikrobiom sich leicht durch Ernährung oder Medikamente beeinflussen lässt, sodass man die Artenzusammensetzung steuern kann. Auch durch Kontakt mit der Natur, gezielte Einnahme von Probiotika oder Sport lässt sich die Bakterienflora in eine gewünschte Richtung verändern. Schon jetzt entwickeln Start-ups Bakterienmischungen, um den Darm von Patienten nach Antibiotika- oder Chemotherapie wieder auf Vordermann zu bringen. Wenn in einigen Jahren die Rolle der einzelnen Bakterienarten des Mikrobioms und ihre Zusammenarbeit als Ökosystem besser bekannt ist, wird man sicher individuell angepasste Mikrobiome zusammenstellen, die optimal mit dem jeweiligen Menschen harmonieren. Und, last, but not least, könnten maßgeschneiderte Bakterien des Mikrobioms ihren Wirt mit zusätzlichen, nützlichen Eigenschaften ausstatten, um zum Beispiel andere Nahrungsquellen zu erschließen, Vitamine zu produzieren oder eben auch das Immunsystem auszubalancieren. Allerdings sollte man in Bezug auf Entzündungskrankheiten nicht vergessen, dass trotz der aktuellen Fokussierung auf das Mikrobiom auch Infektionserreger und Umweltmikroben das Immunsystem entscheidend beeinflussen.

Der Mensch als Superorganismus

Selbst den ersten Menschen muss klar gewesen sein, dass sie von außen und innen besiedelt sind. Schließlich gehören Läuse, Flöhe und Milben zur ganz natürlichen Fauna des Menschen, ganz zu schweigen von Blut saugenden Kurzzeitbesuchern wie Mücken, Zecken oder Bremsen. Auffällig sind aber auch Darmparasiten, die ja immer mal wieder mit dem Stuhl ausgeschieden werden. So sind Spulwürmer von etwa 20 cm Länge, aber auch kleinere Würmer oder Bandwurmabschnitte, die sich auffällig bewegen können, kaum zu übersehen und haben schon immer das Interesse der Mediziner erregt. Schon im ägyptischen Papyrus Ebers aus dem 16. Jahrhundert vor Christus, einem der ältesten medizinischen Texte, werden diese Darmparasiten beschrieben, und es werden Heilmittel und magische Formeln zu ihrer Bekämpfung aufgeführt. Noch ziemlich lange blieben die parasitischen Würmer, die man ja mit dem bloßen Auge oder einfachen Mikroskopen studieren konnte, aber die einzigen bekannten Krankheitserreger.

Die Bakterien betraten die Weltbühne erst, als der Holländer Antoni van Leeuwenhoek 1675 mit seinen selbst gebauten Mikroskopen Bakterien sah, die aus seinem Zahnbelag stammten. Der hoch angesehene Tuchhändler und Kammerherr der holländischen Stadt Delft war ein fanatischer Hobby-Mikroskopiker und brachte die Kunst, Glaslinsen zu schleifen, zu bis dahin nicht gekannter Perfektion. Zunächst dachte man, bei Bakterien handele es sich um kleine Pflanzen (daher der Ausdruck »Flora«) und das Interesse an den Winzlingen war eher akademisch, bis die Arbeiten von Robert Koch, Louis Pasteur und ihren Schülern in der zweiten Hälfte des 19. Jahrhunderts den Schrecken der bakteriellen Infektionserreger in das öffentliche Bewusstsein einbrannten. Seitdem assoziiert man Bakterien intuitiv mit Schmutz und Krankheit – und meidet sie, wo es nur geht. Ohne Zweifel war die Arbeit der großen Bakteriologen segensreich, denn durch Hygiene, Impfungen und Antibiotika wurden Infektionskrankheiten in hoch entwickelten Ländern zurückgedrängt. Dem verdanken wir einen drastischen Rückgang der Kindersterblichkeit und damit einen großen Teil des enormen Anstiegs der durchschnittlichen Lebenserwartung.

Mittlerweile verändert sich die Haltung zu unseren Bewohnern wieder und wir erkennen, dass die Mikroorganismen, die sich beim gesunden Menschen auf Haut und Schleimhäuten, im Darm und in der Lunge finden, unseren Organismus ergänzen. Die meisten dieser Bewohner haben eine positive Wirkung. Schon länger weiß man, dass Darmbakterien lebenswichtige Vitalstoffe wie etwa die Vitamine B_{12}, B_2 und K sowie Folsäure und Biotin produzieren. Diese Funktion wird oft als wichtigster Aspekt des Zusammenlebens von Mensch und Bakterien betrachtet. Die meisten Vitamine beziehen wir allerdings direkt aus der Nahrung, denn vom Dickdarm, wo das Gros der Bakterien lebt, werden kaum Vitamine aufgenommen. Außerdem steuern unsere Darmbewohner auch bestimmte Aminosäuren bei, die der Mensch nur in begrenztem Umfang selbst herstellen kann.

Man sollte aber auch erwähnen, dass manche Darmbakterien ausgesprochen schädliche Substanzen produzieren können (De Angelis et al. 2019). Ein Beispiel ist Trimethylamin, das durch Einwirkung bestimmter Bakterien aus Carnitin ensteht, einem Bestandteil von rotem Fleisch. Mehr Informationen dazu finden sich im Exkurs »Makro- und Mikronährstoffe« auf der Website zum Buch.

Die Bedeutung von Bakterien als Vitaminproduzenten ist unbestritten, viel wichtiger ist aber ihre Rolle als Schutz vor Krankheitserregern und Erzieher des Immunsystems. Schließlich könnte der Mensch schnell von Schadbakterien überrannt werden, wären seine Oberflächen nicht dicht mit kommensalen Bakterien besetzt, die ihre Reviere gegen Eindringlinge verteidigen. Die ortsansässigen Bewohner halten nicht nur die Andockstellen besetzt und verbrauchen die verfügbaren Nährstoffe, sondern vertreiben Fremdlinge auch mit raffinierten antibakteriellen Molekülen. Gerade der Darm, der ja als Eintrittspforte für Krankheitserreger prädestiniert ist, wird so in Zusammenarbeit mit dem Immunsystem frei von Invasoren gehalten.

Dieses Immunsystem verfügt zwar über potente Abwehrmechanismen, darf sie aber nur in Maßen einsetzen. Erst ein gut austariertes Immunsystem gewährleistet, dass einerseits Krankheitserreger angegriffen werden, andererseits aber der eigene Körper und auch nützliche Bakterien verschont bleiben. Gerade in der frühkindlichen Phase, bereits im Mutterleib, aber auch in den ersten Lebensmonaten, programmieren die Bewohner von Darm, Haut und Schleimhäuten die Reaktionsweise des Immunsystems und legen damit fest, wie der Körper im späteren Leben auf Reize reagiert (ausführlich behandelt im Abschnitt »Die langfristige Programmierung der Immuntoleranz« in diesem Kapitel).

Für viele Menschen ist es eine gewöhnungsbedürftige Vorstellung, aber wir bilden eine Gemeinschaft zusammen mit Bakterien, Archaeen (urtümlichen Einzellern), Viren, Parasiten und Pilzen, die sich von Kindheit an auf oder in uns tummeln. Man ist versucht, vom Menschen als lebendem Zoo zu sprechen, aber das trifft den Sachverhalt nicht wirklich. Wir sind mehr: Wir bilden zusammen mit den Mikroben, die auf und in uns wuseln, mit dem »Mikrobiom«, eine Lebensgemeinschaft zum gegenseitigen Profit, eine enge

Partnerschaft. Mensch und Mikroben sind zusammen ein »Superorganismus«.

Nach Schätzungen leben weltweit etwa 10 000 verschiedene Bakterienarten am und im Menschen (Pasolli et al. 2019; zum Artbegriff bei Bakterien siehe Exkurs »Bakterien und der Artbegriff« auf der Website zum Buch). Selbst wenn dieser Wert hoch gegriffen sein mag, die Vielfalt ist enorm. Wie eng dieses Zusammenleben ist und wie weit sich der Mensch und seine friedlichen Bewohner, die kommensalen Bakterien, im Verlauf der Evolution aufeinander eingelassen haben, ist erst in den letzten Jahren deutlich geworden.

Was wäre, wenn wir keine Bewohner hätten? Diese Frage kann niemand beantworten, denn es gibt wohl keine Menschen ohne Mikrobiom. Die Konsequenzen eines Lebens ohne Mikroben lassen sich allerdings an Mäusen nachstellen: Wenn man die Nager vollkommen steril aufwachsen lässt, entwickeln sich manche Organe und auch das Verhalten abweichend. Dazu werden Mäusebabys durch Kaiserschnitt entbunden, in einer sterilen Umgebung gehalten und mit sterilisiertem Futter und gefilterter Luft versorgt. Unter diesen Umständen ist der Darm der Tiere komplett frei von Bakterien. Bei solchen Mäusen ist die Leber nicht voll ausgebildet, der Blinddarm ist riesig und das Immunsystem funktioniert nicht richtig. Weil kaum Antikörper gebildet werden, die Anzahl der Immunzellen auf etwa die Hälfte reduziert ist und keine Gedächtniszellen entstehen, sind die Tiere hochgradig empfindlich gegen Infektionen. Auch wenn sie dasselbe Futter bekommen wie Tiere mit einer Darmflora, bilden sie bis zu 40 % weniger Fett als normale Tiere. Frappierend ist auch, dass steril aufgewachsene Mäuse zudem ein weniger ausgeprägtes Gedächtnis für räumliche Verhältnisse haben, ängstlicher und viel stressanfälliger sind und weniger mit anderen Mäusen interagieren. Besiedelt man die Tiere dann mit Darmbakterien, können diese Defizite zum Teil wieder rückgängig gemacht werden. Damit ist klar: Bakterien sind bei Mäusen nicht nur zufällige Bewohner oder Krankheitserreger. Ohne sie ist die Maus nicht komplett.

Aber können keimfreie Mäuse auch längerfristig überleben und Nachwuchs bekommen? Uli Steinhoff, Professor für Immunologie und Mikrobiologie an der Universität Marburg, forscht seit mehr als 20 Jahren über den Zusammenhang von Mikrobiom und Immunantwort. Er beruhigt mich: Mäuse kommen bei guter Ernährung auch ohne Mikrobiom sehr gut durchs Leben und die Fortpflanzung klappt, solange sie von der Umwelt isoliert sind, also nicht mit Krankheitserregern in Kontakt kommen. Sie haben sogar Vorteile im Vergleich zu normalen Tieren: Weil sie einen weniger aktiven Stoffwechsel haben und schlanker sind, leben sie einige Wochen länger als Tiere mit einer normalen Darmflora (Tazume et al. 1991). Auf den Menschen übertragen, würde das einen Zugewinn von einigen Jahren bedeuten. Der große Nachteil ist allerdings, dass bereits wenige Schadbakterien bei steril aufgewachsenen Mäusen zu tödlichen Infektionen führen, während Tiere mit Mikrobiom erst bei weit größeren Infektionsdosen erkranken (Mittrücker et al. 2014). Die Darmbakterien erschweren also die Besiedlung des Darms mit Krankheitserregern, sie bewirken »Kolonisierungsresistenz«.

Die friedlichen Bakterien im Darm sind also Gesundheitserreger: Eine Besiedlung mit Bakterien trägt zur Entwicklung des Körpers bei, hält Krankheitserreger fern und hilft Nahrung zu verwerten. Darüber hinaus wissen wir heute, dass das Mikrobiom auch für die Prägung und Balance des Immunsystems außerordentlich wichtig ist. Das trifft nicht nur für die Maus zu, sondern auch für den Menschen. Unsere nützlichen Bewohner sind deshalb ein lebenswichtiger Bestandteil unseres Superorganismus. Mittlerweile macht man sich sogar Gedanken darüber, welche Bakterien Astronauten auf längeren Reisen ins Weltall auf jeden Fall dabei haben sollten, um gesund zu bleiben (Saeei & Barzegari 2012)! Falls Menschen also je den Mars besiedeln sollten, täten sie gut daran, ihre Freunde nicht zu vergessen, denn ohne sie funktioniert unser Organismus nicht richtig – und das nicht nur auf dem Mars.

Bakterien: Früher pfui, heute hui

Die Bakterienflora des Menschen hat lange Zeit ein wissenschaftliches Nischendasein geführt und ihre Bedeutung wurde unglaublich unterschätzt. Obwohl seit vielen Jahrzehnten bekannt ist, dass der Darmtrakt von Tieren von Lebewesen wimmelt, hat man dieses innere Ökosystem weitgehend ignoriert. Lange Zeit vermutete man sogar, dass der Dickdarm, in dem sich ja das Gros der Bakterien befindet, eine Art Abfallbehälter sei. Durch Giftstoffe würden die Darmbewohner zu vielen Leiden führen, unter anderem auch zu psychischen Krankheiten wie Depressionen und Schizophrenie. Noch um 1900 stellte der Nobelpreisträger Illja Illjitsch Metchnikow, ein bedeutender Immunologe, die Theorie auf, dass der Dickdarm von Säugetieren im Grunde nutzlos sei. Er sei nur deshalb so groß, damit sie auf der Flucht vor Feinden lange Strecken laufen könnten, ohne zwischendurch zum Absetzen von Kot anhalten zu müssen.

Noch bis in die 2000er-Jahre gab es für medizinische Mikrobiologen kaum andere Bakterien als die Krankheitserreger, die durch Impfungen, Antibiotika und Desinfektionsmittel zu bekämpfen waren. Wenn man mit Kommensalen arbeiten wollte, musste man sich noch bis vor wenigen Jahren zwangsläufig auf Bakterien konzentrieren, die sich mit relativ einfachen Methoden im Labor züchten ließen. Dabei war eines von vielen Hindernissen die Empfindlichkeit der meisten Bakterien gegen Luftsauerstoff, der ja im Darmlumen nur in minimaler Konzentration vorhanden ist. So konnte man bis vor Kurzem nur etwa 30 % der heute bekannten Bakterienarten in Kultur halten, die anderen ca. 70 % bezeichnete man in Anlehnung an die Dunkle Materie im Weltall als »dark matter«. Man ahnte, dass da etwas Wichtiges sein musste, kam der Sache aber kaum näher.

Das Interesse am Thema Mikrobiom hat sich schlagartig verändert, seitdem um das Jahr 2010 neue Techniken der Hochdurchsatz-DNA-Sequenzierung auf den Markt kamen, die Sequenzanalysen in großem Maßstab, sehr schnell und damit sehr preisgünstig erlauben. Durch die Bestimmung von DNA-Sequenzen mit dem

»next generation sequencing« (= NGS) konnte man feststellen, welche Bakterienarten in und auf uns leben. Schnell wurde klar, dass unsere Bakterienflora nicht nur divers ist, sondern ihre Zusammensetzung auch eine sehr persönliche Angelegenheit ist: Jeder Mensch hat eine für ihn typische Flora, die individuell unterschiedlich ist wie ein Fingerabdruck. Auch krankheitstypische Muster wurden beobachtet, sodass ein Zusammenhang zwischen gestörter Bakterienflora und Krankheiten nahelag.

Für eine DNA-Sequenzanalyse, wie sie bei der Artbestimmung erfolgt, braucht man – kurz gesagt – eine biologische Probe, zum Beispiel Speichel, Gewebe oder Kot, aus der man DNA extrahiert. Selbst aus kleinsten Mengen kann man dann mithilfe der Polymerase-Kettenreaktion DNA vervielfältigen, deren Basenabfolge durch hochempfindliche Sequenzierautomaten bestimmt wird. Als Marker verwendet man dafür ein Gen, das bei allen Bakterien vorkommt, das Gen für die 16S ribosomale RNA. »16S« ist in diesem Zusammenhang eine Größenbezeichnung für Partikel. Ribosomen sind die Proteinfabriken der Zelle, die Aminosäuren zu Proteinketten verknüpfen. Sie bestehen zum großen Teil aus RNA, der Substanz, die sonst in der Zelle als Botenstoff eingesetzt wird.

Die Sequenz des Gens, das für 16S ribosomale RNA kodiert, ist für jede Bakterienart ganz spezifisch und erlaubt – wie ein Strichcode auf einem Warenetikett – eine eindeutige taxonomische Zuordnung. Die ermittelten Sequenzen werden in automatisierten Verfahren mit Datenbanken abgeglichen. Kommt aus dem Labor zum Beispiel der Befund, dass die 16S rRNA von Ruminococcus bromii in einer Kotprobe gefunden wurden, weiß der Arzt, dass dieses gutartige Bakterium Teil der Darmflora des Patienten ist. Außerdem kann man aus der Menge der gefundenen DNA auch eine Aussage über die Anzahl der vorhandenen Bakterien machen. Dank der gesunkenen Kosten gehört DNA-Sequenzierung in der Forschung zum Alltag und hat spätestens seit der Coronapandemie auch in der Routinediagnostik Einzug gehalten.

Als die enormen Möglichkeiten der modernen Sequenziertechniken klar wurden, legte das Nationale Gesundheitsinstitut der USA ein großes Forschungsprogramm auf, das »Human Microbiome Program«, in das innerhalb von zehn Jahren 940 Millionen Dollar flossen. Für das Programm wurden bei 300 Personen an je 15 Körperstellen Bakterienproben gesammelt. Von 2007 bis 2016 sequenzierten 200 Arbeitsgruppen an 80 Universitäten und Forschungsinstituten die Proben, bearbeiteten die Daten und interpretierten sie, um eine Art Atlas der Bakterien des Menschen zu erstellen. Dieses Programm lieferte viele Ergebnisse und gab gleichzeitig der Forschung durch die Entwicklung neuer Techniken enorme Impulse. Allerdings erfüllte das Programm nicht die Hoffnung, mit der Darmflora auf einfache Weise die Ursache von Krankheiten zu finden. Der Sachverhalt war komplexer, aber die jetzt verfügbaren Techniken hatten ein Tor geöffnet. Die Forschercommunity sprang auf das neue Thema an und den entstehenden Hype kann man durchaus mit der Stimmung vergleichen, die herrschte, als die Tragweite der Antibiotika deutlich wurde. Die großen wissenschaftlichen Fachblätter publizieren ständig neue, aufregende Befunde. Plötzlich konnte man mit der Erforschung der einst anrüchigen Bakterienflora eine wissenschaftliche Karriere aufbauen!

40 Billionen Bewohner

An allen unseren Oberflächen, die an die Außenwelt grenzen, also auf der Haut, in Mund und Nase, in der Lunge, im Verdauungs- und dem Genitaltrakt, werden Biologen schnell fündig, wenn sie mit empfindlichen Methoden auf die Suche nach Bewohnern gehen. Die meisten Informationen liegen über Bakterien vor, was ihrer großen Bedeutung als Kommensalen und Krankheitserreger entspricht. Die Zahlen zu den Bakterien des Mikrobioms sind wahrlich beeindruckend. Allein im Darm leben ja etwa 40 Billionen (nicht »Millionen« oder »Milliarden«, sondern »Billionen«!) Einzelbakterien. In jedem Kind, jeder Frau und jedem Mann leben weit mehr Bakterien als jemals Menschen auf der Erde gelebt haben. Die allermeisten sind nützliche Bewohner, die sich während Hunderttausenden von Jahren als Weggefährten bewährt haben, weil sie ihrem Wirt Vorteile verschaffen. Aber natürlich gibt es unter den vielen freundlichen Bewohnern auch Schummler, die nur Vorteile abgreifen, ohne im Gegenzug eine Leistung zu liefern. Als Ganzes betrachtet nützt diese Bakteriengemeinschaft ihrem Wirt und es ist oft schwer zu entscheiden, inwieweit einzelne Arten eher Kommensalen oder Symbionten sind.

Unsere Darmbakterien bringen es beim Durchschnittsmenschen auf ein Nassgewicht von etwa ein Kilogramm. Damit sind sie nicht ganz so schwer wie das menschliche Gehirn. Aber auch andere Angaben können stimmen, denn die Menge des Darminhalts kann sich von Person zu Person sehr stark unterscheiden. Allerdings sind diese Daten sowieso nur eine Annäherung, denn allein mit einem Gang auf die Toilette kann sich die Anzahl der Bakterien drastisch ändern. Wenn man als Berechnungsgrundlage die gesamte Anzahl der menschlichen Zellen nimmt, also auch der roten Blutkörperchen (die keinen Zellkern haben und deshalb manchmal nicht mitgezählt werden) übersteigt die Anzahl der Bakterien die Zahl der Körperzellen um etwa 30 % (Sender et al. 2016).

Ebenso beeindruckend wie die Bakterien sind unter natürlichen Bedingungen die parasitischen Würmer, die sich zum Beispiel in puncto Biomasse mit Bakterien messen können und großen Einfluss auf das Immunsystem und den Stoffwechsel ihrer Wirte haben. Es gibt etwa 25 Arten von Wurmparasiten, die von menschlichem Darminhalt oder Schleim leben und damit ihren Wirten meist Schaden zufügen können. Aufgrund ihrer Größe kann man die Wurmparasiten zwar nicht zum »Mikro«biom im eigentlichen Sinne rechnen. Wegen ihrer ausgeprägten Fähigkeit Entzündungsantworten zu dämpfen, dürfen sie in diesem Buch aber nicht ganz fehlen. In westlichen Ländern sind diese interessanten Bewohner des Menschen durch strikte Hygiene und Spültoiletten allerdings so gut wie ausgestorben.

Weitere Mitbewohner des Darms sind viele Viren. Die Schätzungen über die Artenvielfalt gehen weit auseinander und es könnte sein, dass im Darm mehrere tausend Virus-Arten vorkommen. Die meisten sind Bakteriophagen, also Viren, die Bakterien infizieren. Ihre Rolle im Ökosystem Darm ist noch unklar, aber sie könnten dazu beitragen, bestimmte Bakterienarten kurz zu halten und damit ein Gleichgewicht zwischen den Spezies zu bewirken. Eine weit geringere Anzahl von Virusarten, wie zum Beispiel Noroviren, befallen die Darmzellen des Wirts und können dabei schwere Durchfallkrankheiten verursachen. Zur Darmflora gehören außerdem über hundert Arten von niederen Pilzen, die unter normalen Umständen ein unauffälliges Dasein führen. Auch Archaeen, urtümliche Einzeller ohne echten Zellkern, treten im Darm auf.

Die Angaben, wie viele Bakterienarten in und auf einem einzelnen Durchschnittsmenschen vorkommen, gehen sehr weit auseinander, realistisch dürften es etwa 1000 sein. Die größte Vielfalt herrscht im Darm. Dabei sind das Spektrum der vorkommenden Arten und ihre Mengenverhältnisse bei verschiedenen Personen sehr unterschiedlich, je nach persönlicher Geschichte, Ernährung und Lebensweise. Die Bakteriengemeinschaft der Mundhöhle ist ebenfalls sehr artenreich. Andere Bereiche, wie die Haut, bieten den Mikroorganismen keine besonders attraktiven Bedingungen und sind deshalb weniger dicht besiedelt, aber selbst dort finden sich pro Quadratzentimeter etwa 100 000 Bakterien, während innere Organe im Normalfall keimfrei sind.

Ein Teil der zahlreichen Untermieter ist vielen, aber nicht allen Menschen gemeinsam: So kamen in einer Studie 57 Bakterienarten bei 90 % der Probanden vor (Arumugam et al. 2011). Es gibt also anscheinend einen Grundstock von Spezies, die sozusagen die Standardbewohner des Menschen sind.

Die Vielzahl von Bakterienarten ist zwar erstaunlich, noch wichtiger ist aber die Vielfalt von Stoffwechselprozessen, die in ihnen ablaufen. Jede dieser Bakterien kann man als eine Miniaturfabrik betrachten, die Rohstoffe verarbeitet und daraus Energie als Betriebsstoff und für die Vermehrung gewinnt. Außerdem werden dabei Abfallprodukte des Stoffwechsels oder »Metabolite« in die Umgebung abgegeben. Diese Prozesse werden durch Gene gesteuert. Nehmen wir an, dass jede Bakterienart ca. 4000 Gene hat, dann hätte die gesamte Bakteriengemeinschaft eines Menschen mit durchschnittlich je 1000 Arten insgesamt ein Genom von 4 000 000 Genen – im Vergleich zu den gerade mal 22 000 Genen des Menschen eine überwältigend hohe Zahl. Demnach werden über 99 % der Gene des Superorganismus Mensch von Bakterien gestellt! Allerdings sind viele dieser Gene in unterschiedlichen Bakterien sehr ähnlich, was die Vielfalt wieder reduziert. Dennoch können unsere Bakterien viel mehr und ganz andere Prozesse durchführen und damit andere Stoffe verwerten als der Mensch. So verfügen die Bakterien des Dickdarms zum Abbau von Nahrungsresten, die für uns unverdaulich sind, wahrscheinlich über etwa 200-mal mehr Enzyme als der Mensch. Das erklärt zum Beispiel die beeindruckende Fähigkeit unserer Bewohner zur Resteverwertung, bei der sie noch die zähesten Pflanzenfasern aufschließen.

Dabei hat jeder Mensch seine persönliche Kombination von Bakterien, die zum größten Teil durch seine Umwelt und nur in geringem Maß durch seine Erbanlagen bestimmt wird. Ein Zahlenspiel zeigt, dass es eine unüberschaubare Vielfalt von Darmfloren gibt, wenn man alle nur möglichen Kombinationen von Bakterienarten und -konzentrationen berücksichtigt. Nehmen wir an, dass im Darm eines Menschen 200 verschiedene Spezies von Bakterien vorkommen (in Wirklichkeit liegt die Zahl wahrscheinlich eher bei 1000 Arten!), mit einer Gesamtzahl von 40 Billionen Organismen. Theoretisch kann die Anzahl von Individuen jeder Bakterienart zwischen einem einzigen Bakterium und 40 Billionen liegen, das heißt es gibt für jede Art 40 Billionen verschiedene Konzentrationen. Kombiniert man jede Konzentration mit jeder Bakterienart, in unserem Beispiel also mit 200, kommt man zu einer riesigen Zahl. Die exakte Berechnung des Resultats ist so aufwendig, dass man den Wert besser mithilfe eines mathematischen Modells abschätzt. Dann lautet das Ergebnis, das ein befreundeter Mathematikprofessor mir ausrechnet: »etwa 1,6 × 10 hoch 2334«. Die Zahl würde in etwa einer 16 gefolgt von 2333 Nullen entsprechen und ungefähr eine dreiviertel Seite dieses Buches einnehmen. So gering ist die Wahrscheinlichkeit, dass zwei Menschen exakt dieselbe Zusammensetzung der Darmflora haben! Auch wenn unser Zahlenspiel theoretisch ist, zeigt es doch, dass es bei der enormen Größenordnung von möglichen Kombinationen auf der Erde im gesamten Verlauf der Menschheitsgeschichte wohl niemals zwei Menschen mit identischer Darmflora gegeben hat.

Kleine Bakterienkunde

Analysiert man die DNA aus unterschiedlichen Körperregionen, findet man neben menschlichem Erbgut hauptsächlich bakterielle DNA-Sequenzen. Im Darm stammen üblicherweise über 99 % der nicht-humanen DNA von Bakterien, die anderen 0.9 % von Viren, Pilzen, Parasiten und Archaeen. Nach heutigem Stand der Forschung haben von unseren Bewohnern die Bakterien wohl den größten Einfluss auf den Menschen, so beschäftigt sich dieses Kapitel hauptsächlich mit ihnen. Deshalb im Folgenden ein kleines Einmaleins der Bakterien:

Bakterien bestehen aus einer einzigen Zelle, die keinen Zellkern hat. Diese Zelle ist durch eine Membran nach außen abgegrenzt, auf die eine hochkomplexe Zellwand aufgelagert ist (Abb. 3). Diese Oberfläche hat es in sich: Sie besteht zum großen Teil aus Substanzen, die im Menschen nicht vorkommen und deswegen vom Immunsystem sehr gut erkannt werden.

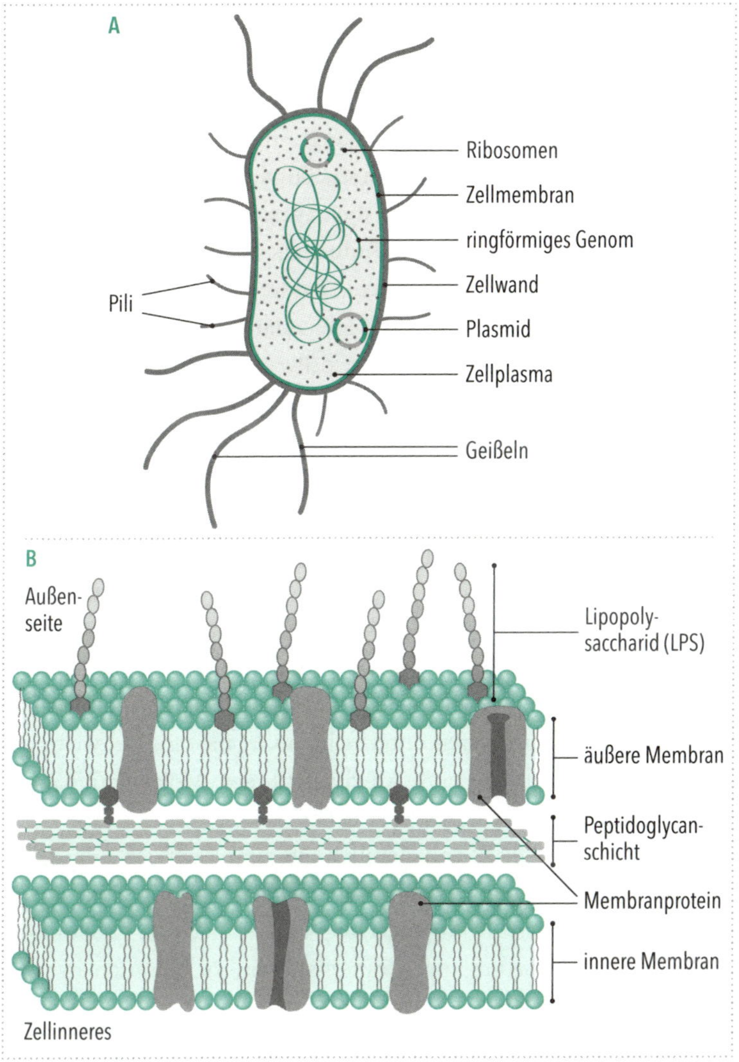

Abbildung 3. Escherichia coli als Beispiel für den Aufbau von Bakterien. A) Organisation der Zelle. Das ringförmige Genom liegt frei in der Zelle. E. coli kann sich mit Geißeln fortbewegen und heftet sich mit Pili an Darmzellen an. B) E. coli ist von einer komplexen Zellwand umgeben, deren Bestandteile (besonders LPS) das Immunsystem stimulieren. *Kombiniert aus verschiedenen Quellen.*

Das Immunsystem erfasst Bakterien als potenzielle Krankheitserreger und hat spezielle Sensoren entwickelt, um ihre molekularen »Markenzeichen« als Gefahrsignal zu erkennen. Zur Abwehr setzt es sofort eine heftige Entzündung in Gang. Allerdings haben viele Bakterien die Bestandteile ihrer Zellwand so weiterentwickelt, dass sie menschliche Immunzellen nicht mehr besonders stark stimulieren oder sogar beruhigen. Nach dem Aufbau dieser Zellwand unterscheidet man zwischen »grampositiven« Bakterien, die sich mit dem Gram-Farbstoff anfärben lassen, und »gramnegativen« die damit nicht anfärbbar sind. Die bakterielle Zellwand ist in ständigem Umbau begriffen, deshalb geben Darmbakterien andauernd Material ab und können damit den Wirt beeinflussen (Turroni et al. 2014).

Escherichia coli – ein VIP unter den Bakterien

Das bekannteste Bakterium ist E. coli, ein Darmbewohner, der allerdings bei Erwachsenen nur etwa 0,1 % der gesamten Bakterienmasse ausmacht. E. coli ist – im Gegensatz zu vielen anderen Bakterien – nicht empfindlich gegen Luftsauerstoff und lässt sich deshalb gut auf Agarplatten oder in einfachen Nährlösungen kultivieren. So konnte E. coli zum wohl am besten untersuchten Organismus weltweit und zum Lieblingsspielzeug und Arbeitspferd der Molekularbiologen avancieren.

Zum Glück taugt E. coli ziemlich gut zum Vergleich mit vielen anderen Bakterien. Die E.-coli-Zelle ist stäbchenförmig, 2 bis 6 Mikrometer (tausendstel Millimeter) lang und teilt sich im Labor unter guten Wachstumsbedingungen innerhalb von 20 Minuten in zwei Tochterzellen, vermehrt sich also sehr schnell. Im Darm braucht derselbe Vorgang wesentlich länger. Seine elastische Hülle besteht unter anderem aus Lipopolysaccharid (LPS)-Molekülen, die typisch für Bakterienoberflächen und damit sehr starke Gefahrsignale für das Immunsystem sind. Plötzlicher Kontakt mit LPS von E. coli und verwandten Bakterien wirkt auf das Immunsystem wie ein rotes Tuch auf einen Stier.

E. coli kann sich mithilfe von Geißeln fortbewegen und mit fadenförmigen Strukturen an Schleim und Zellen anheften. Die meisten Stämme von E. coli leben als kommensale Bakterien im Darm. Manche Stämme haben aber Gene anderer Bakterien aufgenommen und können dann dank neuer Eigenschaften Krankheiten verursachen. Sie produzieren dann zum Beispiel Toxine oder können sich besonders gut an Zellen anheften oder in sie eindringen. Man spricht dann von pathogenen Stämmen. Andere Stämme von E. coli können aber gesundheitsfördernde Wirkungen haben und sind als »Probiotikum« (pro = für, bios = das Leben), also gesundheitsförderndes Präparat auf dem Markt. Ebenso existieren auch von vielen anderen Bakterienarten Stämme mit ganz unterschiedlicher Wirkung.

Die wichtigsten Bakteriengruppen des menschlichen Mikrobioms

Es gibt auf dem Globus wohl keinen Lebensraum, der nicht von Bakterien besiedelt ist. Die Anzahl der erfassten Arten in allen Biotopen, von der Tiefsee bis zum Hochgebirge, dürfte bei über einer Million liegen (Louca et al. 2019), wobei andere Schätzungen weit höher sind. Die Anzahl von Bakterienarten auf Haut, Schleimhäuten, im Darm und in anderen Biotopen der gesamten Menschheit schätzt man auf insgesamt etwa 10 000 (Pasolli et al. 2019). Wie bereits erwähnt beherbergt ein einzelner Mensch davon bis zu 1000 Arten. Dabei gibt es ein paar Dutzend Kernarten, die bei den allermeisten Menschen auftreten, und sehr viele seltene Arten (Abb. 4). Hinzu kommen solche, die mit der Nahrung, dem Trinkwasser oder auf sonstigen Wegen in den Darm gelangen, sich eine Weile halten können und dann aber wieder aussterben.

In entlegenen Regionen Afrikas oder Südamerikas wird man neben den weltweit verbreiteten Standardbakterien bestimmte Arten finden, die speziell an die dortigen Menschen angepasst sind. Auffällig ist auch, dass bei naturnah lebenden Menschen in solchen Rückzugsgebieten die innere Artenvielfalt etwa 60 % größer ist als bei Durchschnittsmenschen aus Industrieländern. Dieses Missverhältnis zeigt, dass die moderne, westliche Lebensweise zu einem »inneren Artensterben« geführt hat. Ein Weltatlas der friedlichen Bewohner des Menschen würde deshalb überwiegend eine verarmte Bakterienlandschaft zeigen, und nur in ein paar exotischen Winkeln hätten die Menschen in Rückzugsgebieten noch eine natürliche, vielfältige Bakterienflora.

Die allermeisten Bakterienarten des menschlichen Mikrobioms entfallen auf die zwei sehr artenreichen Großgruppen (wissenschaftlich: »Phyla«) Firmicutes und Bacteroidetes, sowie auf die kleineren Großgruppen Actinobacteria und Proteobacteria. Insgesamt machen Bakterien dieser vier Großgruppen etwa 90 % der Arten eines Menschen aus. Innerhalb der Großgruppen ist die Biologie sehr unterschiedlich. Unter den Proteobakterien sind einige Krankheitserreger und andere gelten zumindest als schädlich und entzündungsfördernd. Allerdings trainieren sie das Immunsystem und haben damit wichtige Funktionen. Darüber hinaus kann man den Großgruppen aber nicht generell bestimmte Eigenschaften zuordnen.

Hier sind die Steckbriefe der wichtigsten Bakteriengruppen und einiger ihrer prominenten Vertreter, mit Mengenangaben, die sich auf Menschen mit »westlichem Lebensstil« beziehen (in Anlehnung an Zeißig 2016):

Firmicutes (grampositiv): Machen im Durchschnitt 39 % (20 bis 66 %) der Bakterienmasse im Darm aus und sind in Industriegesellschaften die artenreichste Großgruppe. Bilden meist ziemlich stabile Populationen. Einige können Sporen bilden und sich deshalb gut weiterverbreiten. Gute Verwerter von einfachen Kohlenhydraten; werden mit Übergewicht und Typ-2-Diabetes in Verbindung gebracht. Bekannte Vertreter sind Lactobacillus und Lactococcus (auf Pflanzen, aber auch in Milch und Joghurt), Ruminococcus, Clostridium-Arten (darunter C. difficile, ein Erreger potenziell tödlicher Durchfallerkrankungen), Streptococcus (manche Arten dieser Gattung

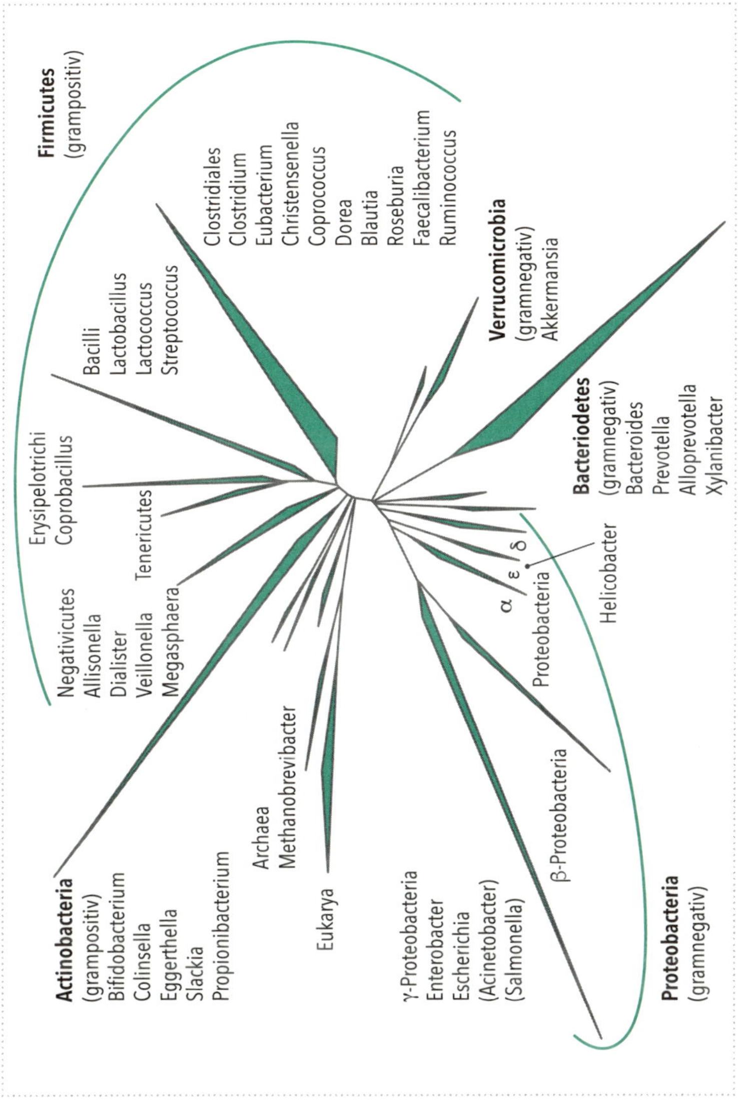

Abbildung 4. Stammbaum der häufigsten Darmbakterien des Menschen. Bei westlicher Lebensweise überwiegen meist Firmicutes in den Mikrobiomen von Menschen; bei naturnaher Lebensweise sind Bacteroidetes dominant. *Quelle: Rajilic-Stojanovic et al. (2015).*

sind Krankheitserreger, andere sind Kommensale), Dorea, Blautia, Roseburia, Faecalibacterium prausnitzii und Christensenella.

Bacteroidetes (gramnegativ): Stellen durchschnittlich 28 % (0,1 bis 65 %) der Bakterien im Darm. Viele Arten sind gute Verwerter von Kohlenhydraten pflanzlichen Ursprungs, aber auch von Proteinen und Darmschleim. Sie sind schwer kultivierbar, da sehr empfindlich gegen Sauerstoff. Bakterien der Gattung Bacteroides (nicht zu verwechseln mit der Großgruppe der Bacteriodetes) sind bei proteinreicher Ernährung häufige Darmbewohner. Prevotella-Arten können bei faserreicher, nicht westlicher Ernährung stark erhöht sein.

Actinobacteria (grampositiv): Haben einen Anteil von durchschnittlich 8 % (1 bis 33 %) an der Darmflora. Zeigen eine sehr unterschiedliche Biologie; die meisten Vertreter der Gruppe leben im Boden und nicht im Menschen. Bifidobakterien verdauen Milch und gedeihen deshalb gut im Darm von Kindern (und in Joghurt). Propionibakterien haben eine Vorliebe für fettige Hautpartien und treten vermehrt bei Akne-Patienten auf.

Proteobacteria (gramnegativ): Ihr durchschnittlicher Anteil an der Darmflora beträgt ca. 2 % (0,2 bis 22 %). Bekannteste Vertreter sind Escherichia coli (mit Stämmen von ganz unterschiedlicher Wirkung, zum Beispiel hochpathogene EHEC im Vergleich zu probiotischen E. coli Nissle), Enterobacter cloacae (assoziiert mit Fettleibigkeit), Helicobacter pylori (potenziell Erreger von Magengeschwüren) und Acinetobacter (Teil der normalen Hautflora, bei Immunschwachen aber als Krankheitserreger).

Neben diesen wichtigen Großgruppen ist als wichtiges Bakterium noch Akkermansia muciniphila zu nennen, eine Art, die zu den Verrucomicrobiales gehört, auf der Schleimschicht des Darms lebt und gesundheitsfördernde Wirkung haben kann.

Einige Bakterienarten werden häufiger in Zusammenhang mit Darmgesundheit genannt, etwa bei Ernährungsstudien (Wagenaar et al. 2021). Vertreter dieser »guten« Darmbewohner sind zum Beispiel Faecalibacterium prausnitzii, Eubacterium, Bifidobacterium, Roseburia, Lactobacillus und Akkermansia. Man muss aber beachten, dass die Wirkung von Bakterien sehr von der Gemeinschaft der Mikroorganismen abhängt, in die sie eigebettet sind. Außerdem gibt es von den meisten Bakterienarten zahlreiche Stämme mit zum Teil sehr unterschiedlichen Eigenschaften. Deshalb ist eine pauschale Aussage über die Qualitäten allein aufgrund von einer Einordnung als Art nicht möglich.

Unser mikrobielles Ökosystem

Wie ein Wald …

Wer bei einer Bahnfahrt im Sommer die Landschaft an sich vorüberziehen lässt, sieht von den Wäldern nicht die einzelnen Bäume, sondern nimmt hauptsächlich die beruhigenden, grünen Farbtöne wahr. Nicht umsonst kann der Mensch so viele unterschiedliche Schattierungen von Grün unterscheiden wie von keiner anderen Farbe.

Erst zu Fuß sieht man die großen Unterschiede zwischen Wald und Wald. Alle Wälder sind komplexe Ökosysteme mit einer Vielfalt an Bäumen, Sträuchern, Kräutern, Pilzen und (Klein-) Tieren, die miteinander und voneinander leben. Ob aber Kiefernforst oder Buchenwald: Nicht nur die Bäume selbst sind unterschiedlich, sondern auch der Unterwuchs, die Laubstreu und der Boden. In jedem Lebensraum entwickelt sich eine besondere Artengemeinschaft, die jeweils ganz spezifisch an die Umgebung und die Mitbewohner angepasst ist. Eine solche Gemeinschaft mag vordergründig harmonisch wirken, ist aber stark von Konkurrenz und Kooperation geprägt. Wer Licht, Wasser und Nährstoffe am besten nutzen kann und

Kooperationspartner hat, die ihn mit Stoffen versorgen, setzt sich durch. Weniger effiziente Arten müssen sich mit unattraktiven Nischen zufriedengeben oder werden verdrängt.

Als Beispiel für Kooperation eignet sich der allseits bekannte Steinpilz, der in Symbiose mit Bäumen lebt. Seine Hyphen umspinnen die feinen Wurzeln der Partnerpflanzen und versorgen sie mit Wasser und Mineralien, im Gegenzug bekommt er von seinem Wirt Zucker geliefert. Wenn die Kooperation gut klappt, kann der Pilze im Herbst seine leckeren Fruchtkörper aus dem Boden schieben, um seine Sporen zu verbreiten. Auch Darmbakterien etablieren solche Kooperationsbeziehungen, indem sie von Stoffwechselprodukten anderer Arten leben, denen sie dafür ihrerseits Vorteile bieten.

So wie sich die Artengemeinschaft in Wäldern entsprechend der Umweltbedingungen unterscheidet, bilden sich auch im Menschen ganz unterschiedliche Gemeinschaften von Bakterien. Man hat versucht, unterschiedliche Typen solcher Gemeinschaften als »Enterotypen« zu definieren (Amurugam et al. 2011); diese Sicht hat sich jedoch nicht durchgesetzt. Die Bedingungen auf der Haut, den Schleimhäuten oder im Darm bestimmen darüber, welche Arten in diesen Biotopen überhaupt gedeihen können. Tatsächlich sind die meisten Körperregionen ziemlich unwirtlich: Auf der Haut machen Trockenheit, hoher Salzgehalt und eine saure Umgebung das Überleben schwer, der Magen ist das reinste Säurebad und im Darm machen Sauerstoffarmut, sehr aktive Verdauungsenzyme und die Peristaltik den Körper unbewohnbar für viele Bakterien. Außerdem hält das Immunsystem potenzielle Interessenten ab.

Viele der Bakterienarten, die dauerhaft an und in uns wohnen, haben sich über Millionen von Jahren hinweg an diese harschen Bedingungen angepasst. Wie mir der Evolutionsbiologe Andrew Moeller von der Cornell University in Ithaca schreibt, stammt etwa ein Drittel der Arten der Darmbakterien des Menschen noch von Menschenaffen, aus denen sich der Homo sapiens entwickelt hat. Sie haben auf ein Zusammenleben mit dem Menschen gesetzt und wahrscheinlich ging diese Rechnung nur auf, weil auch der Wirt einen Vorteil aus dem Zusammenleben hat.

Wie das Netzwerk der Bakterien im inneren Ökosystem des Menschen zusammenwirkt, ist bisher noch weitgehend unklar. Am intensivsten ist das Mikrobiom des Dickdarms untersucht, denn hier vermutet man die Ursachen vieler Entzündungs- und Stoffwechselkrankheiten sowie Verdauungsstörungen. Außerdem geben Kotproben ziemlich leicht Informationen über die Bewohner preis und schließlich stellen die Dickdarmbakterien auch 99 % der Bakterienmasse des Körpers. Für das Artenspektrum im Darm spielt die Ernährung eine entscheidende Rolle, während genetische Einflüsse auf das Ökosystem weniger stark sind (Goodrich et al. 2014, Gilbert et al. 2018). So haben eineiige Zwillinge durchaus nicht immer eine identische Bakterienflora, wie man ja erwarten würde, wenn deren Zusammensetzung hauptsächlich durch Gene der Wirte bestimmt wäre.

Die jeweils optimal an diese Bedingungen angepassten Bakterien haben die besten Chancen sich gut zu etablieren und bestimmen das Geschehen, andere Arten müssen sich anpassen. Nicht immer spielt dabei die Anzahl der Individuen die größte Rolle, denn oft haben Bakterien, die in relativ geringer Anzahl auftreten, eine Schlüsselfunktion. Im Englischen bezeichnet man diese Arten als »keystone species«. Wie die Bäume im Wald um Licht, Wasser und guten Boden, so konkurrieren die Bakterien im Darm um Nährstoffe und gute Bedingungen. Dazu fährt jeder die Ellenbogen aus, um sich einen guten Platz mit viel Nahrung zu sichern. Wenn man es als kommensales Bakterium schafft, die Konkurrenten auszuschalten und sich nahe an einer Nährstoffquelle anzusiedeln, ist das schon mal die Hälfte der Miete. Deshalb machen viele Bakterien ihren artfremden Nachbarn mit giftigen Stoffwechselprodukten oder antibakteriellen Stoffen das Leben schwer, rotten sich aber mit ihresgleichen zusammen und bilden dichte Kolonien, die man als Biofilme bezeichnet. Man kann sich als Bakterium aber auch mit anderen

Arten zusammentun, um gemeinsam besser gegen die Konkurrenz zu bestehen.

Im Gegensatz zu einem Wald hat das Mikrobiom allerdings kein stabiles Umfeld, sondern muss sich dauernd wechselnden Bedingungen anpassen (unterschiedliche Nahrung, Krankheiten, Medikamente, Immunantwort etc.). Das gelingt nur, indem die Bakterien ständig Reize vom Wirt aufnehmen und darauf reagieren. Optimal angepasste Bewohner empfangen allerdings nicht nur Signale, sondern senden auch selbst welche aus um den Wirt zu beeinflussen.

Von Netzwerken, Arbeitsteilung und Abhängigkeiten

Aus den Wechselbeziehungen zwischen Bakterienarten etabliert sich im Darm ein komplexes Quasi-Sozialgefüge, mit Nahrungsketten, Arbeitsteilung und Abhängigkeiten. So sitzen zum Beispiel bestimmte Bakterien direkt an der Oberfläche von Stärkekörnchen im Darmlumen und gewinnen Energie durch Spaltung von großen Stärkemolekülen in Bruchstücke, die sich dann in der Flüssigkeit des Nahrungsbreis lösen. Diese kleineren Moleküle werden von anderen Bakterien zur Energiegewinnung weiter zerlegt. Dabei entsteht zum Beispiel Milchsäure, die von weiteren Bakterien zu kurzkettigen Fettsäuren abgebaut wird, die von Darmzellen verwertet werden und das Immunsystem beruhigen.

Viele Bakterien leben von Abfallprodukten der in der Nahrungskette über ihnen stehenden Arten oder tauschen mit Partnern Substanzen aus, ähnlich wie Bäume mit Pilzgeflechten im Boden zusammenarbeiten. Dabei gibt es ausgeprägte Anhängigkeiten: So kann sich Faecalibacterium prausnitzii, eines der häufigsten Darmbakterien, nicht allein im Darm von Mäusen ansiedeln, sondern braucht die Gesellschaft anderer Bakterien, am besten von Bifidobakterien, die als Abfallstoff Essigsäure produzieren. Sind genügend Bifidobakterien in der Umgebung, produziert Faecalibacterium prausnitzii viel Buttersäure. Diese Substanz unterstützt wiederum die Entwicklung von Steuerungszellen des Immunsystems, den regulatorischen T-Zellen (»Tregs«), die Entzündungsantworten dämpfen (Miquel et al. 2014).

Wenn sich in einem solchen Netzwerk die richtigen Partner gefunden haben, bildet sie nach einiger Zeit durch eine Kombination von Konkurrenz und Kooperation ein Gleichgewicht, das aber nicht statisch ist, sondern sich je nach äußeren Einflüssen ständig dynamisch verändert. Natürlich gehören zu solchen Gemeinschaften auch immer Arten, die als Trittbrettfahrer von den Leistungen anderer Spezies profitieren, ohne das Netzwerk selbst zu unterstützen. Wichtig ist jedoch, dass das Gesamtsystem funktioniert.

Auch durch den Austausch von Genen stehen Bakterien eines Ökosystems miteinander in Verbindung. Dabei gelangen DNA-Bruchstücke durch verschiedene Mechanismen von einem Mikroorganismus in einen anderen. Hat das Empfängerbakterium einen Vorteil von den aufgenommenen Genen, kann es sich besser vermehren. Auf diese Weise können sich vorteilhafte Eigenschaften schnell verbreiten und man kann beobachten, wie sich im Verlauf weniger Jahre die Darmbakterien einer Person optimal an ihre Umgebung anpassen (Zhao et al. 2019).

So haben zum Beispiel in Japan Darmbakterien bestimmte Gene von Meeresbakterien übernommen, die im Ozean von Algenfasern leben (Hehemann et al. 2010). Wahrscheinlich waren die Algenfaserspezialisten mit Sushi oder ähnlichen Lebensmitteln in den Darm von Menschen gelangt und ihre Gene wurden von den ansässigen Darmbakterien übernommen. Mit dieser neuen Eigenschaft konnten die kommensalen Bakterien jetzt Algenfasern abbauen und Energie daraus gewinnen. Da Algen in Japan ein wesentlicher Bestandteil der täglichen Nahrung sind, hatten die mit Fremd-DNA aufgerüsteten Darmbakterien einen Vorteil gegenüber ihren Konkurrenten und konnten sich durchsetzen. Das Mikrobiom vieler Japaner kann deshalb Kohlenhydrate aus Algen verwerten, die bei Europäern den Darm unverdaut passieren würden.

Die Stabilität unseres inneren Ökosystems hängt wesentlich von der Anzahl der Bakterienarten ab. Sind viele Arten im Darm vertreten, können bei Ausfall einer Spezies andere Bakterien einspringen. Fällt dagegen in einem ausgedünnten, artenarmen Mikrobiom eine wichtige Art aus, kann die Arbeitsteilung im Ökosystem leiden. Andere Arten bekommen dann ihre wichtigen Grundstoffe nicht mehr zugeliefert und schwinden ebenfalls. So können bestimmte, sonst eher seltene Bakterien ein Übergewicht bekommen und es entstehen Verdauungs- und Stoffwechselstörungen oder Entzündungen.

Eine solche »Dysbiose« beobachtet man bei Entzündungskrankheiten (Thorburn et al. 2014), aber auch bei Übergewicht, Fettleibigkeit und anderen Zivilisationskrankheiten. Allerdings ist unklar, ob und inwieweit die gestörten Mikrobiome Ursache oder Folge dieser Erkrankungen sind. Endgültige Beweise stehen noch aus, aber vieles spricht für eine ursächliche Beziehung (Blaser 2018). Das stärkste Argument ist die Tatsache, dass das Mikrobiom naturnah lebender Menschen, die ja kaum unter Entzündungskrankheiten leiden, etwa 60 % mehr Bakterienarten aufweist, als man bei Menschen in Industrieländern findet (Yatsunenko et al. 2012).

Überall Bakterien, vom Scheitel bis zur Sohle

Die verschiedenen Bereiche des Körpers sind spezifische Biotope, die von ganz unterschiedlichen Bewohnern genutzt werden. Ob Haut, Schleimhäute, Darm oder innere Organe: Nährstoffe, Sauerstoffkonzentration, Salzgehalt oder Immunantworten unterscheiden sich jeweils so stark, dass überall an und in uns Spezialisten sitzen, die an die jeweils spezifische Bedingungen angepasst sind und zusammen mit anderen Arten komplexe Lebensgemeinschaften bilden.

Eines der weniger attraktiven Wohngebiete für Bakterien ist die Haut. Ihre Oberfläche ist für Mikroorganismen nicht besonders verlockend, denn sie bietet nur relativ wenig Nährstoffe, ist an den meisten Stellen trocken und manchmal salzig vom Schweiß. Deshalb haben sich nur wenige Bakterien und Pilze auf diesem etwa zwei

Quadratmeter große Biotop angesiedelt. Diese Spezialisten leben besonders an den Übergängen von einer Hautzelle zur anderen. Pro Quadratzentimeter, das ist etwa die Fläche, die man mit einem Centstück abdeckt, sind es ungefähr 100 000 Bakterien. Etwa 20 Arten von bekannten Bakterien sind häufig auf der Haut anzutreffen, darunter am häufigsten Staphylococcus epidermides und Propionibacterium acnes.

Bei Störungen der Hautflora, etwa wenn die Haut aufgrund von genetischen Defekten, Entzündungen oder Infektionen nicht dicht abschließt, können diese Bakterien überhandnehmen. Staphylokokken können dann in tiefere Hautschichten eindringen und Entzündungen verursachen. Propionibakterien vermehren sich besonders bei Hormonumstellungen während der Pubertät in Haarfollikeln, die mit Fetten und wachsartigen Substanzen gefüllt sind, und können Akne hervorrufen. Durch Hautkontakt werden relativ leicht Bakterien zwischen Personen ausgetauscht, sodass sich die Zusammensetzung der Hautflora sehr kurzfristig ändern kann. Ob Händeschütteln oder Kuscheln, Forensiker könnten das durch einen Vergleich der Mikrobiome zweier Personen herausfinden.

Die Bakterienflora des Urogenitaltrakts ist wegen ihrer Bedeutung für Fruchtbarkeit und Fortpflanzung besonders bei Frauen gut untersucht. Bei jungen Mädchen besteht die Vaginalflora aus einem sich verändernden Gemisch von Haut- und Darmflora. Nach der ersten Menstruation finden sich bei fast allen Frauen aber hauptsächlich verschiedene Arten von Lactobazillen. In der Schwangerschaft ändert sich das Mengenverhältnis der Arten und die Dichte der Bakterienpopulation nimmt zu. Dies wird als Vorbereitung für die Besiedlung des Kindes während der Geburt interpretiert.

Die Lactobazillen leben von Kohlenhydraten und Zuckern, die sie zu Milchsäure umsetzen. Die Milchsäure bedingt einen relativ sauren pH-Wert der Scheide, der das Wachstum pathogener Bakterien hemmt. Außerdem greifen Lactobazillen andere Bakterien mithilfe antibakterieller Moleküle und der aggressiven Chemikalie

Wasserstoffperoxid an. Die Tatsache, dass die Oberfläche der Schleimhaut mit solchen wehrhaften Bakterien besetzt ist, hindert Krankheitserreger an der Ansiedlung.

Die Bakterienflora des Penis bietet viel weniger Ansatzpunkte für Untersuchungen: Sie setzt sich aus einer Mischung verschiedener Arten zusammen. Durch Beschneidung der Vorhaut wird diese Vielfalt drastisch verringert.

Die Atemwege haben ihr ganz eigenes Mikrobiom. Die oberen Atemwege, also Nase und Rachen, sind mit einem Epithel, das heißt einer dicht abschließenden Zellschicht ausgekleidet, die von Schleimzellen durchsetzt ist. Diese Bereiche sind mit kommensalen Bakterien eng besiedelt, die eine wichtige Funktion haben: Sie verteidigen ihr Biotop gegen Eindringlinge, sodass mit der Luft eingeatmete Bakterien nicht Fuß fassen können. Eine dichte Besiedelung ist hier also ein Zeichen für gesunde Verhältnisse. Atemwegserkrankungen gehen oft mit einem Rückgang der gesunden Bakterienflora einher. Auch hier herrscht biologische Kriegsführung: Eine Tübinger Arbeitsgruppe hat aus dem Bakterium Staphylococcus lugdunensis des Nasenraumes ein potentes Antibiotikum isoliert, mit dem das Bakterium anscheinend unliebsame Eindringlinge umbringt und sich damit Konkurrenz vom Leib hält (Zipperer et al. 2016).

Im Gegensatz dazu sind die unteren Atemwege, also Luftröhre und Lunge, relativ arm an Bakterien. Bei Gesunden stimmt die Zusammensetzung der Bakterienflora der unteren Atemwege ziemlich mit derjenigen der oberen Atemwege überein, aber die Gesamtzahl ist geringer. Deshalb sind die Bewohner der Lunge wohl hauptsächlich Bakterien, die mit dem Luftstrom eingeschleppt wurden. Anscheinend überleben sie dort eine Weile, können sich aber nicht gut vermehren und keine dichten Populationen aufbauen (Man et al. 2017). Bei Erkrankungen mit vermehrter Schleimproduktion, wie Mukoviszidose oder chronisch obstruktiver Lungenerkrankung (COPD) treten aber bestimmte, aus der Umwelt eingeschleppte Bakterien verstärkt auf.

Vom Mund zum Magen

Als Eingangspforte für den Verdauungstrakt ist der Mundraum leicht zugänglich für Bakterien aus der Umwelt, und ist wohl deshalb sehr reich an Arten. Wie in der Nase hat auch die Bakterienflora des Mundes ihr Biotop in fester Hand und verteidigt es gegen Eindringlinge, sodass Krankheitserreger nur geringe Chancen haben sich anzusiedeln. Auf einem Quadratzentimeter Zungenoberfläche finden sich etwa eine Milliarde Bakterien. Ein Milliliter Speichel wiederum enthält eine Million Bakterien. Bei durchschnittlich einem Liter Speichel, den man täglich schluckt, sind das pro Tag eine Milliarde Bakterien! Man hat auch berechnet, dass bei einem Zungenkuss 80 Millionen Bakterien ausgetauscht werden. Offensichtlich ist der Austausch von Bakterien zwischen Menschen sehr wichtig, sonst hätte die Natur das Küssen nicht so fest in unser Verhalten programmiert.

Größere Störungen können auftreten, wenn bestimmte kommensale Bakterien stark begünstigt werden. Das Paradebeispiel dafür sind Karies: Durch Süßigkeiten und zuckerhaltige Getränke mästet man unter anderem die sonst eher seltenen Streptococcus mutans-Bakterien, die sich dann gegen andere Arten durchsetzen können. Dabei hilft ihnen die Fähigkeit sich untereinander zu verständigen und Gerüstsubstanzen auszuscheiden, in die eingebettet sie in dichten Kolonien leben. Diese Biofilme werden vom Zahnarzt als »Plaque« bezeichnet. Die im Plaque sitzenden Bakterien produzieren Milchsäure und greifen damit die Oberfläche der Zähne an. So entstehen Löcher im Zahnschmelz, die sich durch die weichere Dentinschicht hindurch bis in die Zahnhöhle ausdehnen können. Die beste Bekämpfung ist der komplette Verzicht auf Zucker, dann ist Streptococcus mutans gegenüber den unschädlichen Bakterien im Nachteil.

In Speiseröhre und Magen ist die Bakterienflora weniger dicht und artenreich als in der Mundhöhle. Wegen der Magensäure und vieler antimikrobieller Wirkstoffe galt der Magen früher als unbesiedelt und es war eine Überraschung für die Wissenschaft, dass hier trotzdem Bakterien leben. Allerdings hat nur eine Art, das korkenzieherförmige und begeißelte Bakterium Helicobacter pylori, diesen Lebensraum für sich erobert und nutzt ihn dauerhaft. Die anderen dort gefundenen Bakterien scheinen eher zufällige Kurzzeitgäste zu sein.

Helicobacter lebt in enger Anbindung an die Zellschicht, die den Magen auskleidet. Die Magensäure puffert das Bakterium ab, indem es mit einem Enzym Ammoniak produziert, das den pH-Wert in der unmittelbaren Umgebung anhebt. Durch einen bravourösen Selbstversuch konnte Barry Marshall 1984 nachweisen, dass dieses Bakterium Magengeschwüre verursachen kann: Er trank ein Reagenzglas mit einer Kultur der Bakterien aus und entwickelte prompt eine schwere Magenschleimhautentzündung, die er dann mit Antibiotika heilte. Damit hatten Magengeschwüre, die man früher für stressbedingt hielt, eine bakterielle Ursache! Für diesen Befund bekam er zusammen mit dem Entdecker des Bakteriums, Robin Warren, 2005 den Nobelpreis für Medizin.

Helicobacter pylori lässt sich in fast der Hälfte aller Menschen auf diesem Globus nachweisen, sie alle haben eine mehr oder weniger starke Magenschleimhautentzündung. Wirkliche Magengeschwüre entwickeln etwa 10 bis 20 % der von Helicobacter Befallenen. Da die Infektion zu Magenkrebs führen kann, hat die WHO Helicobacter pylori als karzinogen eingestuft. Die potenzielle Gesundheitsgefahr ist so groß, dass in manchen Ländern, wie zum Beispiel Japan, die Ausrottung von Helicobacter geplant ist. Trotz dieser Gefahr weisen manche Wissenschaftler, allen voran der bekannte Mikrobiologe Martin Blaser von der Rutgers University (New Jersey, USA), dem Bakterium aber eine wichtige Funktion bei der Justierung des Immunsystems zu. Personen, die mit Helicobacter infiziert sind, haben nämlich ein geringeres Risiko für Allergien und Asthma – ein typisches Beispiel für eine positive Nebenwirkung selbst von Krankheitserregern.

Das Mikrobiom des Darms in seinem Lebensraum

Die Datenbank PubMed ist für Forschende im biomedizinischen Bereich ein unverzichtbares Werkzeug. Von der National Library of Congress der USA im Jahr 1970 eingerichtet, hat man dort Zugriff auf die Zusammenfassungen von 29 Millionen wissenschaftlichen Artikeln, die von knapp 5000 Fachzeitschriften weltweit publiziert werden. In eine Suchmaske eingegeben, liefern Schlagworte oder Autorennamen auf einen Mausklick hin Informationen zu jedem nur denkbaren Thema. Gibt man die Kombination »microbiome« und »gut« (Darm) ein, überschüttet einen das System geradezu mit Informationen und nennt 40661 Artikel. Davon wurden 2021 (Stand 12. März 2022) nicht weniger als 10098 Aufsätze publiziert, während es im Jahr 2011 erst weniger als 2 % waren, nämlich 144 Artikel. Was könnte die immense Bedeutung, die die Mikrobiomforschung in den letzten zehn Jahren gewonnen hat, besser widerspiegeln als diese Zunahme an Information? Es gibt eine wahre Explosion von Publikationen, und trotzdem steht man beim Verständnis des Mikrobioms erst am Anfang. Wenig erstaunlich nimmt dabei das Mikrobiom des Darms die wichtigste Stelle ein, sind dort doch 99 % der kommensalen Bakterien des Menschen versammelt.

Unser Verdauungsorgan ist beim durchschnittlichen Erwachsenen knapp 7 m lang, wobei etwa 5 m auf den Dünndarm und 1,5 m auf den Dickdarm entfallen, hinzu kommt der Enddarm mit knapp 20 cm. Zwischen Dünn- und Dickdarm liegt der kleine Wurmfortsatz des Blinddarms, der als Rückzugsort von Bakterien gilt, von dem aus sie den Darm etwa nach schweren Durchfällen oder nach Antibiotikabehandlung wiederbesiedeln.

Wir tendieren dazu, den Darm zu unserem Innenleben zu zählen, aber bei genauem Hinsehen gehört er, jedenfalls sein »Lumen« genannter Hohlraum, zur Außenwelt. Schließlich gibt es eine durchgehende, offene Verbindung vom Mund und Schlund über Magen und Darm weiter zum Anus. Eigentlich ist der Magen-Darm-Trakt ein muskulöser Schlauch, der wie eine Rohrleitung längs durch den

Körper verläuft. Die Nahrung, die wir per Mund in das Säurebad des Magens befördern, wird dann in den Darm geleitet. Der Dünndarm arbeitet schnell und gibt seine Fracht schon nach etwa vier Stunden an den Dickdarm ab, wo die noch verwertbaren Reststoffe in etwa anderthalb Tagen von der Darmflora abgebaut und recycelt werden.

Aus bakterieller Sicht ist der Darm ein extremes Biotop, das es in puncto Lebensfeindlichkeit durchaus mit heißen Quellen oder Gletschern aufnehmen kann. Zum Beispiel ist die Atmosphäre im Darmlumen praktisch frei von Sauerstoff, Frischluft wäre tödlich für die meisten unserer bakteriellen Bewohner. Allerdings gibt es auch einige Bakterien, die den aufgenommenen Restsauerstoff verbrauchen oder Sauerstoff nutzen, der aus den Blutgefäßen diffundiert. Sich an harsche Bedingungen wie Sauerstoffarmut, aggressive Enzyme und Peristaltik anzupassen, gelingt nicht allzu vielen Organismen. So gehören 90 % der Arten unserer Darmbakterien zu nur vier von insgesamt 55 bekannten bakteriellen Großgruppen (Phyla), den schon weiter vorn erwähnten Firmicutes, Bacteriodetes, Actinobacteria und Proteobacteria (siehe den Abschnitt »Kleine Bakterienkunde« in Kapitel 4). Im Wasser oder im Boden ist die Artenvielfalt deshalb weit höher als im Darm! Diejenigen Bakterien, die es geschafft haben, sich den widrigen Bedingungen in unserem Inneren anzupassen, kommen allerdings in gewaltigen Mengen vor.

Dabei ist im Dünndarm die Besiedelungsdichte mit 10 000 bis 10 Millionen pro Milliliter relativ niedrig, denn hier herrscht ein ziemlich bakterienfeindliches Milieu. Besonders harsch sind die Bedingungen im oberen Dünndarm, sodass hier die Dichte am niedrigsten ist. Hier werden Proteine und Kohlenhydrate durch aggressive Enzyme verdaut und Gallensaft spaltet Fette. Die erzeugten Nährstoffe werden durch das Epithel aufgenommen und ins Blut weitergegeben. Um Bakterien auf Distanz zu halten, produzieren besonders die Zellen des Dünndarms ständig antibakterielle Substanzen. Verständlich, denn der Dünndarm hat wenig Interesse, die gerade dem Nahrungsbrei entzogenen Nährstoffe mit Bakterien zu teilen.

Ganz anders sind die Verhältnisse im Dickdarm. Dort steigt die Dichte der Bakterien auf 100 Millionen bis 100 Milliarden pro Milliliter an. In einem Kaffeelöffel Darminhalt können dort also weit mehr Bakterien vorkommen als Menschen auf dem Globus!

In unserem raffiniert aufgebauten Bioreaktor stürzen sich Billionen von hungrigen, kommensalen Bakterien auf die Reststoffe, die die menschlichen Enzyme im Dünndarm nicht knacken konnten und zerlegen sie durch »Fermentierung«, also enzymatische Spaltung unter Sauerstoffabschluss. Dazu werden die Bakterien von ihrem menschlichen Wirt gewärmt, regelmäßig mit ziemlich flüssigem Nahrungsbrei versorgt und bekommen Zeit zu arbeiten. Der menschliche Dickdarm hat damit eine ähnliche Funktion wie die Gärmägen von Wiederkäuern, bei denen allerdings zwei Drittel des Darmtraktes der Fermentierung dienen, während es beim Menschen nur ca. 20 % sind. Dieser Reaktor existiert aus gutem Grund: Er liefert neben vielen anderen Stoffen etwa 10 % unserer Kalorien. Das hört sich nach wenig an, aber sicher war dieser Beitrag unserer Bewohner oft entscheidend, Durststrecken auf dem Weg des Menschen bis ins 21. Jahrhundert zu überstehen.

Unser Fermenter ist aber weit mehr als eine Art Müllverbrennungsanlage, in der aus Reststoffen Energie gewonnen wird, denn hier entstehen auch viele Moleküle, die Stoffwechsel, Immun- und Nervensystem des Menschen beeinflussen. In der Durchfluss-Gärkammer zerlegen die Darmbakterien hauptsächlich komplexe Kohlenhydrate pflanzlichen Ursprungs, das heißt bestimmte Formen von Stärke und Pflanzenfasern. Manche Bakterienarten verwerten allerdings auch den kohlenhydratreichen Darmschleim, besonders dann, wenn ihre pflanzliche Nahrung knapp wird. An bestimmten Pflanzenfasern und anderen Stoffen beißen sich allerdings selbst die tüchtigsten Darmbakterien die Zähne aus. Was sie übriglassen, wird zusammen mit einem Bakterienanteil von etwa 50 % als Kot ausgeschieden. Gut für die Forschung, die damit über jede Menge Material verfügen!

Die Darmbarriere – mehr als eine elastische Wand

Bei genauer Betrachtung ist der Darm ein Wunderwerk! Einerseits umschließt der zarte Schlauch zuverlässig alle Nahrungsbestandteile, schleust andererseits aber gezielt Wasser und gelöste Stoffe in den Körper. Feste Partikel haben beim gesunden Menschen keinen Zutritt, und seien sie auch noch so klein. Hiervor schützt uns die Darmwand, einc komplex aufgebaute, von Muskeln unterlagerte Schleimhaut. Zusammen mit chemischen und physikalischen Komponenten bildet sie gegen das Darmlumen einen dichten Abschluss, die »Darmbarriere«. Eine innere Ring- und eine äußere Längsmuskelschicht ermöglichen die wälzenden und quetschenden Bewegungen der Peristaltik, die den Nahrungsbrei in knapp zwei Tagen durch den Verdauungstrakt befördern. Die Oberfläche der Schleimhaut ist durch winzige, fingerförmige Ausstülpungen, die Zotten, so stark vergrößert, dass sie insgesamt eine Fläche von etwa 32 qm hat (Helander und Fändricks 2014). Zwischen den Darmzotten befinden sich tiefe Einsenkungen, die Krypten. Am Grunde der Krypten liegen sehr teilungsaktive Stammzellen, die für eine ständige Erneuerung des Darmepithels sorgen (Abb. 5).

Die Schleimhaut selbst besteht aus zarten und gut durchbluteten Bindegewebsschichten, die von einer dünnen Zellschicht, dem Darmepithel, überlagert werden. Diese dünne Folie von Zellen erneuert sich alle drei bis vier Tage vollkommen und wandert dabei von den Krypten zu den Spitzen der Zotten. An ihren Kontaktzonen sind die Zellen durch bandförmige Proteine eng miteinander verbunden, quasi zusammengeklebt. So bewirken sie einen dichten Abschluss. Eingestreut in die eigentlichen Epithelzellen liegen Becherzellen. Sie sondern zähen Schleim ab, den »Mukus«. Zusammen mit den darunter liegenden Muskelschichten und Stützgeweben bilden Darmschleimhaut und Mukus eine elastische zelluläre Wand, die von einer Schleimschicht bedeckt ist.

Dieser Schleim, der das Epithel als dünner Film mit einer Stärke von etwa ¼ Millimeter überzieht, ist ein wesentliches Element der

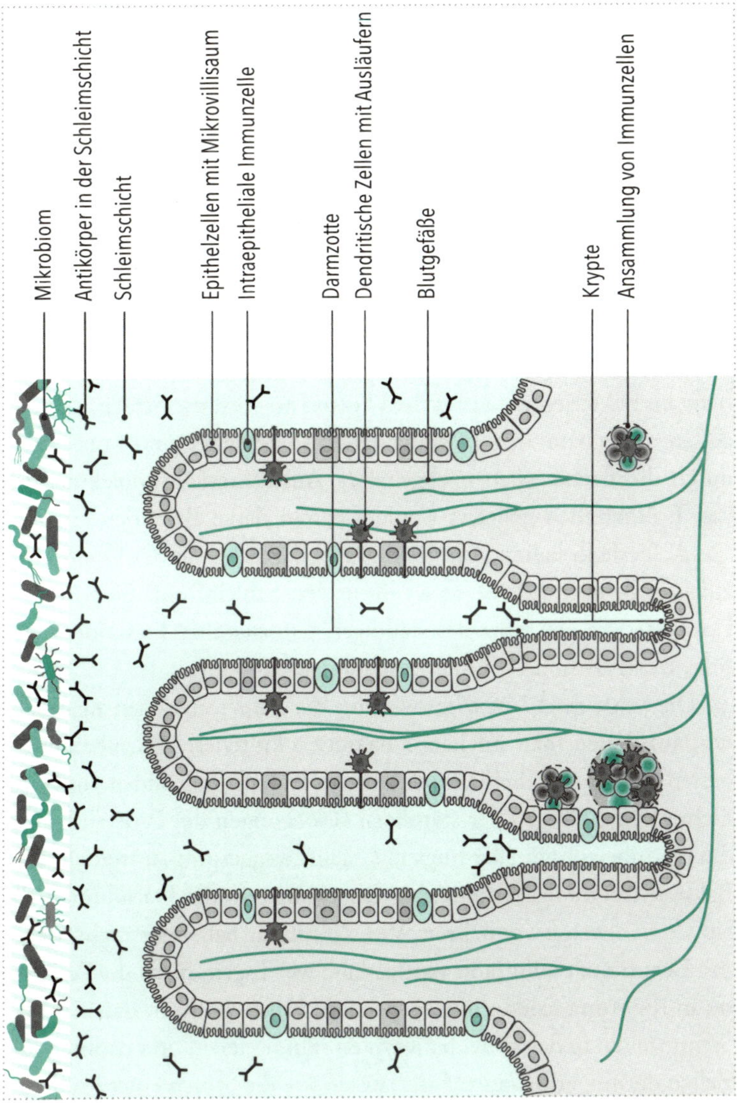

Abbildung 5. Darmzotten mit darüber liegender Schleimschicht und Darmbakterien. Die Oberfläche des ständig nachgelieferten Schleims wird von Bakterien abgeweidet. Im Darmepithel und darunter liegen Immunzellen. Details im Text. *Quelle: Sommer und Bäckhed (2013).*

Darmbarriere. Der Mukus besteht aus Proteinen mit einem hohen Anteil von Kohlenhydraten. Die riesigen, langkettigen Moleküle binden sehr gut Wasser. Sie bilden ein durchlässiges, mit Flüssigkeit gefülltes Maschenwerk, das als Gleitschicht fungiert, die den Darminhalt gut rutschen lässt. Im Dickdarm besteht der dünne Film aus einer oberen, recht durchlässigen, und einer unteren, sehr dichten Schicht. Ein Teil der Mukus-Proteine ist in den Zellen des Darmepithels verankert und kann Signale von außen aufnehmen und an die Darmzellen weiterleiten. Die Schleimmoleküle werden von den menschlichen Verdauungsenzymen nicht angegriffen, sind aber für manche Bakterien ein attraktives Futter. So wird die Schleimschicht außen stetig von den Darmbakterien abgeweidet und von unten durch die Becherzellen nachgeliefert. Antibakterielle Moleküle, die von Epithelzellen geliefert werden, halten dabei Bakterien auf Abstand. Deshalb halten sich die meisten Bakterien an der Oberfläche auf und dringen höchstens wenig in den Schleim ein. Eine intakte Darmbarriere, die trotz des ständigen Umbaus ihre Funktionen erfüllt, ist das A und O für einen gesunden Körper.

Die Schleimschicht wirkt wie eine der nährstoffreichen Agarplatten, auf denen man im Labor Bakterien kultiviert. Darmbakterien heften sich an den Schleim, teilen sich lebhaft und bilden zum Teil dichte Filme. Wegen der ständigen Bewegungen der Peristaltik sind die Darmbewohner allerdings in Gefahr, weggespült zu werden. Die Bakterienmatten geben einzelne Organismen in das Darmlumen ab, wo sie sich weiter vermehren. Viel Zeit dafür haben sie nicht, denn der Darminhalt wird ja in weniger als zwei Tagen durch die Peristaltik in Richtung Enddarm transportiert. Hinzu kommt, dass sich die Stammzellen in der Tiefe der Krypten ständig teilen und dadurch die Zellen der fingerförmigen Darmzotten wie die Stufen einer Rolltreppe nach oben schieben, wo sie dann nach drei bis vier Tagen an der Spitze angekommen sind, absterben und abgeschilfert werden. Nur diejenigen Bakterien bleiben, die sich bis dahin geteilt und es geschafft haben, auf der aufwärtsfahrenden Rolltreppe ein Stückchen weiter nach unten zu rutschen. Die Bakterien im Darm haben also alles andere als einen ruhigen Job!

Auch wenn die Bakterien der Darmflora durch die Mukusschicht auf Abstand gehalten werden, können die Produkte, die bei ihrem Stoffwechsel frei werden, durch den Schleim diffundieren. So wirken sie auf die Darmepithelzellen, das Darmimmunsystem und die Nervenzellen, die unser Verdauungsorgan dicht umspinnen. Durch den Blutkreislauf gelangen bakterielle Produkte aber auch in den gesamten Körper und beeinflussen ihn weit mehr, als bisher für möglich gehalten wurde.

Entzündung und Ent-Entzündung: Das Darmimmunsystem

Fragte man noch vor wenigen Jahren Studierende der Biologie oder Medizin nach immunologisch wichtigen Organen, wurden immer Milz, Knochenmark oder Lymphknoten genannt, aber nie der Darm. Eine krasse Fehleinschätzung, denn etwa 70 % aller Immunzellen des gesamten Körpers befinden sich in unmittelbarer Umgebung des Darms oder liegen direkt im Darmepithel! Das ist kein Zufall, denn schließlich warten hier wesentliche Aufgaben auf das Immunsystem: einerseits die Abwehr gefährlicher Krankheitserreger und Tumore, gegen die das Immunsystem mit Entzündungsantworten vorgeht. Andererseits müssen aber Reaktionen gegen Nahrungsbestandteile, friedliche Kommensalen oder harmlose Substanzen unterbleiben und bereits gestartete Entzündungen müssen unterdrückt werden. Es muss sozusagen eine Ent-Entzündung stattfinden.

Dass diese gleichzeitige Steuerung von zwei gegenläufigen Prozessen – anheizen und ersticken von Entzündungen – in der Regel gut klappt, verdanken wir zum großen Teil unseren Darmbakterien. Sie erziehen und trainieren das Immunsystem von der ersten Stunde des Lebens an (siehe auch den Exkurs »Immunsystem« auf der Website zum Buch).

Die Tatsache, dass das Immunsystem harmlose Darmbewohner und Nahrungskomponenten in der Regel *nicht* angreift, ist schon seit

Beginn des 20. Jahrhunderts bekannt, aber die Mechanismen, die zu dieser »Immuntoleranz« führen, sind noch immer nicht vollständig aufgeklärt. Schon lange ist bekannt, dass man mit einem beliebigen Protein, das man Mäusen im Futter verabreicht, die Immunreaktion gegen diese Substanz regelrecht stummschalten kann. Wenn man derart vorbehandelten Tieren das Protcin unter die Haut injiziert, resultiert kaum eine Reaktion, während dieselbe Substanz bei Kontrolltieren eine heftige Entzündung auslöst. Der Effekt ist als »orale Toleranz« bekannt (Weiner et al. 2011). Offensichtlich führt die Erkennung von harmlosen Molekülen im Darm durch das Immunsystem zu Reaktionen, die Entzündungen von vornherein unterbinden. Die im Darm ausgelöste Entzündungsbremse wirkt sich im gesamten Körper aus, da Immunzellen sehr wanderlustig sind und ihre hemmende Botschaft mitnehmen. Diese Immuntoleranz ist für unser Überleben ebenso wichtig wie die Abwehr von Krankheitserregern, denn wir werden ja über die Haut, die Schleimhäute und den Darm ständig mit Myriaden verschiedenster harmloser Substanzen konfrontiert. Alle diese Stoffe, und selbst körpereigene Moleküle, könnten Entzündungen auslösen, wenn es die hemmenden Mechanismen nicht gäbe.

Die Zellen des Darmimmunsystems, die für Entzündungsförderung oder -hemmung verantwortlich sind, liegen entweder organisiert in Grüppchen oder einzeln im Gewebe unter dem Darmepithel und im Epithel selbst, viele sind auch in Lymphknoten versammelt. Sie überwachen ständig den Darminhalt. Eine wichtige Rolle hat dabei ein besonderer Typ von Fresszellen, die dendritischen Zellen: Sie sitzen direkt unterhalb des Darmepithels, strecken ihre Ausläufer wie Tentakel eines Kraken durch Spalten zwischen den Zellen hindurch und entnehmen Proben aus dem Darmlumen. Sie verdauen die aufgenommenen Substanzen und präsentieren Proteinbruchstücke davon den wichtigsten Steuerungszellen des Immunsystems, den T-Zellen (Abb. 6). Diese Präsentation programmiert die T-Zellen und befähigt sie, mit ihren Immun-Botenstoffen, den »Zytokinen«, Entzündungen entweder anzuheizen oder zu hemmen.

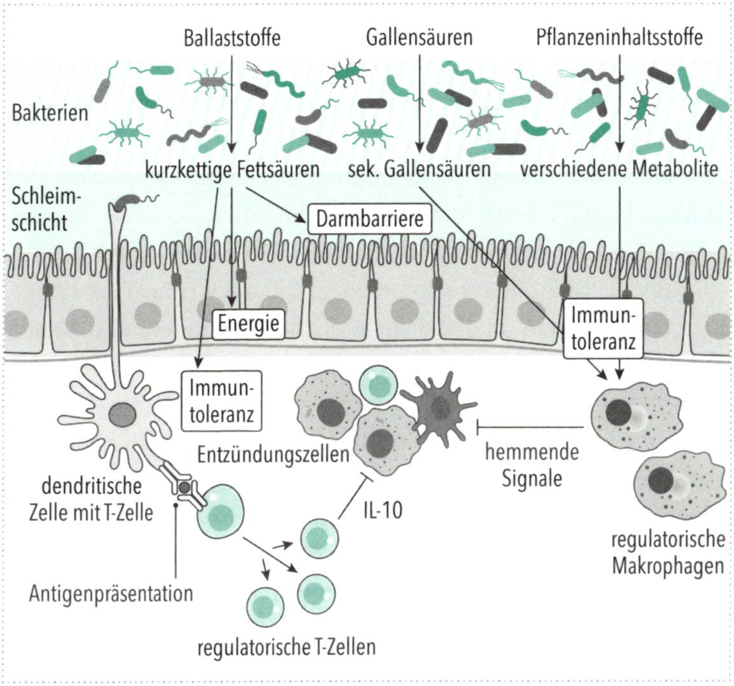

Abbildung 6. Entstehung von Immuntoleranz durch den Einfluss bakterieller Metabolite. Darmbakterien erzeugen durch Abbau komplexer Kohlenhydrate kurzkettige Fettsäuren, die dendritische Zellen beeinflussen. Diese programmieren bei der Antigenpräsentation T-Zellen zu regulatorischen T-Zellen (Tregs), deren Nachkommen mit Zytokinen wie zum Beispiel IL-10 das Entzündungsgeschehen herabregulieren. Auch sekundäre Gallensäuren und Metabolite von Pflanzeninhaltsstoffen wirken entzündungshemmend.

Immuntoleranz kommt zustande, indem das Immunsystem im gesunden Darm auf Moleküle aus der Nahrung und Bestandteile der Darmflora mit hemmenden Antworten reagiert, anstatt eine Entzündung in Gang zu setzen. Dabei unterscheiden sich die Mechanismen in den einzelnen Darmabschnitten. Im Dünndarm entsteht die hemmende Wirkung überwiegend, indem der Kontakt mit Fremdstoffen T-Zellen so stark stimuliert, dass sie ein Selbstmordprogramm einschalten und sich in ihre Bestandteile zerlegen (Visekruna et al. 2019, Rodriguez-Sillke et al. 2020). So werden ohne eine wesentliche Beteiligung des Mikrobioms Immunantworten von vornherein unterbunden.

Ganz anders erfolgt die Hemmung von Entzündungsantworten im Dickdarm (Abb. 6). Stehen die dendritischen Zellen bei der Präsentation von Proteinbruchstücken unter dem Einfluss von bestimmten bakteriellen Stoffwechselprodukten, den kurzkettigen Fettsäuren, so programmieren sie T-Zellen in Richtung von Immuntoleranz. Diese kleinen Moleküle werden von bestimmten Bakterien beim Abbau von komplexen Kohlenhydraten erzeugt (siehe nachfolgend den Abschnitt »Ballaststoffe«). Unter ihrem Einfluss bewirken die dendritischen Zellen, dass sich die weiter vorn bereits erwähnten regulatorischen T-Zellen oder »Tregs« entwickeln. Diese Regulatoren vermehren sich stark und bremsen überall im Körper durch Ausschüttung entzündungshemmender Zytokine Entzündungsreaktionen (Kim et al. 2016). Als »Friedenstruppe des Immunsystems« beruhigen sie damit andere Immunzellen und fungieren so als Entzündungsbremse.

Wiederholter Kontakt mit Substanzen aus der Nahrung oder mit Bakterienkomponenten verstärkt – ähnlich wie bei einer Impfung – die hemmenden Antworten der Tregs und festigt so die Immuntoleranz (Rosenblum et al. 2015). Unterbleibt die Produktion von kurzkettigen Fettsäuren durch Darmbakterien, geht die Wirkung der Entzündungsbremse zurück. Zusätzlich unterdrücken auch andere Stoffwechselprodukte von Bakterien (Wang et al. 2019) und Komponenten der Nahrung, wie zum Beispiel Omega-3-Fettsäuren, auf verschiedenen Wegen Entzündungsantworten im Darm. Die Auswirkung von Lebensmitteln auf Immunantworten wird auch in Kapitel 6 »Lebensmittel« und im Exkurs »Makro- und Mikronährstoffe« auf der Website zum Buch angesprochen.

Unser Bauchgehirn

Wenn ein moderner Langstreckenjet gestartet ist und der Pilot auf automatische Flugführung umgeschaltet hat, kann es sein, dass er stundenlang nicht mehr in die Steuerung eingreifen muss. Das Computersystem bekommt ständig Informationen von Sensoren überspielt, die den Autopiloten über Position, Luftströmungen, Temperatur, Kerosinverbrauch und andere Details unterrichten. Der Computer integriert diese Signale und weist das System an, die Höhenruder zu verstellen, die Landeklappen auszufahren oder er informiert die Piloten über den Füllstand der Treibstofftanks. Solange die automatische Steuerung greift, müssen die Piloten im Wesentlichen nur das System überwachen und sich bei kritischen Situationen einschalten.

Ganz ähnlich werden die Abläufe der Verdauung durch ein autonomes System gesteuert, das aus etwa 200 Millionen Nervenzellen besteht und den Darm als dichtes Geflecht umgibt. Mit dem Gehirn ist es durch dicke Nervenstränge verbunden, die Informationen in beide Richtungen übertragen. Das »enterische Nervensystem« besteht zwar nur aus einem Tausendstel der Anzahl von Zellen, die unser Gehirn aufweist, aber unser »Bauchgehirn« vollbringt trotzdem erstaunliche Leistungen. Immerhin entspricht seine Anzahl von Zellen ja auch derjenigen eines Katzengehirns.

Unser »zweites Gehirn« sammelt ständig immense Mengen von Informationen aus dem Darm und dem gesamten Körper, integriert sie und veranlasst bei Bedarf entsprechende Aktivitäten. Zu diesen Informationen gehören selbstverständlich auch Signale, die aus dem Mikrobiom im Darm stammen. So kommuniziert die Darmflora kontinuierlich mit dem Nervensystem und kann auf diese Weise Steuerungsvorgänge beeinflussen. Wenn wir ein »Bauchgefühl« haben, das heißt eine intuitive Entscheidung fällen ohne den Verstand einzuschalten, kann es gut sein, dass die Bakterien im Darm ihren Einfluss geltend machen.

Meist stehen allerdings die prosaischen Aufgaben des enterischen Nervensystems im Vordergrund: Im Laufe eines 80-jährigen Lebens verarbeitet der Darm mehr als 30 Tonnen Nahrung und 50 000 Liter Flüssigkeit. Das enterische Nervensystem steuert diesen enormen Durchsatz. Allein die Transportleistung ist immens: All dieses Material muss durch die knetenden Bewegungen der Peristaltik vom Magen her in Richtung Anus gepumpt werden. Wenn eine Mahlzeit fett ist und die Galle Flüssigkeit ausschütten muss, wenn der Nahrungsbrei im Darm weitertransportiert oder der Blutfluss verstärkt werden muss: Das Bauchgehirn regelt die Prozesse. Die Schaltzentrale analysiert Nährstoffzusammensetzung, und Salzgehalt, sie kontrolliert die Gleichgewichte von Botenstoffen und kommuniziert mit dem Immunsystem. Diese bei Tag und Nacht ständig laufende Datenverarbeitung erfolgt vollautomatisch.

Unter Normalbedingungen sind unterschiedliche Programme des Bauchgehirns aktiv, je nachdem ob und welche Nahrung aufgenommen wurde, ob man ruht oder aktiv ist, schläft oder wach ist. Die meisten Informationen, auf die das enterische Nervensystem zugreift, stammen von einer Vielzahl von Sensoren an der Darmoberfläche, die ständig den Füllungszustand des Darms und den Geschmack, die Konsistenz, den Fettgehalt sowie andere Eigenschaften des Darminhalts analysieren und feststellen, welche Nahrung gerade in Bearbeitung ist. Bei hohem Fettgehalt wird dann zum Beispiel die Ausschüttung von Gallensaft angeregt und die Entleerung des Magens und die Darmpassage werden verlangsamt. Wenn die Rezeptoren aber zum Beispiel Glukose spüren, stimulieren sie die Aufnahme des Zuckers in das Blut und erhöhen parallel dazu die Produktion von Insulin durch die Bauchspeicheldrüse, sodass der Energiespender in Zellen aufgenommen wird. Bei seinen Aktivitäten hält das enterische Nervensystem das Gehirn als übergeordnete Steuerzentrale auf dem Laufenden und teilt ihm zum Beispiel mit, wenn Nahrung benötigt wird. So kann das Gehirn seinen Besitzer durch Ausschüttung von Hungerhormonen auf Trab bringen, um Essen zu besorgen. Umgekehrt sagt ein hormonell gesteuertes Sättigungsgefühl aus dem Bauch dem Gehirn, besser auf eine zweite Portion Nachspeise zu verzichten.

Das Gehirn behält aber die Oberhoheit und weist, wenn nötig, das enterische Nervensystem an, seine Routine zu unterbrechen. Ein sehr eindrückliches Beispiel schilderte mir ein Kollege: Bei einem Trip auf die Galapagos-Inseln hatte er sich mit einem leckeren Avocado-Salat, der anscheinend mit Salmonellen kontaminiert war, tagelang andauernde, heftige Durchfälle zugezogen. Diese »Rache Montezumas« war eine Reaktion des Körpers, um die Bakterien wieder loszuwerden. Die Verbindung von Avocado und Gefahr merkte sich das Gehirn und wies ab da beim Anblick von Avocados zuverlässig das enterische Nervensystem an, auf Durchfall umzuschalten. Noch 30 Jahre später meidet der Kollege die Obst- und Gemüseabteilungen von Supermärkten, um dieser Gefahr aus dem Weg zu gehen! In ähnlicher Weise unterbricht das Gehirn die Verdauungsprogramme bei Angst- und Fluchtreaktionen. Stattdessen veranlasst es das enterische Nervensystem die Darmmotorik anzuwerfen, um für eine eventuell notwendige Flucht Ballast abzuwerfen.

Mit diesem Bordcomputer und auch mit dem Gehirn stehen unsere Darmbakterien auf vielfache Weise in Verbindung. Wie der Gastroenterologe Emeran Mayer in seinem Buch »Das zweite Gehirn« (2016) sehr anschaulich schildert, haben Bakterien und Mensch eine gemeinsame Sprache. Im Grunde – so Mayer – sind viele Botenstoffe des Körpers uralte Erfindungen von Bakterien, die wir im Verlauf der Evolution beibehalten haben, weil sie erfolgreich waren. Genau diese konservierten Substanzen nutzen unsere kommensalen Bakterien, um auf der Klaviatur des enterischen Nervensystems, des Gehirns und des Immunsystems zu spielen. Oft spielen sie dabei über die Bande, indem sie mit ihren Produkten das Immunsystem beeinflussen, das seinerseits auf das Darmgehirn einwirkt. Solche Signale werden dann über den Vagusnerv an das Gehirn weitergegeben, das dann Fieber und Schlaf einleitet. Bei Entzündungskrankheiten bedingt diese Reaktion die ständige Müdigkeit, die »Fatigue«, unter der viele Patienten leiden (Browning et al. 2017).

In ständigem Wandel

Unsere Bakteriengemeinschaft: Das Erbe vieler Generationen

Jeder Mensch hat seine eigene, individuelle Darmflora, die typisch für ihn ist und aus unterschiedlichen Arten anders zusammengesetzt als die des Nachbarn oder der Nachbarin. Der Vergleich mit einem persönlichen Fingerabdruck ist deshalb nicht ganz abwegig. Forensiker liebäugeln denn auch mit der Möglichkeit, aufgrund der Zusammensetzung der Bakterienarten an einem Tatort auf Täter zu schließen. Innerhalb einer Familie, die zusammenlebt, und sogar innerhalb eines Mietshauses wird man mehr Gemeinsamkeiten finden als bei Fremden, dennoch unterscheiden sich auch die Bakteriengemeinschaften von Familienmitgliedern voneinander. Selbst eineiige Zwillinge können durchaus ein unterschiedliches Mikrobiom aufweisen, da genetische Einflüsse nicht vorherrschend sind. Die Zusammensetzung der Darmflora wird im Wesentlichen in den ersten drei Lebensjahren geprägt. Dann haben sich Mensch und Bakteriengemeinschaft aufeinander eingestellt und das Gleichgewicht bleibt weitgehend stabil, wenn die Lebensbedingungen sich wenig verändern.

Sein bakterielles Startpaket bekommt ein neugeborener Mensch in Form von Laktobazillen bereits von den Schleimhäuten des Geburtskanals der Mutter, aber auch von ihrem Haut- und Darmmikrobiom (Ferretti et al. 2018). Das Baby wird dabei regelrecht mit Bakterien der Mutter beimpft. Die ersten Besiedler sind Laktobazillen der mütterlichen Vaginalflora, die das Neugeborene beim Geburtsvorgang in den Mund bekommt. Da bei den Wehen auch der Darm mit gepresst wird, ist es durchaus normal, dass ein Neugeborenes auch schon Bekanntschaft mit den Darmbakterien der Mutter macht.

Die ersten Bakterien bestimmen mit darüber, wer sich anschließend im Darm ansiedeln kann. Die dichte Population von Laktobazillen produziert so viel Milchsäure, dass andere Arten nur schwer Fuß fassen können. Die nächsten Siedler sind Bifidobakterien, die sich von der sauren Umgebung nicht abschrecken lassen und sich im Darm des Säuglings festsetzen. Weitere Bakterien, die sich im Verdauungstrakt des Kindes ansiedeln, stammen aus der Muttermilch und dem Mikrobiom anderer Menschen und tragen hier im Lauf der Zeit zum Aufbau einer gesunden, vielfältigen Artengemeinschaft bei. Bis zum dritten Lebensjahr hat sich dann ein komplexes Mikrobiom entwickelt, wie es für Erwachsene typisch ist.

Wie wichtig die Art der ersten Besiedlung eines Neugeborenen ist, zeigen Untersuchungen an Kindern, die durch Kaiserschnitt geboren werden. Eine dänische Studie verfolgte die Krankengeschichten von zwei Millionen Kindern und fand heraus, dass Kaiserschnitt-Kinder im Vergleich zu vaginal geborenen Kindern später im Leben häufiger an Asthma und chronisch entzündlichen Darmerkrankungen leiden (Sevelsted et al. 2015). Dieses erhöhte Krankheitsrisiko wird darauf zurückgeführt, dass nach Kaiserschnitt die Anzahl der Bakterienarten im Darm geringer ist und mehr potenziell pathogene Keime auftreten als bei vaginal geborenen Säuglingen. Offensichtlich prägt also das frühkindliche Mikrobiom das Immunsystem und bestimmt mit über die Immuntoleranz im späteren Leben.

Auch beim Stillen zeigt sich, wie stark der Mensch und seine kommensalen Bakterien aneinander angepasst sind. Ernährung mit Muttermilch begünstigt in den ersten Lebensmonaten viele Arten von Bifidobakterien, die bei gestillten Kindern den überwiegenden Anteil des Mikrobioms ausmachen können. Hier kann man direkt von einer Zucht der richtigen Bakterien sprechen: Muttermilch enthält – und das ist kein Zufall – bestimmte, komplexe Zuckermoleküle, die »human milk oligosaccharides« = HMO. Diese Moleküle sind nach Milchzucker und Fett die drittwichtigste Komponente der Muttermilch. Vom Verdauungssystem des Kleinkindes können sie überhaupt nicht genutzt werden, sind für Bifidobakterien aber Kraftfutter. Die Bakterien bauen die HMOs ab und produzieren dabei kurzkettige Fettsäuren, die Energie liefern und das Immunsystem des Säuglings beruhigen und zur Immuntoleranz programmieren. Die Mutter ernährt also nicht nur ihr Kind, sondern formt auch sein entstehendes Mikrobiom. Es gibt über 200 Varianten von HMOs, deren Mischungsverhältnis sich im Verlauf des Stillens ändert. In der Folge ändert sich jeweils auch die Bakterienflora und entspricht optimal dem jeweiligen Entwicklungsstand des Kindes.

Mit der Muttermilch wird aber nicht nur Bakterienfutter bereitgestellt, sondern es werden gezielt auch Darmbakterien von der Mutter auf das Kind übertragen. Noch bis vor Kurzem glaubte man, das solche Bakterien aus dem Bereich um die Brustwarzen herum in den Mund des Säuglings geraten würden. Mittlerweile wurde aber bei Mäusen nachgewiesen, dass Lactobazillen aus dem Darm des Muttertiers via Milchdrüse den Darm der Jungmäuse erreichen (De Andres et al. 2017). Viele Befunde sprechen für einen ganz ähnlichen Ablauf auch beim Menschen (Rodriguez et al. 2021). In einer Studie mit guatemaltekischen Müttern, deren Milchmikrobiom im Verlauf von sechs Monaten analysiert wurde, veränderte sich zudem das Spektrum der übertragenen Bakterienarten im Verlauf des Stillens (Gonzales et al. 2021), ein weiterer Hinweis auf die ausgefeilten Mechanismen, die für ein optimales Mikrobiom des Kleinkindes sorgen. Nahrung »von der Stange«, also Fläschchen und Fertignahrung, sind im Vergleich dazu weniger hochwertig, weil sie keine HMOs enthalten. Folglich enthält die Darmflora von Flaschenkindern nur etwa halb so viele Bifidobakterien wie bei Ernährung mit Muttermilch (Rinninella et al. 2019).

Nahrung und Umwelt bestücken den Darmtrakt des Säuglings und später des Kleinkindes mit weiteren Bakterien. Im Darm finden Arten, die mit vorgekautem Essen, Trinken oder abgeschlucktem Schleim der eigenen Atemwege aufgenommen wurden, unterschiedlich passende Bedingungen. Je nach Konkurrenz durch andere Bakterien, Nahrungsangebot, Immunlage und andere Faktoren können sie sich dann mehr oder weniger erfolgreich ansiedeln und behaupten. Weshalb sollten gesunde Eltern dann nicht auch den Schnuller ihres Säuglings ablutschen? Sie stehen mit dem Kind so oder so in engstem Kontakt und ihre Bakterien werden in dessen Mikrobiom eingemeindet.

Von Familienmitgliedern, Haustieren und aus der Umwelt werden ständig Bakterien aufgesammelt. Folglich lässt sich am Darmmikrobiom erkennen, ob Personen zusammen in einem Haushalt wohnen. Auch von Hunden und Nutztieren übernimmt der Mensch Bakterien in sein Mikrobiom (Song et al. 2013, Sun et al. 2020). Sicher trägt auch das ausgeprägte Verhalten von Kleinkindern, alle erreichbaren Gegenstände in den Mund zu stecken, dazu bei, den Darm mit einer vielfältigen Bakterienflora zu bevölkern. Kleinkinder im Krabbelalter erkunden ihre Umgebung ja geradezu mit dem Mund!

Ab etwa dem dritten Lebensjahr hat sich eine ziemlich stabile Darmflora etabliert, die bis ins Alter besteht, wenn Ernährung und Umweltbedingungen ähnlich bleiben. Schwierig kann es werden, wenn die Balance zwischen den Arten gestört wird. Dies ist besonders nach wiederholten Antibiotikabehandlungen der Fall, die ja jedes Mal das Artengefüge durcheinanderwirbeln. Dann müssen bestimmte Spezies von Bakterien ins zweite Glied zurücktreten oder verschwinden, und andere breiten sich aus. Meist wird sich das System aber nach einiger Zeit wieder in einen stabilen Zustand einpendeln. Allerdings können dabei Arten verloren gehen.

Mit der Verarmung an Bakterienarten steigt das Risiko für Entzündungskrankheiten (Gensollen 2016). In diesem Zusammenhang ist es besorgniserregend, dass Menschen in Wohlstandsgesellschaften bereits im Normalzustand eine wenig diverse Darmflora haben. Kinder von Müttern mit verarmtem Mikrobiom »erben« deshalb von vornherein relativ wenige Bakterienarten. Wenn ihre Darmflora durch einseitige Ernährung, unsachgemäße Antibiotikabehandlung und weitere Faktoren noch stärker ausgedünnt wird, leidet die Prägung des Immunsystems und damit die Ausbildung von Immuntoleranz.

Im höheren Lebensalter nimmt in westlichen Gesellschaften die durchschnittliche Artenvielfalt im Darm ab. Oft nehmen dabei schädliche und entzündungsfördernde Bakterien zu, was die Tendenz von alternden Menschen zu Entzündungen erklären könnte. Immunologen bezeichnen diesen Vorgang manchmal als »inflammaging«, also »Entzündungsaltern«. Diese Tendenz hängt auch von den Lebensbedingungen der Senioren und Seniorinnen und insbesondere von ihrer Ernährung ab. Gerade in Altenheimen, wo oft »leicht verdauliches« Essen serviert wird, das den Darm nicht belasten soll, verarmt das Mikrobiom. In traditionell lebenden Gesellschaften, wo die Älteren nicht so abgeschottet leben, stärker in Tagesaktivitäten eingebunden sind und mehr Kontakt mit Umweltbakterien haben, sind diese Veränderungen nicht so ausgeprägt (Fragiadakis et al. 2018).

Kotelett oder Kohlrabi: Der Einfluss der Ernährung

In einer Steppenregion in Tansania, direkt neben dem weltberühmten Serengeti-Nationalpark, siedeln kleine Reste eines Volkes von noch sehr ursprünglich lebenden Jägern und Sammlern, den Hadza. Mittlerweile auf ein paar unfruchtbare Gebiete zurückgedrängt, gibt es hier noch einige Hundert Menschen, die den Lebensstil ihrer Vorfahren beibehalten haben. Die kleinen, schlanken Hadza, die zur afrikanischen Urbevölkerung gehören, leben in einfachen Hütten aus Zweigen und sammeln und jagen ihre Nahrung direkt in der Savanne. Da es in Ostafrika ausgeprägte Jahreszeiten gibt, wechselt das Nahrungsangebot saisonal. In der Regenzeit ist die Nahrung abwechslungsreich, mit Beeren, Früchten, Wildgemüse, Kleintieren und Honig. In der Trockenzeit ist das Angebot karger, aber es wird größeres Wild gejagt und mehr Fleisch gegessen, weil es die Tiere zu den wenigen Wasserstellen zieht und sie leichter erlegt werden können. Das ganze Jahr über findet man stärkehaltige Wurzelknollen, auf die die Hadza zurückgreifen, wenn anderes Essen knapp ist.

Diese »Letzten der Ersten«, wie ein Dokumentarfilm die Hadza nennt, sind in Bezug auf Abstammung, Sprache, Gesundheit und Traditionen bestens untersucht und deshalb so etwas wie ein Modellfall einer Jäger- und Sammlergesellschaft. In den letzten Jahren haben sie auch die Aufmerksamkeit der Ernährungs- und Mikrobiomforschenden erregt und besonders hat sich hier das Ehepaar Justin und Erica Sonnenburg engagiert, die an der Stanford University, einem der amerikanischen Forschungs-Eldorados, eine sehr produktive Arbeitsgruppe leiten. Indem man ein Naturvolk untersucht, tut sich so etwas wie ein Fenster in die Vergangenheit auf und man kann sich vorstellen, wie sich unsere Vorfahren ernährten, wie sich ihr Mikrobiom zusammensetzte und wie es auf Veränderungen des Nahrungsangebotes reagierte.

Die Daten der Sonnenburgs zeigen, dass ein Teil des Mikrobioms der Hadza sich in einem ständigen Wandel befindet. Wenn in der Trockenzeit die Jäger erfolgreich sind und viel Wild heimbringen, vermehren sich Bakterien, denen Fleischkost gut bekommt. Sie wachsen zu dichten Populationen heran, während die Spezialisten für die Verwertung von Pflanzenfasern nicht gut gedeihen und ein Nischendasein führen. Wenn umgekehrt für längere Zeit eher vegetarische Kost durch den Verdauungstrakt strömt, haben die auf Fleischkost spezialisierten Bakterien schlechte Karten und wachsen langsamer als Konkurrenten, die Reststoffe von Pflanzen lieben. Im Darm herrschen also dieselben Konkurrenzbeziehungen, wie in anderen Ökosystemen: Es gedeihen diejenigen, die sich den wechselnden Bedingungen am besten anpassen können. Dabei gibt es aber einen Kern von Arten, die »Generalisten«, die mit allen Bedingungen leben können und deshalb ständig im Mikrobiom vertreten sind.

Natürlich ist es von großem Interesse, den Wandel der Bakterienpopulationen unter exakt definierten Bedingungen zu analysieren. In einer eindrucksvollen Studie aus der Gruppe von Peter Turnbaugh (David et al. 2014) von der Harvard University baten die Wissenschaftler sechs Männer und vier Frauen, die an gemischte Kost gewöhnt waren, sich an fünf aufeinanderfolgenden Tagen entweder rein tierisch oder ausschließlich pflanzlich zu ernähren. »Kotelett oder Kohlrabi« waren – etwas überspitzt gesagt – die Kontrastprogramme. Während dieser Zeit und einer anschließenden Beobachtungsphase von sechs Tagen mussten die Probanden kontinuierlich Stuhlproben abliefern. Die Darmflora reagierte bei dieser Umstellung innerhalb von zwei Tagen.

Den stärksten Effekt hatte eine Umstellung auf rein tierische Kost: Eine so extreme Nahrung setzt vielen Bakterienarten zu, deren Populationen dann schrumpfen, während wenige Arten von der neuen Situation profitieren und sich ausbreiten. Weshalb? Eine Nahrung, die nur aus tierischen Produkten besteht, fördert die Produktion aggressiver Gallensäfte, die Fette spalten, aber auch bestimmte Bakterien angreifen können. Von der Umstellung profitierten deshalb Bakterienarten, die gegen Gallensaft resistent sind und Proteine verwerten können. Die Umstellung auf rein pflanzliche Kost hatte weniger ausgeprägte Veränderungen zur Folge. Schon zwei Tage nach Ende des Experiments, nachdem die Probanden sich wieder auf ihre gewohnte Ernährung umgestellt hatten, hatte ihre Darmflora wieder den Ausgangszustand erreicht.

Damit war eindrucksvoll gezeigt, wie kurzfristig das menschliche Mikrobiom auf Nahrungsänderungen reagiert. Wie aber geht dieser Befund mit der Tatsache zusammen, dass das Darmmikrobiom des erwachsenen Menschen relativ stabil ist? Einerseits können viele Bakterien ihre Programme zur Nahrungsverwertung in einem begrenzten Rahmen den Umständen anpassen. Sie verfügen dazu entweder über eingebaute alternative genetische Programme, die bei Bedarf aktiviert werden, oder nehmen von anderen Bakterien Gene auf. Insgesamt aber sind Änderungen des Ernährungsmusters in Wohlstandsgesellschaften nicht allzu häufig, wie mir mehrere Ernährungsfachleute bestätigten. Die meisten Gutwilligen, die auf eine andere Kost umsteigen wollen, sind nämlich spätestens nach mehreren Monaten wieder zurück bei ihren alten Vorlieben.

Könnte es sein, dass man das unwillkürliche Bedürfnis hat, in einen Gleichgewichtszustand mit seinem altgewohnten Mikrobiom zu kommen?

Ähnlich wie die Zusammensetzung der Nahrung können auch Medikamente auf das Mikrobiom des Darms wirken. Das Team von Peer Bork am European Molecular Biology Lab (EMBL) in Heidelberg untersuchte die Auswirkung von mehr als 1000 marktgängigen Medikamenten aus Human- und Tiermedizin auf das Wachstum von 40 repräsentativen Stämmen von Darmbakterien (Maier et al. 2018). 24 % dieser Medikamente hemmten das Wachstum von mindestens einem Bakterienstamm. Dabei bremsten insbesondere tumorhemmende Substanzen und auffällig viele Psychopharmaka das Wachstum von Bakterien. Deshalb ist zu erwarten, dass diese Medikamente ebenfalls nachhaltige Verschiebungen im Artengefüge der Darmflora verursachen. Tatsächlich besteht bei manchen Medikamenten Grund zur Annahme, dass ein Teil ihrer Wirkung auf das veränderte Mikrobiom zurückgeht (Nayak et al. 2019). Ähnlich wie Medikamente beeinflussen auch Chemikalien wie Emulgatoren, synthetische Süßstoffe oder andere Lebensmittelzusatzstoffe das Mikrobiom, aber nur selten sind bisher die Auswirkungen bekannt, wie im Kapitel 6 zum Thema Lebensmittel gezeigt wird.

Ballaststoffe: Lieblingsfutter der Darmflora

Um wachsen und sich fortpflanzen zu können, bauen Bakterien verschiedenste Stoffe ab und gewinnen daraus Energie. Für die Darmflora des Menschen sind Kohlenhydrate das wichtigste Futter. Für deren Spaltung steht den Bakterien eine enorme Vielfalt von Enzymen zur Verfügung: Die Darmflora in ihrer Gesamtheit verfügt über Tausende dieser Verdauungshelfer, während der menschliche Darm selbst gerade mal 17 verschiedene Enzyme zum Abbau von Kohlenhydraten einsetzen kann (El Kaoutary et al. 2013). Kein Wunder also, dass im Dünndarm nach der Verdauung von Zuckern und einfachen Kohlenhydraten, Fetten und Proteinen viele komplexe Kohlenhydrate übrig bleiben. Diese für den menschlichen Darm unverdaulichen Reste bezeichnet man als Ballaststoffe. Das können gröbere Bestandteile von Pflanzen sein, wie etwa Fasern, Gerüstsubstanzen oder Zellwände, aber auch lösliche Kohlenhydrate wie Pektin oder Inulin. Diese Ballaststoffe sind im Wesentlichen aus langen Ketten verschiedener Zuckermoleküle aufgebaut, deren Spaltung den Bakterien Energie liefert.

Die Bezeichnung »Ballaststoffe« ist ziemlich irreführend, denn sie sind nichts Unnützes, von dem man sich befreien müsste. Im Gegenteil, sie sind sehr wertvoll! Schon früher war bekannt, dass sie die Verdauung fördern, indem sie die Darmtätigkeit anregen, Wasser binden und damit dem Stuhl seine Konsistenz verleihen. Ballaststoffe sind aber auch eine Quelle von kurzkettigen Fettsäuren. Diese kleinen Moleküle, zu denen Essigsäure, Propionsäure und Buttersäure gehören, werden von bestimmten Bakterienarten beim Abbau der Pflanzensubstanzen produziert. Sie riechen stark und sind leicht flüchtig. Jeder, der schon mal ranzige Butter gerochen hat, weiß wovon ich spreche. Einerseits werden Buttersäure & Co. von Darmzellen oder in der Leber als Energiequelle genutzt und steuern auf diese Weise etwa 10 % der Kalorien des Menschen bei. In den steinigen Phasen seiner Entwicklung wäre der Homo sapiens ohne seine Darmbakterien und die von ihnen gelieferten Kalorien wohl öfter auf der Strecke geblieben.

Eine andere Funktion der kurzkettigen Fettsäuren kann jedoch nicht hoch genug eingeschätzt werden: Sie sind Beruhigungspillen für das Immunsystem. Entlassen die Darmbakterien genügend kurzkettige Fettsäuren, programmieren – wie zuvor beschrieben – die dendritischen Zellen die Entwicklung von T-Zellen um. Dann entstehen regulatorische T-Zellen, die mit ihren Botenstoffen Entzündungsvorgänge hemmen.

Um eine ausreichende Versorgung mit kurzkettigen Fettsäuren sicherzustellen, ist eine ausgewogene Ernährung wichtig, die reich an pflanzlichen Ballaststoffen ist. Gemüse, Obst und Vollkornprodukte sollten deshalb unbedingt ein wichtiger Bestandteil des Essens sein.

Wenn bei der Ernährung die Ballaststoffe zu kurz kommen, hungern die Bakterien und müssen als Notration auf den kohlenhydratreichen Schleim zurückgreifen, der den Dickdarm auskleidet. Dieses kärgliche Futter ergibt weniger kurzkettige Fettsäuren, also weniger Beruhigungspillen für das Immunsystem. Außerdem schirmt eine dünne, angefressene Schleimschicht den Darm nur unvollkommen vor Krankheitserregern ab und leistet so Entzündungen Vorschub. Eine ausreichende Versorgung mit Ballaststoffen ist also die Voraussetzung für eine genügende Produktion der toleranzfördernden kurzkettigen Fettsäuren. Am besten sorgt man auch noch für viel Abwechslung im Bakterienfutter (siehe auch den Exkurs »Makro- und Mikronährstoffe« auf der Website zum Buch). Dann kann eine artenreiche, vielseitige Bakterienflora gedeihen, wie sie typisch für Menschen in vorindustriell lebenden Gesellschaften ist.

Das Mikrobiom unserer Vorfahren

Wenn man wissen möchte, wie sich die Mikrobiome unserer frühen Vorfahren zusammensetzten, ist man im Wesentlichen auf Vergleiche mit Mikrobiomen von Menschen angewiesen, die heute unter ähnlichen Bedingungen leben wie unsere Artgenossen in früheren Jahrtausenden. Im Kot zersetzt sich DNA sehr schnell und so hat man bisher in Lagerstätten von Neandertalern oder steinzeitlichen Gräbern kein Material gefunden, das für Mikrobiomanalysen geeignet wäre. Allerdings konnte man in wenigen Fällen bakterielle DNA isolieren: aus 1000 bis 2000 Jahre altem menschlichen Kot aus extrem trockenen Regionen in den südlichen USA und in Mexiko. Die Mikrobiome aus diesen Kotproben ähneln denen heutiger Jäger und Sammler (Wibowo et al. 2021).

Das ist alles andere als eine Überraschung, denn die ersten modernen Menschen, die vor etwa 250 000 Jahren entstanden, lebten und ernährten sich wahrscheinlich ähnlich wie die letzten heute noch existierenden Naturvölker. Deshalb eröffnen Studien über das Mikrobiom solcher naturnah lebenden Gesellschaften einen Blick in die Vergangenheit. Ein gutes Beispiel sind Mikrobiome von Guahibo-Indios in Venezuela, die als Jäger und Sammler im Regenwald leben. Bei ihnen liegt die Zahl von Bakterienarten des Darmmikrobioms um durchschnittlich 63 % höher als bei US-Amerikanern. Die Artenvielfalt in einer Vergleichsgruppe von traditionell lebenden Afrikanern, die sich überwiegend von Mais ernährten, lag immer noch um 33 % über dem Wert der Amerikaner (Yatsunenko et al. 2012). Die höchste Artenvielfalt des Darmmikrobioms fand man übrigens bei Yanomami-Indianern aus Regenwald-Gebieten in Venezuela, die noch niemals vorher in Kontakt mit westlicher Zivilisation gewesen waren (Clemente et al. 2015).

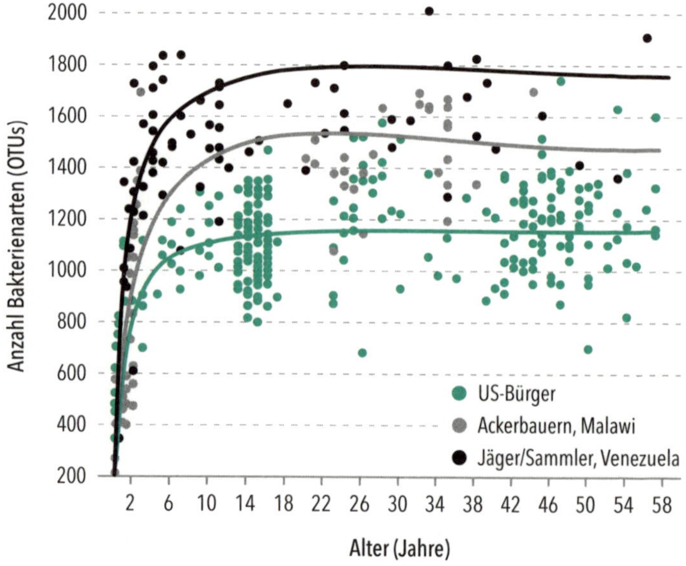

Abbildung 7. Vergleich der Diversität von menschlichen Mikrobiomen bei unterschiedlicher Lebensweise. Die Artenzahl der Darmbakterien steigt im Kindesalter und erreicht dann ein Plateau. Bei den Guahibo-Indios (Jäger und Sammler, Venezula) liegt sie um 63 % höher und bei afrikanischen Bauern (Malawi) um 31 % höher als bei US-Amerikanern. Die Linien geben Mittelwerte an. *Verändert nach Yatsunenko et al. (2012).*

Die innere Artenvielfalt bei Jägern und Sammlern ist nicht verwunderlich, angesichts der sehr abwechslungsreichen Ernährung und des ständigen Kontaktes mit Bakterien von Boden, Tieren, Pflanzen und unbehandeltem Wasser. Allein die Vielfalt der Nahrungspflanzen mit ihren jeweils spezifischen Gerüst- und Inhaltsstoffen hält wahrscheinlich eine ganze Armada verschiedener Bakterienarten am Leben. Außerdem treten in Mikrobiomen naturnah lebender Menschen Bakterienarten und -gruppen auf, die man im Mikrobiom moderner Städter fast nie findet. Zu diesen Exoten gehören Arten von Spirochaeten und Succinivibrionen, die wahrscheinlich Spezialisten für den Abbau bestimmter Pflanzenfasern sind (Obregon-Tito et al. 2015). Mit zunehmendem Wandel der Lebensweise haben wir auf dem Weg zum »westlichen Lebensstil« anscheinend mehr und mehr dieser inneren Artenvielfalt verloren und stützen uns jetzt auf eine Darmflora, die nur noch die Standardaufgaben beherrscht.

In diesem Zusammenhang ist interessant, dass in traditionell lebenden Gesellschaften mit ihren artenreichen Mikrobiomen ernährungsbedingte Krankheiten sehr selten sind. In zahlreichen Artikeln beschreibt schon in den 1970er-Jahren der bekannte Tropenmediziner Burkitt diesen Zusammenhang (O'Keefe 2019). Ebenso wie in den schon vorher erwähnten »Blue Zones« scheint ihre Lebensweise die Menschen vor diesen Leiden zu schützen. Wenig opulente Ernährung, viel Bewegung und Naturkontakt führen dazu, dass im Gegensatz zu landläufigen Annahmen Menschen in traditionellen Gesellschaften häufig ein hohes Lebensalter von 68 bis 78 Jahren erreichen (Gurven und Kaplan 2007). Wer die frühe Kindheit mit ihren Infekten und die gefährlichen Jugendjahre überlebt hat, kann durchaus sehr alt werden, weil Übergewicht und chronische Krankheiten in solchen Gesellschaften als Todesursache unbedeutend sind (Carrera-Bastos et al. 2011).

Auch wenn die Ernährung und die Umwelteinflüsse, die auf das Mikrobiom von Menschen einwirken, weltweit sehr unterschiedlich sind, gibt es doch etwa 50 »Kernarten« von Bakterien, die in fast allen Menschen vorkommen. Allerdings unterscheidet sich deren Häufigkeitsverteilung entsprechend der Ernährungs- und Lebensgewohnheiten sehr stark. Mit diesen Darmbakterien pflegt der Mensch anscheinend eine sehr weit zurückreichende Zusammenarbeit, während andere Bakterienarten erst später zu uns gestoßen sind. Mit den Kernarten leben wir wahrscheinlich schon seit Millionen von Jahren zusammen. Molekulare Stammbäume zeigen nämlich, dass die kommensalen Bakterien des Menschen gemeinsame Wurzeln mit den Darmbakterien der heutigen Primaten haben.

Im Vergleich zu seinen Affenverwandten hat der Mensch das artenärmste Mikrobiom (Moeller 2017). Wahrscheinlich setzte diese Verarmung schon ein, als die Gattung Homo vor etwa 2,5 Millionen Jahren die Bildfläche betrat. Als sich vor etwa 30 Millionen Jahren die Menschenaffen in verschiedene Arten aufspalteten, entwickelten sich mit ihnen auch ihre Darmbakterien zu jeweils unterschiedlichen Arten. So haben Gorillas, Schimpansen, Bonobos (Zwergschimpansen) und Menschen ein jeweils eigenes Set bakterieller Standard-Haustiere, die eng an die jeweilige Wirtsart angepasst sind, wie der Evolutionsbiologe Andrew Moeller von der Cornell University in Ithaca, USA, feststellt (Moeller et al. 2016). Ihre Übertragung erfolgt hauptsächlich durch Körperkontakt von der Mutter auf das Kind. Ungefähr ein Drittel der mikrobiellen Artenvielfalt im Darm des Menschen leitet sich von seinen Primatenvorfahren ab, so Moeller. Zwei Drittel sind anderen Ursprungs, wurden also im Lauf der Evolution aus der der Umwelt oder vielleicht auch von anderen Tieren aufgenommen.

Vor dem Hintergrund des langen Zusammenlebens wird auch der ausgefeilte Einfluss der Bakterien auf Körper und Gehirn des Menschen plausibler. Wenn wir schon seit Hunderttausenden von Generationen mit bestimmten Bakterien zusammenleben, gab es genügend Zeit, sich aufeinander einzustellen. Ein Beispiel sind die besonders gut untersuchten Bakterien der Gattung Bacteroides, die Kohlenhydrate und Proteine abbauen. Mit ihnen hat sich durch gemeinsame Evolution eine sehr enge Kooperation entwickelt, die sich an der Enzymausstattung der Bakterien ablesen lässt.

So spalten etwa zwei Drittel der kohlenhydratverdauenden Enzyme des gut untersuchten Modellorganismus Bacteroides thetaiotaomicron Pflanzenstärke, aber ein Drittel ist auf Kohlenhydrate des Darmschleims spezialisiert. Das Bakterium hat im Lauf seines Jahrmillionen langen Zusammenlebens mit dem Wirt sein Essbesteck so diversifiziert, dass es diese unterschiedliche Kost nutzen kann. Wenn die Speisekarte Pflanzenstärke bietet, arbeiten die darauf spezialisierten Enzyme des Generalisten und knacken Stärkemoleküle. Wenn keine Stärke im Angebot ist, produziert die B. thetaiotaomicron alternative Enzyme und steigt auf Darmschleim als Nahrungsquelle um. Dann grasen die Bakterien die Oberfläche der Schleimschicht ab, die der Wirt ständig nachliefert. Allerdings teilt das Bakterium dann dem Darm mit, doch bitte noch zusätzlich einen speziellen Zucker, den es besonders gut verwerten kann, in die Kohlenhydrate des Schleims einzubauen. Daraufhin aktivieren die Becherzellen ein sonst inaktives Gen und sondern – wie von B. thetaiotaomicron bestellt – gezuckerten Schleim ab. Die Signale gehen aber auch in umgekehrte Richtung: Auf bestimmte Reize hin verändert B. thetaiotaomicron seine Oberflächenmoleküle, um sich Immunantworten des Wirts anzupassen (Porter et al. 2018).

Wie stark der Mensch auf seine Darmbakterien eingeht, zeigt auch das zuvor angeführte Beispiel der Bifidobakterien, die zu den ersten Besiedlern des kindlichen Darms gehören und von speziell für sie produzierten Kohlenhydraten der Muttermilch leben. Bifido- und Bacteroides-Bakterien gehören wohl zu unseren ältesten und engsten Kooperationspartnern. Auch Bakterien der Gattung Prevotella, die komplexe Kohlenhydrate aus Pflanzenfasern abbauen, gehören zur Stammbesetzung des menschlichen Mikrobioms, werden durch westliche Ernährung aber stark zurückgedrängt (Tett et al. 2021). Andere Darmbakterien sind später hinzugekommen und haben sich dann eingewöhnt. Einer dieser Spätankömmlinge könnte zum Beispiel

Ruminococcus bromii sein, der nicht nur im Menschen, sondern auch im Rind einen bedeutenden Anteil der Darmflora stellen kann (Mukhopadhya et al. 2018).

Steinzeitdarm und westliche Ernährung

Vor etwa 10 000 Jahren gab es in der Menschheitsgeschichte im Gefolge von Klimaveränderungen einen gewaltigen Umbruch, die »Neolithische Revolution«. In der Jungsteinzeit gingen Menschen vom Leben als nomadische Jäger und Sammler zu Ackerbau und Viehzucht über – und zwar unabhängig voneinander in so unterschiedlichen Regionen der Welt wie Vorderasien, Südchina, Mittelamerika oder Westafrika.

Das Nahrungsspektrum änderte sich dramatisch, denn anstelle von Wurzelknollen, Samen, Insekten, Nüssen, Wildgemüse, Fisch und magerem Wildfleisch wurden jetzt vorwiegend Getreideprodukte oder stärkehaltige Pflanzenknollen konsumiert. Die Menschen wurden sesshaft, was die Domestikation von Tieren wie Ziege, Schaf und Rind erleichterte. Die Landwirtschaft schuf die Grundlage für eine dichtere Besiedlung und es entstanden Dörfer und Städte. In den typischen Agrargesellschaften ging der Anteil tierischer Proteine an der Ernährung im Vergleich zu den früheren Jäger- und Sammler-Kulturen zurück und die Nahrung wurde weniger abwechslungsreich. Die neue Lebensweise konnte mehr Menschen ernähren, aber es ging ihnen nicht unbedingt besser, denn die durchschnittliche Körpergröße nahm im Vergleich zu den Jägern und Sammlern ab, wie Skelettfunde aus dieser Zeit belegen.

Ackerbau und Viehzucht veränderten nicht nur die Ernährung grundlegend, sondern damit auch das Mikrobiom der Menschen. Insgesamt gesehen wurde die Speisekarte der bäuerlichen Gesellschaften eintöniger und gleichförmiger, sodass weniger bakterielle Spezialisten für besondere Aufgaben benötigt wurden. Durch das Mahlen von Getreide und Kochen von Nahrung gingen außerdem jene Bakterienarten zurück, die auf den Abbau sehr resistenter Pflanzenkomponenten spezialisiert sind. Dies spiegelt ein Vergleich zwischen Mikrobiomen heute lebender Jäger und Sammler einerseits und traditionell lebender Ackerbauern wider: In Gesellschaften, die hauptsächlich Ackerbau betreiben und überwiegend vegetarisch leben, sind kohlenhydratverwertende Bakterien stark vertreten. Typisch dafür sind Prevotella und Xylanibacter, die komplexe Kohlenhydrate von Pflanzen fermentieren (De Filippo et al. 2010).

Aber nicht nur das Mikrobiom, sondern auch das Verdauungssystem der Menschen veränderte sich seit der Jungsteinzeit, wie genetische Analysen zeigen. Mit dem Aufkommen des Ackerbaus wurden Getreide und andere stärkehaltige Pflanzenprodukte zur wesentlichen Energiequelle. Deshalb hatten jetzt Menschen, bei denen Mutationen von Verdauungsenzymen zu einer effizienteren Verdauung von Stärke führten, bessere Chancen, zu überleben und sich zu vermehren – die entsprechenden Genvarianten nahmen folglich in der Population zu. Ähnliche Anpassungen an neue Ernährungsgewohnheiten gab es auch in Gesellschaften, in denen Milchviehhaltung eine große Rolle spielte. Der ursprüngliche Bauplan des Säugetiers Mensch gibt vor, dass nur der Darm von Kindern eine Enzymausstattung hat, die eine Verdauung von Milch erlaubt. Als Erwachsener ist man eigentlich laktoseintolerant, sodass Genuss von Milch zu Blähungen und Verdauungsstörungen führt. Wer allerdings auch jenseits der Kindheit Milch und Milchprodukte noch gut verdauen und seinen Proteinbedarf aus dieser Quelle decken konnte, hatte einen überlebenswichtigen Vorteil. Deshalb nahm unter anderem in Nordeuropa die Häufigkeit von Menschen zu, bei denen das milchverdauende Enzym Laktase auch von Erwachsenen noch produziert wird (Walter und Ley 2011).

Als »zweite Ernährungsrevolution« könnte man die heute in Industrieländern bereits vollzogene und im Rest der Welt aktuell ablaufende Ernährungsumstellung bezeichnen. Ihre Erkennungsmelodie: »Von der Selbstversorgung zur industriellen Ernährung«. Hand in Hand mit den Veränderungen der Lebensmittel gingen der

Gebrauch von Antibiotika und Medikamenten, hoch entwickelte Hygiene und der Rückgang des Kontakts mit der Natur. Wie schnell die Umstellung auf westliche Lebensverhältnisse das Mikrobiom verändert, zeigt eine Studie mit asiatischen Immigranten in den USA. Schon neun Monate nach Ankunft in den USA hatte sich das Mikrobiom der Einwanderer verändert, indem die Häufigkeit von Prevotella-Bakterien, die Pflanzenfasern abbauen, zugunsten von Bacteroides abnahm. Parallel dazu ging auch die Artenvielfalt zurück und seltene Bakterien, die typisch für eine naturnahe Lebensweise sind, verschwanden. Diese Entwicklung verstärkte sich mit zunehmender Aufenthaltsdauer und vollzog sich über Jahrzehnte. Das Mikrobiom von Einwanderern der zweiten Generation unterschied sich nicht mehr deutlich von demjenigen einheimischer US-Bürger (Vangay et al. 2018).

Als Resultat ihres westlichen Lebensstils haben – wie zuvor gesagt – moderne Städter ein deutlich artenärmeres Mikrobiom als Jäger und Sammler, beziehungsweise Menschen traditioneller Agrargesellschaften. Wenig überraschend enthält das Mikrobiom moderner Städter viele Bakterienarten, die Zucker und andere leicht verfügbare Kohlenhydrate gut verwerten können und die resistent gegen Gallensaft sind, der bei fetten Mahlzeiten vermehrt ausgeschüttet wird. Diese Arten gedeihen gut bei Ernährung mit den süßen und fetten, industriell hergestellten Lebensmitteln, die unseren evolutionär bedingten Hunger nach kalorienreicher Nahrung bedienen. Besonders Bakterien der Firmicutes-Großgruppe finden dann gute Lebensbedingungen, wie zum Beispiel ein Vergleich zwischen afrikanischen und europäischen Mikrobiomen zeigt (De Filippo et al. 2010, Abb. 8). Auch die Tatsache, dass manche Firmicutes-Arten widerstandsfähige Sporen bilden, die trotz Hygiene relativ leicht übertragen werden können, mag zu ihrem Aufblühen in modernen Gesellschaften beigetragen haben.

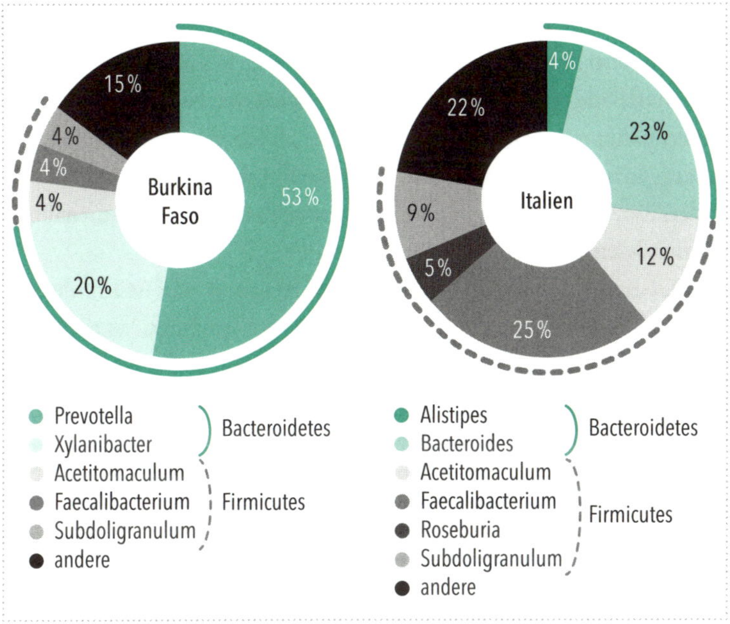

Abbildung 8. Zusammensetzung des Darmmikrobioms von Kindern aus Burkina Faso (Westafrika) oder Italien. Im Darm afrikanischer Kinder dominieren Bacteroidetes-Bakterien, die Pflanzenfasern abbauen, im Darm italienischer Kinder überwiegen Firmicutes-Bakterien, die typisch für den westlichen Lebensstil sind. *Verändert nach De Filippo et al. (2010).*

Wie stark verändert das innere Ökosystem von Menschen in Industrieländern ist, zeigt eine äußerst interessante Studie aus der Forschungsgruppe von Andrew Moeller: Sie verglich die Mikrobiome von US-Amerikanern, naturnah lebenden Menschen aus Venezuela und Malawi, sowie von Menschenaffen (Bonobos, Schimpansen, Gorillas) miteinander. Die evolutionäre Entfernung quantifizierten sie in einer Distanzmatrix. Es ergab sich eine Art Dreiecksbeziehung mit ganz klaren Unterschieden: Die Mikrobiome von Menschenaffen und US-Amerikanern lagen sehr weit auseinander, während die Darmflora der naturnah lebenden Menschen in der Mitte zwischen den beiden Extremen lag (Abb. 9). Demnach war der Unterschied zwischen der Darmflora von naturnah lebenden Menschen und US-Amerikanern ähnlich groß wie der zwischen Menschenaffen und naturnah lebenden Menschen. Offensichtlich hat sich, so legen die Daten nahe, beim Übergang vom naturnah lebenden Menschen zum Städter mit westlichem Lebensstil das Mikrobiom ebenso stark verändert wie beim Übergang vom Menschenaffen zum naturnah lebenden Menschen (Moeller et al. 2014).

Das Bemerkenswerte an diesem Dreiecksbild von Mikrobiomen ist die Zeitspanne, die zwischen den Punktwolken liegt. Während die Entwicklung vom Affenmikrobiom zu demjenigen des Menschen in

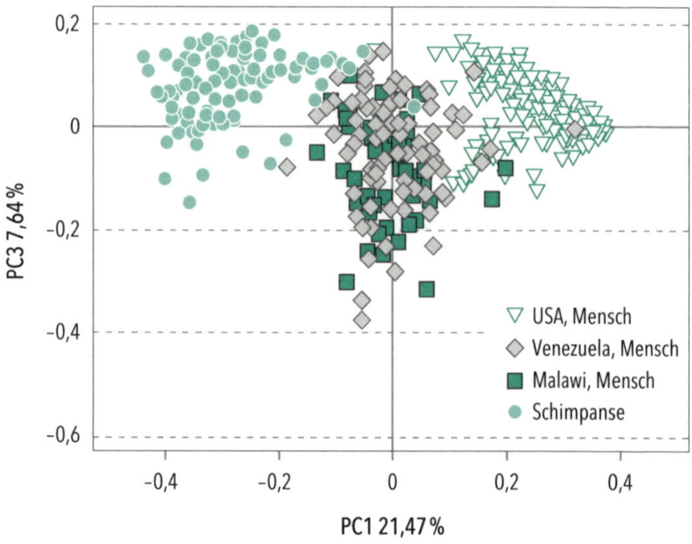

Abbildung 9. Vergleich von Mikrobiomen durch eine Distanzmatrix. Die Mikrobiome von Schimpansen *(links)*, naturnah lebenden Menschen in Südamerika und Afrika *(Mitte)*, sowie von US-Bürgern mit westlichem Lebensstil *(rechts)* unterscheiden sich sehr stark. Dabei sind die Unterschiede zwischen Schimpansen und naturnah lebenden Menschen ähnlich groß wie die zwischen naturnah lebenden Menschen und US-Bürgern. *Verändert nach Moeller et al. (2014).*

ca. 5 Millionen Jahren ablief, erfolgte die Veränderung vom Mikrobiom des naturnah lebenden Menschen zum Mikrobiom des modernen Städters quasi blitzartig in nur etwa 60 Jahren. Mit der Einführung industriell produzierter Lebensmittel, von Fast Food, Zuckergetränken und Medikamenten hat der Mensch die Lebensgrundlage seines Mikrobioms massiv verändert. Daraufhin haben sich neue Bakterien ausgebreitet, die nicht gut zu uns passen, weil sie das Zusammenspiel mit dem Darm und dem Immun- und Nervensystem nicht so gut beherrschen wie die altgedienten Kooperationspartner des Menschen. Deshalb stottert der Dialog zwischen unserem steinzeitlichen Darm und dem »modernen« Mikrobiom, und Entzündungskrankheiten sind die Folge. Offensichtlich haben wir jetzt einen ausgeprägten Mangel an Bakterien, die unser Immunsystem beruhigen, sodass empfängliche Menschen leicht an Allergien und anderen Entzündungskrankheiten leiden. Wenn wir die Ernährung und Lebensweise wieder etwas zurückdrehen und damit die Lebensgrundlage für ein Mikrobiom schaffen würden, das besser zu uns passt, wäre viel gewonnen.

Wie Bakterien ihren Wirt verändern

Fremdgesteuert: Ein Beispiel aus der Parasitenwelt

Aus der Sicht von kommensalen Bakterien muss ein Wirt fantastische Möglichkeiten bieten! Eine Umgebung, die Schutz, Wärme und ständigen Nachschub an Nahrung liefert, wenn man seinen Gastgeber nur richtig behandelt. Allerdings müssten die Bewohner vermeiden, ihn auf dem falschen Fuß zu erwischen und seine Immunantwort auf den Plan zu rufen, sonst ginge die Rechnung nicht auf. Wirklich schlauen Bakterien könnte man aber noch mehr zutrauen – sie könnten ihren Wirt so steuern, dass er ihre Bedürfnisse erfüllt. Ein Beispiel: Wäre es nicht clever von Darmbakterien, die auf bestimmte Pflanzenfasern spezialisiert sind, in uns einen Heißhunger, etwa auf Bananen, zu entfachen? Wenn dann Bananenfasern im Darm ankämen, hätten diese Bakterien ihr ideales Futter. Die Produktion einer Substanz, der das Verlangen nach Bananen steigert, wäre damit ein Selektionsvorteil für die Art und würde dazu führen, dass sie sich gegen Konkurrenten durchsetzen könnte. Der fremdgesteuerte Wirt hätte gegen seinen eigenen Willen der cleveren Bakterienart in den Sattel geholfen.

Da die Mikrobiomforschung erst ziemlich am Anfang steht, kennt man noch keine Beispiele eines wirklichen, durch die Bakterien verursachten »fremddienlichen Verhaltens«, wie der Sachverhalt im Fachjargon heißt. Immerhin weiß man aber, dass unsere bakteriellen Bewohner Stimmungen und das Verhalten ihrer Wirte beeinflussen, sogar deren Esslust (De Wouters et al. 2021), allerding ohne dass damit notwendigerweise ein Nutzen für sie verbunden ist. Aus anderen Bereichen der Biologie gibt es aber zahlreiche Beispiele dafür, in welchem Maß die Evolution Bewohner mit Fähigkeiten ausgestattet hat, ihre Wirte gezielt zu beeinflussen. Deshalb möchte ich hier von den Bakterien abschweifen und einen Parasiten von Tieren vorstellen, der ein Meister der Manipulation ist und das Verhalten seines Wirts zum eigenen Vorteil dramatisch verändert. Vielleicht haben kommensale Bakterien ähnliche weit entwickelte, bislang unentdeckte Fähigkeiten ihren Wirt zu beeinflussen. Wie gesagt: Das folgende Beispiel soll nur das Potenzial der Evolution illustrieren – ob man bei Bakterien jemals solche Fähigkeiten entdecken wird, muss die Zukunft zeigen.

Auf der Suche nach einem interessanten Thema für meine Diplomarbeit als Biologe stieß ich auf den »Kleinen Leberegel«, einen etwa 1 cm langen parasitischen Wurm, der dann meinen beruflichen Werdegang prägen sollte. Diesen Wurm und die Biologie ähnlicher Lebewesen überhaupt fand ich so faszinierend, dass die Parasitologie später mein Berufsfeld wurde.

Der Parasit, der mich in seinen Bann schlug, lebt als Geschlechtstier in den Gallengängen der Leber von Schafen und von anderen

Tieren und ernährt sich dort von Zellen und Schleim. Seine Eier werden mit dem Kot des Wirtes ausgeschieden und müssen dann von einer ganz bestimmten Schneckenart gefressen werden, in der die Larven des Wurms heranwachsen. Da Schafe keine Schnecken fressen, entwickelte der Kleine Leberegel per Evolution eine ausgeklügelte Strategie um seine Nachkommen trotzdem in das nächste Schaf zu lenken: Er benutzt Ameisen, deren Verhalten er manipuliert, als Fähre.

Um diese Fähre zu kapern, verlassen die Parasitenlarven frühmorgens, zur beginnenden Ameisen-Rushhour, ihre Wirtsschnecke. Diese Würmchen sind höchst attraktiv für Ameisen und werden gern von den patroullierenden Frühaufstehern gefressen. Die meisten wandern in den Hinterleib ihres neuen Wirtes, während eine einzelne Larve das Gehirn der Ameise ansteuert und sich dort in einem ganz bestimmten Bereich niederlässt. Dort wartet sie, bis die Geschwister im Hinterleib sich weiterentwickelt und mit einer schützenden Hülle umgeben haben. Nach etwa einem Monat wird der »Hirnwurm« dann aktiv und programmiert das Verhalten der Ameise um.

Während normale Ameisen abends ins Nest zurückkehren, erklimmen die infizierten Insekten, wenn es kühler wird, Pflanzen in der Nähe des Nestes und verbeißen sich dort. Ihre Kiefer verkrampfen sich derart, dass die Ameisen die Pflanze erst loslassen können, wenn am nächsten Morgen die Temperaturen wieder steigen. Damit ist gewährleistet, dass in den frühen Morgenstunden, pünktlich zur Frühstückszeit der Schafe, das frische Grün mit infizierten Ameisen garniert ist. So treibt der Hirnwurm seine Wirtsameise in den Selbstmord, denn sie wird vom Schaf mit dem Futter verdaut. Im Gegensatz dazu passieren die Parasitenlarven im Hinterleib dank ihrer Schutzhülle den Magen des Schafes, besiedeln die Leber und entwickeln sich weiter zu Geschlechtstieren. Damit ist der Lebenszyklus des Parasiten geschlossen (Lucius et al. 2018).

Diese fremdgesteuerte Ameise gehört zu den überzeugendsten Beispielen dafür, wie weitgehend Bewohner ihren Wirt umprogrammieren können. Die Steuerung der Ameisen-Zombies ist fabelhaft präzise, der Hirnwurm sitzt immer in der gleichen Hirnregion und sorgt dafür, dass die Ameisen sich rechtzeitig den Schafen zum Fraß anbieten. Bisher ist vollkommen unbekannt, wie der Hirnwurm sein Zielgebiet ortet, punktgenau in den Hirnstoffwechsel seines Ameisenwirtes eingreift und dann das alternative Verhaltensprogramm einschaltet, wenn seine Geschwister im Hinterleib der Ameise reisebereit sind.

Aber es geht hier auch nicht um das »Wie«. Das Wichtige an diesem Beispiel ist, dass der Parasit durch den Erfolgsdruck der Evolution einen unglaublich präzisen Mechanismus entwickelt hat, um den Wirt zu steuern. Mit ähnlich ausgefeilten Mechanismen könnten kommensale Bakterien, die sich ja während Millionen von Jahren gemeinsam mit dem Menschen entwickelt haben, das Immunsystem ihres Wirts manipulieren. Mit ganz spezifisch wirkenden Stoffwechselprodukten könnten sie zum Beispiel Entzündungsreaktionen hemmen und so ein harmonisches Zusammenleben mit ihrem Gastgeber bewirken.

Dick oder dünn – eine Frage des Mikrobioms?

»Beeinflusst das Mikrobiom seinen Wirt?« – dieses Thema trieb die Wissenschaft um, nachdem man in den 2010er-Jahren die Komplexität unseres inneren Ökosystems kennengelernt hatte. Jeffrey Gordon von der Washington University in St. Louis, USA, stimulierte 2013 die wissenschaftliche Diskussion mit einer Studie, deren Ergebnisse eindeutig zeigten, dass Körpergewicht und Mikrobiom zusammenhängen (Ridaura et al. 2013, Abb. 10). Den Einfluss von Bakterien gerade am Körpergewicht aufzuzeigen, war ein genialer Schachzug: Nahezu jeder Erwachsene achtet ja früher oder später auf seine Figur und außerdem sind Pfunde etwas Handfestes. Darunter kann sich jeder etwas vorstellen, anders als unter der Veränderung irgendeines Stoffwechselparameters. Zudem ist das Thema ja von höchster Brisanz wegen der Übergewichtsepidemie mit ihrem erhöhten Risiko für Stoffwechsel- und Entzündungskrankheiten.

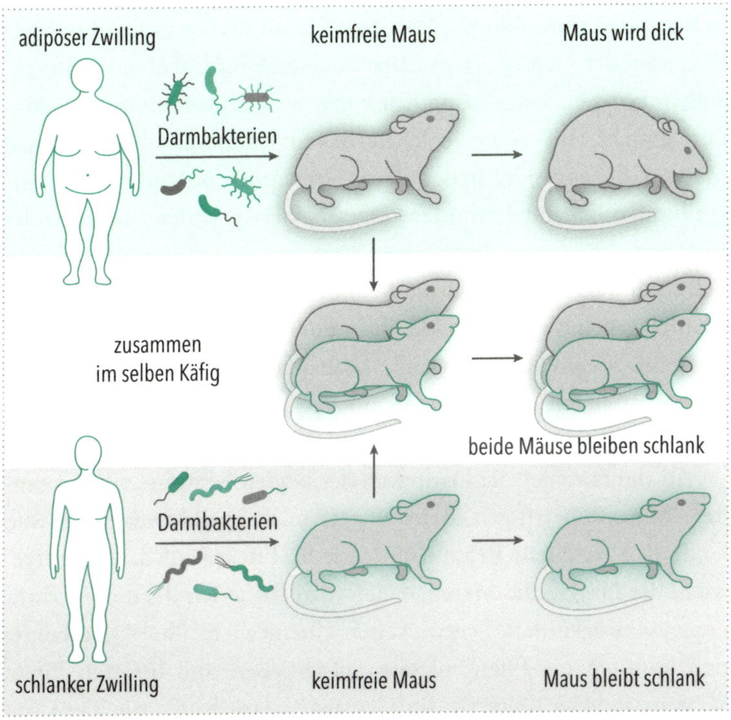

Abbildung 10. Einfluss des Mikrobioms auf das Körpergewicht von Mäusen in Experimenten von Ridaura et al. (2013). Der Transfer der Darmflora eines dicken Zwillings auf keimfreie Mäuse führte zur Gewichtszunahme, während die Darmflora eines schlanken Zwillings diesen Effekt nicht hatte. Bei gemeinsamer Haltung von Mäusen dominierte die Darmflora des schlanken Zwillings und die Mäuse blieben schlank. *Verändert nach Gerard (2016).*

Für ihre Studie hatten Gordon und seine Mitarbeitenden einen Ansatz gewählt, der auf einer Kombination von Human- und Mausstudien beruhte. Sie identifizierten zunächst ein Paar von eineiigen Zwillingsschwestern, von denen eine normalgewichtig war, während die andere unter Fettleibigkeit litt. Da eineiige Zwillinge genetisch identisch sind, schieden Unterschiede der Erbanlagen als Ursache für die Gewichtsunterschiede aus und die Forscher konzentrierten sich auf das Mikrobiom. Dazu nutzten sie die Tatsache, dass viele Bakterien der menschlichen Darmflora auch im Darm der Maus gedeihen können, wenn keine Konkurrenz durch ortsansässige Bakterien besteht. Bei einem solchen Bakterientransfer überträgt man Mäusen, die entweder steril aufgezogen wurden oder mit Breitbandantibiotika behandelt wurden, Darmbakterien anderer Mäuse oder auch von Menschen. Im leeren Darm der Empfängertiere können sich auch Bakterien ansiedeln, die unter normalen Umständen keine Chance gegen die bestehende Darmflora hätten. Die Effekte dieser Darmbesiedelung auf Gewicht, Verhalten, Immunantworten und andere Parameter werden dann im Vergleich mit Kontrollgruppen beobachtet.

Als die Forscher die Darmflora der beiden Schwestern auf keimfreie Mäuse übertrugen, deren Futter reich an Pflanzenfasern war, fanden sie zu ihrem Erstaunen deutliche Effekte auf das Körpergewicht der Nager. Die Mäuse, denen man Bakterien des dicken Zwillings übertragen hatte, entwickelten Übergewicht! Ihre Darmbakterien konnten die Pflanzenfasern aufschließen und lieferten ihrem Wirt zusätzliche Kalorien. Im Gegensatz dazu legten die Tiere mit dem Mikrobiom des schlanken Zwillings kein Gewicht zu, weil ihre Bakterien die Pflanzenfasern im Futter weniger effizient ausnutzten. Also hängt das Körpergewicht unter anderem vom Mikrobiom ab! Auch bei Menschen gibt es inzwischen eine Vielzahl von Studien, die diese Ergebnisse bestätigen. Man weiß, dass die Darmflora im Durchschnitt etwa 10 % des gesamten Kalorienbedarfs liefert. Im Fall der Zwillingsschwestern hatte das übergewichtige Mädchen Bakterien in ihr Mikrobiom eingemeindet, die aus Pflanzenfasern besser Kalorien herausholten als die Darmflora ihrer Zwillingsschwester. Selbst kleine Unterschiede in der Effizienz des Mikrobioms summieren sich im Lauf der Zeit und machen sich in Form zusätzlicher Kilos bemerkbar.

Noch erstaunlicher: Hielt man mit Stuhl des schlanken beziehungsweise des dicken Zwillings behandelte Mäuse gemeinsam in

Käfigen, so blieben alle Mäuse schlank. Eine Untersuchung der Mikrobiome ergab, dass aus den Mäusen mit schlankmachendem Mikrobiom Bacteroides-Bakterien in die Käfiggenossen übergewandert waren und ihren Darm besiedelt hatten. Die Erklärung: Mäuse, wie auch viele andere Tiere, fressen Kot und reichern sich damit die Bakterienflora an. Bei der gemeinsamen Haltung in einem Käfig tauschten die Mäuse Darmbakterien aus. Unter diesen Bedingungen konnten sich im Darm die schlankmachenden Bacteroides-Bakterien gegen die dickmachende Konkurrenz durchsetzen und sie verdrängen (Ridaura et al. 2013).

In Versuchen mit Mäusen wirkten auch andere Bakterien als Schlankmacher und gerieten damit sofort in das Visier der Wellness-Industrie: Akkermansia municiphila nutzt den Darmschleim als Quelle von Kohlenhydraten und kurbelt deshalb die Mukusproduktion an. Die verstärkte Schleimschicht bewirkt eine dichtere Darmbarriere, die Entzündungen hemmt und dadurch auch die Entstehung von Übergewicht bremst. Eine ähnliche Wirkung haben auch abgetötete Bakterien, sodass ein Medikament auf der Basis von Akkermansia Aussicht auf Erfolg haben könnte (Plovier et al. 2017). Einen vergleichbaren gesundheitsfördernden Effekt haben auch das relativ häufige Darmbakterium Faecalibacterium prausnitzii (Miquel et al. 2013) und Christensenella (Morotomi 2012, Goodrich et al. 2014). Allerdings sind solche probiotischen Bakterien trotz ihrer interessanten Eigenschaften mit Vorsicht zu genießen, denn manche führen ein Doppelleben: Bei unzureichender Versorgung mit Ballaststoffen machen sie sich zu stark über den Darmschleim her, sodass die Darmbarriere leidet und dadurch die Neigung zu Entzündungen und die Anfälligkeit für Infektionen steigt (Desai et al. 2016).

Den umgekehrten Effekt, nämlich Übergewicht aufgrund einer einzigen Bakterienart, zeigten die chinesischen Forscher Fei und Zhao von der Jiao Tong University in Shanghai. Bei einem ihrer Patienten, der unter krankhaftem Übergewicht litt, bestand das Darmmikrobiom zu 35 % aus Enterobacter cloacae-Bakterien, die bei fettreicher Kost gut gedeihen. Diese Art kommt sonst nur in geringeren Dichten vor. Gab es einen Zusammenhang zwischen Mikrobiom und Übergewicht? Um Aufschluss darüber zu erhalten, besiedelten die Forscher den Darm von keimfreien Mäusen mit Enterobacter-Bakterien aus dem dicken Patienten. Und tatsächlich: Bei Ernährung mit sehr fetthaltigem Futter nahmen die Tiere der Versuchsgruppe viel stärker zu als die der Kontrollgruppe. Vermutlich löste Enterobacter cloacae Entzündungsvorgänge aus, die ihrerseits Übergewicht befördern (Fei und Zhao 2013). Der Bakterienspender verlor übrigens 51 kg von den 175 kg, die er vorher gewogen hatte, nachdem man seinen Bakterien die Lebensgrundlage entzogen hatte, indem man den Patienten auf pflanzliche und traditionelle chinesische Kost umstellte. In seinem Stuhl waren die bakteriellen Dickmacher danach nicht mehr nachweisbar.

Diese Studien zeigen, dass die Darmflora das Körpergewicht durch die Effizienz der Nahrungsverwertung und durch Einwirkung auf Entzündungsvorgänge beeinflussen kann. Fettpolster haben dann ihrerseits entzündungsfördernde Wirkung, da Fettzellen entzündungsfördernde Zytokine, die Adipokine, produzieren. Besonders das im Bauchraum eingelagerte Fett (das »Viszeralfett«) hat eine fatale Wirkung. Dabei handelt es sich *nicht* um den als »Hüftgold« veralberten Bauchspeck, sondern um Fettgewebe, das sich um den Darm herum ablagert. Wer viel von diesem Viszeralfett mit sich schleppt, hat durch die Adipokine eine stärkere Tendenz zu Entzündungsreaktionen, unabhängig von den anderen Gesundheitsrisiken, die Übergewicht mit sich bringt.

Allerdings sollte man dem Mikrobiom nicht zu viel Verantwortung für das Körpergewicht zuschieben. Der Darm hat nämlich von sich aus in puncto Nahrungsaufnahme keine feste Obergrenze einprogrammiert und nimmt auf, was sich an leicht zugänglichen Nährstoffen anbietet. Wesentlich für den Taillenumfang ist deshalb die schiere Menge der Nahrung und ihr Kaloriengehalt. Gerade wer gern zucker- und fettreiche Nahrung schlemmt, ohne sich viel zu bewegen, bekommt die Quittung für die überzähligen Kalorien in Form von Fettpolstern. Wer dagegen maßvoll isst und durch gesunde Ernährung ein Schlankmacher-Mikrobiom züchtet, wird weniger Ärger mit zusätzlichen Kilos haben.

Darmbakterien steuern auch das Verhalten

Nicht nur das Gewicht, sondern auch das Verhalten von Mäusen wird durch die Darmflora mitbestimmt. Eine der bahnbrechenden Beobachtungen zu dieser Frage stammt von dem Neurowissenschaftler Premysl Bercik und seiner Arbeitsgruppe von der MacMaster University in Ontario (Kanada). Die Forscher nutzten dazu durch Inzucht entstandene Mausstämme, die »von Natur aus« unterschiedliches Verhalten zeigen: BALB/c-Mäuse sind eher ängstlich und nicht besonders gesellig; nennen wir sie »schüchterne« Mäuse. Im Gegensatz dazu sind Tiere des NIH-Swiss-Stammes relativ neugierig und lieben Sozialkontakt, man könnte sie als »muntere« Mäuse bezeichnen.

Behandelte man schüchterne oder muntere Mäuse mit Breitband-Antibiotika, veränderte sich – wenig überraschend – die Zusammensetzung ihrer Mikrobiome. Gleichzeitig verkehrte sich aber für mehrere Wochen das jeweils typische Verhaltensmuster der Mausstämme ins Gegenteil: Die schüchternen Mäuse wurden munter und die munteren Mäuse zurückhaltend. Als die Wirkung des Antibiotikums nachließ und die Darmflora sich nach mehreren Monaten wieder regeneriert hatte, normalisierte sich auch das veränderte Verhalten wieder (Bercik et al. 2011).

Bercik und seine Mitarbeiter prüften daraufhin durch Bakterientransfer, ob das Mikrobiom für die Veränderungen verantwortlich war. Sie übertrugen Darmbakterien von schüchternen auf muntere Mäuse, denen man vorher durch Antibiotika das eigene Mikrobiom entfernt hatte, und umgekehrt. Die Empfängermäuse zeigten daraufhin das für die Spendertiere typische Verhalten: Während die ehemals schüchternen Mäuse, denen man die Darmflora der munteren

Tiere übertragen hatte, wagemutiger wurden, waren die ehemals munteren Mäuse nach dem Bakterientransfer ängstlicher und zeigten depressionsähnliche Verhaltensweisen. Mit weiteren Experimenten konnte man anchweisen, dass der Effekt des transplantierten Mikrobioms weder auf Nervensignalen, noch auf veränderten Immunreaktionen beruhte, sondern durch Stoffwechselprodukte der Bakterien bedingt sein musste. Dieses für die Mausstämme typische Verhalten war also durch die Darmbakterien bestimmt!

Mittlerweile gibt es eine Vielzahl solcher Experimente, die in dieselbe Richtung zeigen: Das Mikrobiom beeinflusst durch unterschiedliche Mechanismen die psychischen Grundstimmungen von Mäusen. Und noch mehr: Eine Behandlung mit einem einzelnen Stamm von Bakterien konnte im Mausmodell sogar depressives Verhalten und autismusähnliche Störungen deutlich verbessern, ein aufsehenerregendes Ergebnis! (Hsiao et al. 2013). Der Grund: Die Stimulation der Darmepithelzellen durch die Bakterien führte zu einem dichteren Abschluss der Darmbarriere, sodass bestimmte schädliche Stoffwechselprodukte der Bakterien nicht in das Blutgefäßsystem gelangten. Da auch beim Menschen ähnliche Wirkungen nachgewiesen wurden (z.B. Pinto-Sanches et al. 2017), gibt es zahlreiche Versuche, Depressionen und die gerade in den USA immer häufiger werdenden autismusähnlichen Störungen durch Gabe bestimmter Laktobazillen, Bifidobakterien oder Bacteroides-Arten zu behandeln. Mittlerweile gibt es als Bezeichnung für diese neue Klasse von solchen psychoaktiven Heilmitteln das Kunstwort »Psychobiotika« (Sarkar et al. 2016). Wer sich ausführlicher über diese Auswirkungen des Mikrobioms auf die Psyche informieren möchte, sollte unbedingt »Das zweite Gehirn« von Emeran Mayer (2016) lesen.

Mikrobielle Gefahrsignale trainieren die Immuntoleranz

Wenn kommensale Bakterien das Gewicht und das Verhalten ihrer Wirte beeinflussen können, sollte man unseren Bewohnern ohne Weiteres zutrauen, auch in das Immunsystem einzugreifen. In der Tat wirken Bakterien – sozusagen konstruktionsbedingt – als Alarmsignal für das Immunsystem, denn sowie der Körper bakterientypische Moleküle spürt, wirft er seine Entzündungsmaschinerie an, um Pathogene abzuwehren. Bakterien, Viren und Pilze sind nämlich verwandtschaftlich so weit vom Menschen entfernt, dass manche ihrer Komponenten vollkommen anders aufgebaut sind als unsere Bestandteile. Wie weiter vorn gesagt: Man könnte sie als molekulare Markenzeichen von Mikroben bezeichnen. Die Gegenwart solcher Moleküle bedeutet potenzielle Gefahr, selbst wenn nur harmlose Bakterien im Spiel sind.

Als solche Gefahrsignale wirken Oberflächenmoleküle, aber auch Bestandteile von Bakteriengeißeln und bestimmte DNA-Sequenzen. Übrigens fungieren auch manche körpereigenen Substanzen, die bei Verletzungen frei werden, als Gefahrsignale und stimulieren Entzündungsantworten. Solche Moleküle werden von Zellen des angeborenen Immunsystems – dem einfachen, aber sehr effizienten Teil des Immunsystems, das wir mit den Insekten gemeinsam haben – wahrgenommen. Sofort leiten sie eine Entzündung ein, indem sie andere Immunzellen anlocken und zum Angriff aktivieren, um die vermeintlichen Eindringlinge auszumerzen.

Selbst wenn harmlose Bakterien die Schleimschicht schädigen und dem Darmepithel zu nahe kommen, wird das angeborene Immunsystem aktiviert. Richtig gefährlich wird es aber, wenn Bakterien die Darmbarriere durchbrechen und sich im Bauchraum oder im Blut vermehren. Dann schaltet das Immunsystem auf höchste Alarmstufe und setzt eine Reaktionskaskade, den »septischen Schock« in Gang, die häufig tödlich endet. Bakterien und Immunsystem sind deshalb von sich aus ebenso wenig miteinander vereinbar wie Feuer und Wasser. Die Haltung von Billionen potenziell gefährlicher Bewohner in unserem Inneren ist eigentlich ein Spiel mit dem Feuer, eine tickende Zeitbombe im Bauch.

Zu den wichtigsten Gefahrsignalen gehört das im Zusammenhang mit E. coli weiter vorn erwähnte bakterielle Lipopolysaccharid

(LPS), ein Baustein der Außenhülle vieler Bakterien. Schon in winzigsten Mengen stimuliert dieser Stoff Immunzellen sehr stark. Generationen von Immunologen haben dieses Molekül von E. coli und seine Wirkung auf das Immunsystem erforscht. LPS ist fast überall nachweisbar: im Boden, im Trinkwasser, in Lebensmitteln. Auch in Staub ist es enthalten und wo es dichte Bakterienansammlungen gibt, ist die Substanz unweigerlich in großen Mengen vorhanden, sodass man sie einatmet. LPS wird auch von vielen Darmbakterien produziert, sodass die Darmschleimhaut diesem Stoff ständig ausgesetzt ist. Allerdings – und das ist wichtig zu wissen – ist LPS nicht gleich LPS, denn das Zellwandmolekül anderer Bakterienarten kann durchaus weniger stimulierend sein als dasjenige von E. coli und seinen engen Verwandten. Würde beim Menschen Kontakt mit einem so häufigen und potenten Stimulator jedes Mal zu einer Überaktivierung von Immunzellen führen, liefe unser Immunsystem ständig Amok und die Kollateralschäden wären immens. Zum Glück begrenzen effiziente Mechanismen die Wirkungen von LPS und tragen sogar zum Aufbau von Immuntoleranz bei.

Bei LPS beobachtet man, dass Immunzellen bei Erstkontakt mit dem Molekül sehr stark reagieren; danach ist die Reaktion aber zumindest für eine Zeit lang blockiert. Das Immunsystem wird also durch Kontakt mit dem bakteriellen Gefahrsignal gegen weitere Störungen regelrecht imprägniert, sodass es nicht entgleist, wenn es anschließend größeren Mengen von LPS ausgesetzt ist. Kleine Mengen des schädigenden Stoffes stimulieren also Regulationsmechanismen und schützen gegen starke Belastung. Bart Lambrecht und Hamida Hammad von der belgischen Universität Gent vergleichen den Vorgang mit der Veränderung einer Stellschraube, die bei mehrfachem Kontakt mit LPS die Sensitivität herabsetzt. Ihre Arbeitsgruppe identifizierte einen entscheidenden Puzzlestein dieser Entzündungshemmung, indem sie Mäuse wiederholt kleine Dosen von LPS einatmen ließen und deren Reaktion maßen. Bei einmaligem Kontakt löste LPS wie erwartet eine Entzündung der Lunge aus, bei wiederholter Behandlung unterblieb die Reaktion aber und es wurde ein Enzym gebildet, das die Weiterleitung der Information »Gefahr im Verzug« innerhalb der Zellen blockiert. Das Interessante: Das Schlüsselenzym A20 machte die Lungen nicht nur unempfindlich gegen LPS, sondern auch gleichzeitig gegen andere immunologische Reize. So bekamen Mäuse mit intaktem A20-Enzym kein Asthma, wenn sie allergieauslösenden Substanzen ausgesetzt waren. Fehlte den Mäusen hingegen das Enzym, konnte die Entzündungshemmung nicht eingeschaltet werden und Asthma entwickelte sich (Schuijs et al. 2017). Durch den A20-Mechanismus trainieren die ansonsten schädlichen, entzündungsfördernden bakteriellen Gefahrsignale also die Immuntoleranz!

Auch beim Menschen spielt das A20-Enzym eine wichtige Rolle, denn Kinder mit einem Defekt des entsprechenden Gens können die Stellschraube nicht regulieren und haben – genau wie die Mäuse, denen das Enzym fehlt – eine erhöhte Wahrscheinlichkeit, an Allergien zu leiden (Schuijs et al. 2017). Eine ähnliche Justierung von Immunantworten wirkt wahrscheinlich auch im Darm und imprägniert die Darmzellen gegen Fremdreize. Häufiger Kontakt mit Bakterien kann also desensibilisieren! In diesem Zusammenhang hat die alte Spruchweisheit »Dreck macht Speck« also durchaus einen Sinn.

Entzündungshemmende oder -stimulierende Bakterien

Neben den bakteriellen Gefahrsignalen, die durch den Bauplan unserer Bewohner bedingt sind, gibt es aber auch eine Vielzahl anderer Moleküle, die auf den Wirt wirken. So fallen bei Stoffwechsel viele unterschiedliche Abbauprodukte an und auch die bakterielle Zellwand enthält wirksame Substanzen, die Entzündungsantworten bremsen. Um deren Wechselwirkung mit dem Immunsystem zu analysieren, hat man – ähnlich wie bei den Studien zur Gewichtsregulation – aus Menschen stammende Bakterienstämme in keimfreie Mäuse übertragen und die Effekte auf das Immunsystem der Maus untersucht. Mit diesem Ansatz arbeitete zum Beispiel das Team von

Dennis Kasper von der Harvard Medical School in Boston in einer wegweisenden Studie (Geva-Zatorsky et al. 2017). Dazu isolierten die Forscher 53 Bakterienstämme aus dem menschlichen Darm, besiedelten damit jeweils den Darm keimfrei aufgezogener Mäuse und charakterisierten deren Immunzellen. Die Ergebnisse zeigten, dass etwa ein Drittel der Bakterienstämme in den Mäusen die Entwicklung regulatorischer T-Zellen (Tregs) stimuliert hatte, die mit ihren hemmenden Zytokinen Entzündungsantworten herabregulieren. Die Tregs sind Schlüsselelemente der Immuntoleranz. Interessant: Die Entzündungsbremse konnte von ganz unterschiedlichen Bakterienarten gedrückt werden, wurde also nicht nur von einer bestimmten Verwandtschaftsgruppe betätigt. Die Fähigkeit zur Immunhemmung ist bei friedlichen Darmbewohnern also weit verbreitet. Manche der hemmenden Komponenten sind molekular schon näher charakterisiert. So enthalten mehrere Bacteroides-Arten ein Polysaccharid, das in Zellkulturen die Entwicklung regulatorischer T-Zellen fördert und die Produktion des hemmenden Zytokins IL-10 induziert (Neff et al. 2016). Man kann vermuten, dass solche Darmbakterien, die Entzündungsantworten bremsen, sich im Verlauf der Evolution besonders gut als Kommensale bewährt haben.

Wie relevant die bremsenden Bakterien im Darm sind, zeigt sich bei unterschiedlichsten Krankheiten. Starke Entzündungsaktivität geht bei Patienten üblicherweise mit geringeren Dichten von entzündungshemmenden Bakterien einher. Sogar bei COVID-19-Infektionen bestand diese Verbindung, wie ein Vergleichen des Mikrobioms von Patienten mit unterschiedlich starken klinischen Symptomen zeigte. Personen mit ausgeprägter Symptomatik, die ja sehr stark auf Entzündungsantworten beruht, hatten sehr niedrige Dichten von entzündungshemmenden Darmbakterien. Im Gegensatz dazu wiesen Patienten mit milden Symptomen höhere Dichten und gesunde Personen die höchsten Dichten auf. Die Entzündungsbremser im Darm sind alte Bekannte: In diesem Fall waren es Bifidobakterien, Faecalibacterium prausnitzii und Eubacterium rectale (Zuo et al.

2020, Yeoh et al. 2021, Moreira-Rosario et al. 2021). Die Forschenden vermuten, dass bei COVID-19-Infektionen die Darmbewohner die Entzündungsantworten der Patienten abmildern, die sonst zu einem potenziell tödliche Zytokinsturm führen. In einer anderen Studie, die allerdings noch durch unabhängige Begutachtung abgesichert werden muss, wies man nach, dass schwere Symptomatik und Todesfälle bei COVID-19-Infektionen mit dem Auftreten des entzündungsfördernden Bakteriums Enterococcus faecalis im Darmmikrobiom zusammenfallen (Ward et al. 2021). Diese Befunde deuten darauf hin, dass man das Mikrobiom prognostisch nutzen kann, um besonders gefährdete Personen frühzeitig zu identifizieren.

Während viele kommensale Bakterien das Immunsystem dämpfen und den Darm beruhigen, gibt es aber auch Bewohner, die eine gegenteilige Wirkung haben: Sie heizen die Immunantwort des Wirtes an. Bei Mäusen beobachtete man, dass bestimmte Darmbakterien, die »Segmentierten Fadenförmigen Bakterien« (SFBs), im Dünndarm direkt an der Oberfläche von Darmzellen sitzen und sogar etwas in das Zellinnere eindringen. Diese Bakterien programmieren Darmepithelzellen und Immunzellen für eine gesteigerte Abwehr von Krankheitserregern. Sie aktivieren die Zellen des Epithels derart, dass sie fester zusammenrücken und einen noch dichteren Abschluss bilden. Damit wird die Darmwand noch undurchlässiger für Krankheitserreger. Außerdem aktivieren sie das Immunsystem der Maus so, dass sehr aggressive Immunantworten in Gang gesetzt werden. Diese Antworten des Th17-Typs halten pathogene Bakterien im Darm und auf anderen Schleimhäuten in Schach.

Zur Überraschung der Forscher reichte der Effekt der SFBs im Darm sogar bis in die Lungen der Tiere: Dort wurden bestimmte Erreger von Lungenentzündung sehr nachhaltig von Immunantworten dezimiert. Diese Aktivierung des Immunsystems durch Bakterien im Darm hat aber einen Preis, denn bei Mäusen können SFB-Bakterien bestehende Autoimmunantworten verstärken (Schnupf et al. 2017). Auch bei Menschen hat man eng verwandte Bakterien gefunden und vermutet, dass sie ebenfalls aggressive Immunantworten in Gang setzen können, die ihre Vor- und Nachteile haben. Interessant ist, dass diese SFBs bei Tieren und Menschen die einzigen bekannten Bakterien sind, denen der Wirt einen derart engen Kontakt mit seinen eigenen Zellen erlaubt, ohne dass massive Abwehrreaktionen ausgelöst werden. Bemerkenswert ist außerdem, dass sie nur bei Jungtieren vorkommen. Es könnte gut sein, dass diese Kommensalen in der frühen Phase des Lebens wichtig sind, um das Immunsystem zu kalibrieren.

Probiotika

Kann man sein Mikrobiom nicht schnell und gründlich mit ganz gezielten Methoden verändern, um rundum gesünder zu sein und auch das Risiko von Entzündungskrankheiten zu senken? Wie wäre es mit einem morgendlichen Cocktail von Bakterien, die den Darm besiedeln, Krankheitserreger zurückdrängen, das Immunsystem im Gleichgewicht halten und außerdem noch ein paar wertvolle Vitamine liefern? Die Werbung suggeriert, dass »Probiotika«, wohltuende Mikroorganismen, diesen Effekt haben. Nach einer Definition der WHO handelt es sich dabei um lebende Mikroorganismen, die einen Gesundheitsvorteil für den Wirt haben, wenn sie in passender Menge verabreicht werden. Mit dem Namen »Probiotikum« dürfen sich also unterschiedlichste Produkte schmücken.

Ein gutes Beispiel für ein probiotisches Bakterium ist »E. coli Nissle 1917«, das vor mehr als 100 Jahren beschrieben wurde und auch heute noch zur Behandlung chronischer Darmentzündungen sowie von Durchfällen bei Säuglingen und Kleinkindern als Arzneimittel zugelassen ist. Die Geschichte des ältesten auf dem Markt befindlichen Probiotikums reflektiert auch die Entwicklung der Bakteriologie: Zu Beginn des 20. Jahrhunderts, noch vor dem Anbruch des Zeitalters der Antibiotika, bemühten sich Forschende, bakterielle Krankheitserreger durch andere Bakterien zu bekämpfen. Man hatte beobachtet, dass sich in gemischten Bakterienkulturen unter bestimmten Bedingungen eine Art gegen die anderen durchsetzte. Konnte man diesen Effekt nicht ausnutzen, um Schadbakterien zu begrenzen? Der junge Mediziner Alfred Nissle, Leiter des Badischen Medizinaluntersuchungsamtes für Infektionskrankheiten in Freiburg, analysierte mit diesem Gedanken im Hinterkopf den Stuhl von Patienten, die an Durchfallerkrankungen litten.

Dazu wurden Stuhlproben aufgeschlämmt und kleine Mengen davon auf Agarplatten ausgestrichen, um Bakterien anzuzüchten. In den meisten Kulturen, die Nissle untersuchte, hatten sich nach einiger Zeit die Durchfallerreger durchgesetzt und andere Bakterien überwachsen. In seltenen Fällen hatten jedoch E.-coli-Bakterien die Oberhand gewonnen und die Durchfallerreger verdrängt. 1917, also während des ersten Weltkrieges, isolierte Nissle aus dem Stuhl eines Unteroffiziers einen solchen E.-coli-Stamm. Der Soldat hatte auf dem Balkan gedient, wo zu der Zeit unter seinen Kameraden eine Durchfallepidemie grassierte, war aber gesund geblieben. Nissle vermutete, dass seine Darmbakterien den Soldaten gegen Durchfall geschützt hatten und lag damit richtig. Denn der Stamm E. coli Nissle 1917, wie die korrekte Bezeichnung heute lautet, stellte sich in der Folgezeit als ein Multitalent heraus.

E. coli Nissle 1917 tötet nicht nur Salmonellen und andere verwandte Durchfallerreger, sondern hat auch eine ausgesprochen entzündungshemmende Wirkung. Forschende beobachteten später, dass Immunzellen unter dem Einfluss des Nissle-Bakteriums entzündungshemmende Botenstoffe entlassen und damit ihre Umgebung beruhigen. Zudem bewirkt der Winzling einen dichteren Abschluss der Darmbarriere, stärkt die Widerstandskraft von Epithelzellen gegen das Eindringen von Krankheitserregern und kurbelt die Antikörperantwort im Darm an. Diese Eigenschaften sind nicht ungewöhnlich für ein erfolgreiches Darmbakterium, das sich ja gegen Konkurrenten wehren muss und die Immunantworten des Wirtes dämpft, um mit ihm in Frieden zu leben. Allerdings beeindruckt die

Vielfalt der positiven Wirkungen von E. coli Nissle 1917, aber vielleicht wird es sich ja in Zukunft herausstellen, dass auch andere Darmbakterien ähnliche Fähigkeiten haben.

Die Versprechen der Werbung, dass Probiotika bei Darmbeschwerden und anderen Leiden helfen, sind nicht falsch, treffen aber leider nicht immer und bei jedem zu. Denn Probiotika wirken, wie nicht anders zu erwarten, individuell sehr unterschiedlich. Die neu zugeführten Bakterien treffen ja im Menschen auf ein jeweils unterschiedliches Ökosystem von Hunderten von Bakterienarten, in das sie sich einfügen müssen, wenn der Erfolg nachhaltig sein soll. Deshalb ist es schwer, heilende Effekt mit den strengen Maßstäben nachzuweisen, die man an Medikamente anlegt und die offiziellen Bewertungen fallen oft sehr verhalten aus. Typisch ist etwa eine Stellungnahme des Bundesinstituts für Risikobewertung zu Probiotika in Säuglingsnahrung: »Mit Probiotika angereicherte Säuglingsnahrungen sind daher für die Ernährung von gesunden Säuglingen nicht besser geeignet als Produkte ohne Probiotika« (BfR 2015). Für diesen Fall heißt das im Klartext, dass ein Nutzen von Probiotika nicht nachgewiesen werden konnte. So wurden Probiotika von der konventionellen Medizin lange Zeit eher belächelt, In der Alternativmedizin und der Ernährungsszene haben sie aber einen hohen Stellenwert.

Eine Behandlung mit Probiotika kann den Zustand bessern, wenn man beispielsweise immer wieder kränklich ist und unter Infektionen von Hals, Nase, Ohren oder Harnwegen leidet. So erkrankten Kinder, die in Studien probiotische Drinks konsumiert hatten, um 24 % seltener an Darminfektionen (Merenstein et al. 2010) und eine Metaanalyse ergab eine Wirksamkeit von Probiotika gegen Erkältungskrankheiten (Hao et al. 2015). Probiotika-Präparate werden auch zur Wiederbesiedlung des Darms nach Behandlung mit Antibiotika oder zur Vorbeugung von Allergien und Neurodermitis eingesetzt. Aber nicht nur Infektionen, Durchfall und Verstopfung, sondern auch die Gehirnaktivität und die Psyche lassen sich durch Probiotika beeinflussen, sodass clevere Verkaufsstrategen die neue Wortschöpfung »Psychobiotika« kreierten (Bermudez-Humaram et al. 2019).

Die Idee, dass Bakterien gesundheitsfördernd sein könnten, stammt ursprünglich von dem Immunologen Illja Illjitsch Metschnikow, der 1908 den Nobelpreis für Medizin erhielt. Auf seinen Reisen in Bulgarien fiel ihm auf, dass dort in großen Mengen Joghurt gegessen wurde und viele Menschen ein beeindruckend hohes Alter erreichten. Er postulierte 1907, dass die kurz davor entdeckten Joghurtbakterien die Ursachen für die Langlebigkeit seien, ohne dafür allerdings Beweise zu haben. Für ihn war der Dickdarm ein im Grunde schädliches Organ, in dem Fäulnisbakterien zu einer Selbstvergiftung führen. Die »guten« Joghurtbakterien würden mit der von ihnen produzierten Milchsäure diese schädlichen Bakterien töten und so das Leben verlängern, theoretisierte er. Diese aus der Luft gegriffene Hypothese führte dazu, dass Joghurt noch heute in manchen Kreisen als eine Art Allheilmittel gilt.

Joghurt ist ein gutes Beispiel für probiotische Lebensmittel. Ihre Entstehung verdanken sie wohl ursprünglich der Tatsache, dass Mikroorganismen durch »Fermentierung« die Haltbarkeit von Milchprodukten und anderen Lebensmitteln verlängern. Dabei bauen die Mikroben unter Abschluss von Sauerstoff Substanzen ab und gewinnen daraus Energie um sich zu vermehren. Ihre Stoffwechselprodukte, etwa Milchsäure, halten konkurrierende Schimmelpilze oder andere Bakterienarten fern. So entstehen Joghurt, Sauermilch, Kefir und viele Käsesorten, ebenso wie Sauerkraut oder fermentierte Bohnenprodukte. Auch probiotische Getränke wie Kombucha oder Kwas werden durch Fermentierung mit lebenden Mikroben hergestellt.

Neben der längeren Haltbarkeit fällt eine weitere positive Wirkung der Mikroorganismen ins Gewicht: Durch den Abbau von Kohlenhydraten werden Lebensmittel leichter verdaulich. So sind zum Beispiel Joghurt und Hartkäse für Personen mit Laktoseintoleranz besser verträglich, weil der Milchzucker von Bakterien aufgespalten wurde. Oft bilden sich bei der Fermentierung auch Geschmacksstoffe, man denke nur an einen Camenbert mit seinem zarten Aroma, das Schimmelpilzen zu verdanken ist. Die eigentliche probiotische Wirkung beruht aber auf den lebenden Mikroben, die mit dem Essen in den Darm gelangen, sich dort wenigstens eine Zeit lang vermehren und günstige Metabolite produzieren. Allerdings übersteht die weit überwiegende Mehrzahl das Säurebad der Magenpassage nicht, sodass man sich von den immensen Zahlen von Bakterien, mit denen etwa manche Joghurtmarken werben, nicht allzusehr beeindrucken lassen sollte.

Zur Fermentierung von Lebensmitteln werden ganz unterschiedliche Arten von Bakterien und Pilzen mehr oder weniger gezielt eingesetzt. In vielen Fällen verwendet man als Starterkulturen bestimmte Stämme von Milchsäurebakterien (Lactococcus- oder Lactobacillus-Arten), deren Name auf die Milchsäure zurückgeht, die sie als Stoffwechselprodukt abgeben. Da Milchsäurebakterien in der Umwelt fast überall vorhanden sind, ist ungezieltes Fermentieren alles andere als kompliziert: So hobelt man zum Beispiel zur Herstellung von Sauerkraut Weißkohl, stampft ihn zum Aufschließen der Zellen, schichtet ihn in ein luftdichtes Gefäß und bedeckt ihn mit Salzlake. Wenn die Oberfläche so abgedeckt ist, dass Sauerstoff keinen Zutritt hat, aber das entstehende CO_2 entweichen kann, vermehren sich die an den Kohlblättern haftenden Milchsäurebakterien massenhaft. Die von ihnen produzierte Milchsäure säuert die Flüssigkeit so stark an, dass andere Mikroben keine Chance haben. Wenn nach einigen Wochen die Milchsäure eine so hohe Konzentration erreicht hat, dass selbst die Milchsäurebakterien sich nicht mehr vermehren können, ist das Sauerkraut fertig. Die probiotische Wirkung von Sauerkraut geht beim Kochen allerdings wieder verloren, denn die positiven Effekte erzielt man nur mit lebenden Bakterien, die den Darm besiedeln.

Die Industrie bietet die Möglichkeit, das innere Ökosystem ganz gezielt mit probiotischen Präparaten anzureichern. Pharmazeutische Probiotika bestehen meist aus gefriergetrockneten Bakterien oder bestimmten Hefepilzen. Sie werden üblicherweise in Kapseln verabreicht, die ihren Inhalt im Darm freigeben. Damit besteht im Vergleich zu probiotischen Lebensmitteln von vornherein eine bessere Chance, dass große Anzahlen der Bakterien den Darm erreichen, was die Wahrscheinlichkeit einer Kolonisierung erhöht. Außer Milchsäure- und Bifidobakterien werden etwa Strepto- und Enterokokkenarten oder bestimmte E.-coli-Stämme als Probiotikum eingesetzt. Auch Hefepilze der Art Saccharomyces boulardi sind für die Behandlung von Durchfällen zugelassen. Manche Hersteller erhöhen die Chance, dass sich Bakterien für längere Zeit im Darm etablieren, indem sie ihre Darmkapseln mit mehreren unterschiedlichen Stämmen befüllen. Gelegentlich wird zusammen mit den Bakterien auch gleich ein »Präbiotikum«, also ein geeigneter Ballaststoff in der Darmkapsel mit verabreicht. Die Idee ist, dass man den Neuankömmlingen Starthilfe gibt. Selbst wenn die Menge der mitgegebenen Ballaststoffe sehr gering ist, sind solche Maßnahmen doch werbewirksam, besonders, wenn die Kombination von Probiotikum und Präbiotikum dann wohlklingend als »Synbiotikum« vermarktet wird.

Wer den Beipackzettel probiotischer Präparate studiert, findet dort fast ausschließlich altbekannte Bakterienarten, die seit Generationen für die Herstellung von fermentierten Lebensmitteln oder als Arzneimittel genutzt werden. Hingegen sucht man vergeblich Mikroben, die erst kürzlich beschrieben wurden und besonders als Entzündungsbremse infrage kommen sollten, weil sie Ballaststoffe zu kurzkettigen Fettsäuren abbauen oder die Darmbarriere stabilisieren. Diese einseitige Ausrichtung liegt an gesetzlichen Vorschriften, die seit 1978 für die Neuzulassung von Arzneimitteln sehr kostenaufwendige Prüfverfahren vorschreiben. Dabei muss in klinischen Studien die Unbedenklichkeit und Wirksamkeit nachgewiesen werden, was für die Zulassung neuer Probiotika Millionen von Euro kosten würde.

Hingegen können Mikroben, die sich in der Vergangenheit als harmlos erwiesen haben und deshalb als »GRAS« (generally regarded as safe – generell als unbedenklich betrachtet) eingestuft werden, nach einem vereinfachten Verfahren registriert werden. Hersteller, die risikoreiche Investitionen vermeiden wollen, bauen deshalb auf bereits bekannte Bakterien oder Pilze. Man kann gespannt sein, wann eine neue Generation von Probiotika mit weiter reichender Wirkung auf den Markt kommt. Bakterien wie Faecalibacterium prausnitzii, Akkermansia muciniphila, Roseburia oder Christensenella sind attraktive Kandidaten. Allerdings ist Sauerstoff toxisch für diese nützlichen Bewohner, so dass eine Verabreichung in Kapseln oder als Pulver Entwicklungsarbeit erfordert. Zudem müssen solche neue Probiotika erst noch die Prüfverfahren auf Wirksamkeit und Ungefährlichkeit überstehen.

Der molekulare Code der Entzündungsbremse

Jede Darmbakterie, die ein Mensch in sich trägt, ist mit einer winzigen Chemiefabrik vergleichbar, die in ihrer Abluftfahne ständig eine Vielzahl von Substanzen entlässt. Sie arbeitet allerdings nicht wie ein Chemiewerk in früheren Zeiten, grobschlächtig mit Destillationsanlagen oder Kesseln mit großem Druck und hohen Temperaturen, sondern energiesparend unter Einsatz von molekularen Maschinen, den Enzymen. Mit diesem Arsenal bakterieller Enzyme bearbeiten unsere Bewohner die Nahrungsreste, die im Dünndarm nicht verdaut wurden. Dabei entstehen als Abbauprodukte Tausende unterschiedlicher Stoffwechselprodukte, die man als »Metabolite« bezeichnet. Oft bilden solche Stoffe die Lebensgrundlage anderer Bakterienarten, die sie weiter abbauen und dabei zusätzliche Metabolite produzieren. Viele dieser Substanzen durchdringen die Darmwand, schwappen ins Blut über, zirkulieren im Körper und üben eine Wirkung auf den Stoffwechsel und das Immun- und Nervensystem aus. Verschwinden die Bakterien zum Beispiel infolge einer Antibiotikabehandlung oder einer Nahrungsumstellung, nimmt der

Effekt rasch ab. Einige dieser Metabolite sind Schlüsselmoleküle für die Immuntoleranz.

Eine wesentliche Quelle von bakteriellen Metaboliten sind die zuvor erwähnten Ballaststoffe, das heißt pflanzliche Gerüststoffe und Fasern, die für den Menschen unverdaulich sind, für viele Bakterien aber wertvolles Futter darstellen. Dieses Material besteht hauptsächlich aus Kohlenhydraten. Im Dickdarm werden aber auch Proteine, Fette und Pflanzeninhaltsstoffe, wie etwa Polyphenole, Carotinoide oder Glukosinolate von Bakterien zerlegt. Viele dieser Substanzen stammen aus Pflanzenzellen, die den Dünndarm unbeschadet passieren, weil sie von einer festen Zellwand umgeben sind und erst im Dickdarm bakteriell aufgeschlossen werden. Zahlreiche, zum Teil hochaktive Pflanzeninhaltsstoffe werden als Abwehr gegen Insektenfraß oder als Schutz vor UV-Strahlung gebildet. Die aus Pflanzenzellen frei werdenden Substanzen können entweder direkt wirken oder entfalten ihre Effekte nach Ab- und Umbau durch die Darmbakterien. Da es Tausende verschiedener Pflanzenstoffe gibt, ist die Vielfalt der entstehenden Metabolite riesig. Allein in einem Stückchen Frucht kann man Hunderte unterschiedlicher Substanzen nachweisen. Welchen Metaboliten der Mensch ausgesetzt ist, hängt deshalb von seiner Ernährung ab, aber auch von der Kapazität seines Mikrobioms. Denn je nach Zusammensetzung der Darmflora können die Bakterienarten aus den gleichen Pflanzenstoffen unterschiedliche Metabolite herstellen. Was deren Wirkung betrifft, steht die Wissenschaft noch ziemlich am Anfang.

Die wichtigsten beim Abbau von pflanzlichen Ballaststoffen entstehenden Metabolite sind die schon weiter vorn erwähnten kurzkettigen Fettsäuren wie zum Beispiel Essigsäure, Propionsäure und Buttersäure. Diese kleinen Moleküle liefern Darmzellen und der Leber Energie in Höhe von etwa 10 % unseres Gesamtbedarfs, sind darüber hinaus aber auch als Beruhigungspillen für das Immunsystem unverzichtbar, indem sie zur Bildung von regulatorischen T-Zellen führen (Abb. 6). Außerdem stärken sie auch die Integrität der Darmbarriere.

Die Tregs wandern vom Darm aus bis in den letzten Winkel des Körpers und tragen ihre beruhigende Botschaft mit sich (Smith et al. 2013, Haghikia et al. 2015). Immuntoleranz wird aber nicht nur durch Tregs, sondern auch durch andere Immunzellen wie etwa Neutrophile, Makrophagen und Eosinophile bedingt, die auf verschiedenste bakterielle Metabolite reagieren und mit Zytokinen Entzündungen bremsen.

Viele Metabolite der Darmflora haben eine ähnliche beruhigende Wirkung auf das Immunsystem wie kurzkettige Fettsäuren. Zu den bekannteren Substanzen gehören sekundäre Gallensäuren, die beim bakteriellen Abbau von Bestandteilen des Gallensafts anfallen (Zeng et al. 2019), aber auch Indole, also Metabolite, die beim Abbau der Aminosäure Tryptophan entstehen. Für die Begrenzung von Schäden, die durch Entzündungsantworten verursacht werden, sind außerdem aus der Nahrung stammende Substanzen wichtig, wie etwa die Polyphenole. Zu dieser Stoffgruppe gehören viele blaue, rote und gelbe Farbstoffe von Pflanzen. Sie können direkt auf Darmzellen wirken, werden in vielen Fällen aber durch Darmbakterien zu wirkungsvollen Metaboliten weiterverarbeitet, die als Antioxidantien hochreaktive freie Radikale abfangen und damit das Gewebe und die DNA schützen. Ohne diese hemmenden Einflüsse des Mikrobioms wäre das Immunsystem in einem Zustand des Daueralarms, ausgelöst durch irrelevante Signale.

Viele der bakteriellen Metabolite wirken auf den Wirt, indem sie sich an ein System von Sensoren binden, mit denen fast alle Zellen ausgestattet sind. Von diesen Antennen, den G-Protein-gekoppelten Rezeptoren (GPRs), gibt es über 1000 verschiedene Varianten. Sie sitzen an der Oberfläche von Zellen und informieren sie über den Zustand der Umgebung. Sie können – je nachdem wie sie gebaut sind und auf welchen Zellen sie sitzen – Nahrungsmoleküle, Gerüche, oder Licht erkennen, sind also die Zunge, die Nase oder die Augen von Zellen. Sie informieren die Zelle unter anderem über die Konzentration von Stoffwechselprodukten oder etwa über den

Säuregehalt der Flüssigkeit in der Umgebung (Robert und Mackay 2018). Binden bakterielle Metabolite an solche GPRs, löst der Reiz ganz bestimmte Reaktionen der entsprechenden Zelle aus. Auf diese Weise ist unser Körper, der ja ständig von den bakteriellen Stoffwechselprodukten durchflutet ist, dem Einfluss der Darmflora ausgesetzt. Auch Immunzellen haben GPRs und so können bakterielle Metabolite mit ihnen kommunizieren um Entzündungen anzuheizen oder zu dämpfen.

Die langfristige Programmierung der Immuntoleranz

Die vorhergehenden Abschnitte beschreiben zwei wesentliche Mechanismen der Immuntoleranz: Einerseits desensibilisiert der wiederholte Kontakt mit bakteriellen Gefahrsignalen Immunzellen, ähnlich wie eine Imprägnierung eines altmodischen Regenmantels vor Nässe schützt. Dieser Schutz ist nicht permanent, denn wenn die Gefahrsignalen über längere Zeit hinweg ausbleiben, werden die Immunzellen wieder reaktiver. Andererseits betätigen bakterielle Metabolite, wie zum Beispiel kurzkettige Fettsäuren, eine Immunbremse, indem sie die Entwicklung von Tregs in Gang setzen, die mit ihren Botenstoffen Entzündungsantworten hemmen. Auch diese dämpfende Wirkung lässt ohne ständige Nachlieferung der kritischen bakteriellen Substanzen nach.

Über diese kurzfristigen Effekte hinaus prägt der Kontakt mit bakteriellen Gefahrsignalen und Metaboliten das Immunsystem aber auch langfristig. Bei mehrfachem Kontakt mit solchen Reizen schleifen sich zelluläre Reaktionen ein und verfestigen sich im Lauf der Zeit. So wie beim Skilanglauf der erste Läufer die Loipe spurt und die anderen dann kaum noch davon abweichen, weil sie ja auf der gebahnten Spur müheloser vorankommen, laufen auch viele Reaktionen von Immunzellen nach einem vorgeprägten Muster ab. Dies trifft auch auf die Tregs zu, die dank ihres immunologischen Gedächtnisses bei erneutem Kontakt mit einer bekannten Substanz stärker reagieren als beim vorhergehenden Mal (Rosenblum et al.

2015). Sie »lernen« also und schreiben die Abläufe in einem zellulären Programm fest. Auch die Zellen der angeborenen Immunantwort werden durch wiederholten Kontakt mit mikrobiellen Gefahrsignalen programmiert und ihre Reaktionen laufen dann nach dem eingespielten Schema ab. Diese Prägung bezieht sich nicht nur auf Einzelzellen, sondern auf die Zusammenarbeit zwischen Zellpopulationen, die dann nach eingespieltem Muster abläuft. Auf diese Weise »lernt« das Immunsystem auf einen bekannten Reiz hin mit einer einprogrammierten Reaktion zu antworten. Wer also als Kleinkind durch vielfältigen Bakterienkontakt desensibilisiert wurde, hat im Erwachsenenleben aufgrund seiner Programmierung eine geringe Wahrscheinlichkeit an Allergien zu erkranken.

Das für diese Langzeit-Prägung entscheidende Zeitfenster kann man bei Mäusen direkt bestimmen: Es reicht von der Zeit vor der Geburt bis zum Absetzen, wenn die erste feste Nahrung aufgenommen wird. Auch beim Menschen wirkt die Immunprogrammierung bei Kleinkindern am besten. Bereits im Uterus setzt die Erziehung des kindlichen Immunsystems durch mikrobielle Produkte ein, die den Fetus über den mütterlichen Kreislauf erreichen (Ansaldo et al. 2021). Eine vaginale Geburt und längeres Stillen des Babys befördern die gesunde, schrittweise Entwicklung seines Mikrobioms, dessen Produkte die Regelkreisläufe des kindlichen Immunsystems dann zu einem jeweils geeigneten Zeitpunkt beeinflussen und festschreiben. Am besten funktioniert diese Programmierung in den ersten drei bis sechs Lebensmonaten des Kindes (Nabhani und Eberl 2020). Die Prägung wird unterstützt und aufrechterhalten, wenn fortlaufend Kontakt mit einer vielfältigen Bakterienflora langfristig bestehen bleibt. Ein gutes Beispiel dafür ist der Schutz vor Entzündungskrankheiten von Kindern, die auf traditionell wirtschaftenden Bauernhöfen mit ihrer reichen Bakterienflora aufwachsen (siehe den Abschnitt »Der Bauernhof-Effekt« in Kapitel 3). Welche Konsequenzen ein gestörtes Gleichgewicht zwischen den Partnern in diesem wichtigen Entwicklungszeitraum hatten, lassen Studien zum Effekt von Antibiotikabehandlungen bei Neugeborenen ahnen: Bei Kindern, die wegen einer drohenden Sepsis als Neugeborene mit einem Breitband-Antibiotikum behandelt worden waren, war das Mikrobiom bis hin zum Alter von sechs Jahren weniger divers, sie hatten ein höheres Körpergewicht und Jungen der behandelten Gruppe waren mit sechs Jahren signifikant kleiner als die der Kontrollgruppe (Uzan-Yulzari et al. 2021).

Diese Lernprozesse der Zelle werden durch epigenetische Prozesse gesteuert, das heißt zelluläre Mechanismen, die die Zugänglichkeit zu Genen erleichtern oder erschweren, ohne dass dabei die DNA-Sequenz der Gene verändert wird. Man kann sie mit Schaltern vergleichen, die das Ablesen von Genen steuern. Dementsprechend können die Gene nach Aktivierung eines epigenetischen Schalters besser oder schlechter abgelesen werden. Epigenetische Prozesse dienen dazu, eingespielte Reaktionsmuster der Zelle zu speichern. Je häufiger eine Reiz-Reaktionskette abläuft, desto mehr verfestigt sich die eingefahrene Spur. Solche geprägten Muster können sehr lange bestehen bleiben und können sogar von der Mutter auf das Kind und nachfolgende Generationen übertragen werden. Andererseits kann die Programmierung bei ausbleibenden Reizen aber auch verblassen oder bei gravierenden Störungen durchbrochen und überspielt werden.

Beobachtungen legen nahe, dass die Immuntoleranz sich im Lauf der Zeit verringert und die Entzündungsneigung steigt, wenn die Bakterienvielfalt, der man durch Mikrobiom und Umwelt ausgesetzt ist, abnimmt. Es wird auch angenommen, dass starke Störungen des mikrobiellen Ökosystems, bei denen die gewohnten beruhigenden Signale über längere Zeit ausbleiben, zu einem Verlust der programmierten Immuntoleranz führen können. So könnten zum Beispiel bei Infektionen, die die Darmbarriere schädigen und starke Entzündungen hervorrufen, die verankerten zellulären Programme der Immunbremse überschrieben werden. Ebenso ist auch denkbar, dass Störungen der Darmflora durch unsachgemäße Antibiotikabehandlung das tolerante Milieu des Darms verändern. Unter solchen Umständen können sich dann ungünstige Regelkreisläufe einschleifen, die zu unterschwelliger Entzündung und zu Krankheiten führen. Wer das verhindern will, sollte sein Mikrobiom durch gesunde Ernährung pflegen, die die Bakterien mit genügend pflanzlichen Gerüst- und Inhaltsstoffen versorgt. Auch Kontakt mit Umweltbakterien ist wichtig, da diese mit ihren Gefahrsignalen das Immunsystem stimulieren und dabei entzündungshemmende Mechanismen triggern. So verstetigt ein diverses Bakterienmilieu die Toleranzmechanismen des Immunsystems.

Alarm im Darm

Die Darmflora als Gefahr

Die Zusammenarbeit von Mensch und Darmflora funktioniert normalerweise unauffällig, solange die Bakterienarten insgesamt ein ausgewogenes Ökosystem bilden. Bei Entzündungskrankheiten sind aber typischerweise bestimmte Bakteriengruppen und -arten im Darm über- oder unterrepräsentiert und die Anzahl der Arten ist verringert. Spätestens jetzt kommt unweigerlich das Henne-Ei-Problem auf: Hat die gestörte Bakteriengemeinschaft die Krankheit ausgelöst oder ist sie eine Folge der Krankheit?

Leider gibt es hier keine einfachen Erklärungsmuster, denn bei Entzündungskrankheiten sind die Auslöser in der Regel multifaktoriell. Häufig spielen dabei Defekte der Darmbarriere eine wichtige Rolle, die durch Bakterien ausgelöst werden, aber auch ganz andere Ursachen haben können. Dabei wirken vielfache äußere Einflüsse wie Infektionen, Stress oder – besonders bei Übergewicht – erhöhte Spiegel von Entzündungsbotenstoffen zusammen auf die Darmbarriere. Die zarte Schleimhaut wird dann durchlässig, sodass Bakterien und ihre Metabolite in Kontakt mit dem Immunsystem kommen und Entzündungen bewirken, die ihrerseits den Darm weiter schädigen. Auch bestimmte Genvarianten des Menschen, die den Zusammenhalt von Zellen oder die Zusammensetzung des Darmschleims beeinflussen, können die Darmbarriere schwächen und das Krankheitsrisiko erhöhen.

Mit einem einfachen Szenario erklärt mir Dr. Malin Johansson, eine international bekannte Spezialistin für Darmerkrankungen von der Universität Göteborg in Schweden, wie bereits ein Wechsel in der Ernährung zu Entzündungen im Darm führen kann: Viele Darmbakterien, die Pflanzenfasern als Nahrung benötigen, weiden zusätzlich von der Oberfläche des Dickdarms auch die oberste Schleimschicht ab, die neben Kohlenhydraten abgestorbene Epithelzellen enthält und damit nährstoffreich ist. Normalerweise werden die Bakterien von antimikrobiellen Substanzen, die von den Darmepithelzellen gebildet werden, daran gehindert, tiefer in den Schleim einzudringen. Wenn aber bei einer drastischen Veränderung der Ernährung zu wenig Ballaststoffe zur Verfügung stehen, stellen sich die Bakterien um und werden resistenter gegen die antimikrobiellen Wirkstoffe. Sie können dann tiefer in die schützende Schicht eindringen und fressen verstärkt Schleim. Wenn unter diesen Umständen nicht genügend Schleim nachgebildet wird, zum Beispiel bei Personen mit bestimmten Gendefekten, funktioniert die Darmbarriere nicht mehr vollständig. Bakterien und ihre Produkte kommen so in direkten Kontakt mit den Zellen der Darmepithels, die dann gestresst sind und auseinanderrücken.

Durch solche Lücken der Darmbarriere erreichen Bakterien und ihre Gefahrsignale die darunter liegenden Immunzellen. Dieser Reiz löst Alarm aus: Eine Entzündung entsteht und kann sich weiter ausbreiten, wenn jetzt die Immunantwort nicht herabreguliert wird (Desai et al. 2016). Durch die defekte Darmbarriere dringen dann weitere Bakterien ein und die Entzündung verstärkt sich. Dabei werden Zytokine frei, die noch mehr Immunzellen anlocken und aktivieren und unter anderem auch Zellen des enterischen Nervensystems stimulieren, die die Signale an das Gehirn weiterleiten. Andere Zytokine gelangen ins Blut und bewirken Müdigkeit, Fieber und Stoffwechselveränderungen.

Ganz ähnlich können Darmentzündungen entstehen, wenn die Darmbarriere durch Krankheitserreger oder Stress (in weitestem Sinne) geschädigt wird. Wenn dann häufig wiederkehrende Reize immer wieder Entzündungen hervorrufen, stellen sich die Regelkreisläufe des Immunsystems auf diesen Zustand ein und die Entzündung läuft ohne Anstoß von außen weiter, sie wird chronisch. Diese Situation ist gefährlich, denn in dem Hexenkessel der Entzündung werden wahllos auch Immunantworten gegen bakterielle Moleküle gebildet, die Ähnlichkeiten mit körpereigenen Komponenten aufweisen. Normalerweise verhindert das Immunsystem die Erkennung von körpereigenen oder -ähnlichen Molekülen, aber bei einer Entzündung können die Steuerungsmechanismen ins Schleudern kommen. Dann können Immunantworten gegen Bakterienkomponenten in Gang kommen, die auch körpereigene Moleküle erkennen und angreifen. Solche »molekularen Kreuzreaktionen« gibt es zum Beispiel bei Rheumatoider Arthritis zwischen Bakterienmolekülen und Bestandteilen des Gelenkknorpels. Wenn sich die Entzündungsmechanismen verstetigen, läuft der Angriff auf das körpereigene Gewebe weiter, selbst wenn die ursprünglich auslösenden Bakterien wieder friedlich im Darm eingeschlossen sind. Deshalb begünstigt eine defekte Darmbarriere die Entstehung von Autoimmunerkrankungen.

In der Alternativmedizin werden viele Erkrankungen – von Entzündungskrankheiten über Verdauungsstörungen, Kopfschmerzen bis zu depressiven Verstimmungen – auf eine durchlässige Darmbarriere zurückgeführt. Die Gesamtheit dieser Leiden wird als »Leaky-Gut-Syndrom« (engl.: durchlässiger Darm) bezeichnet. Unter diesem Stichwort findet man im Internet jede Menge Informationen und vielfältige Behandlungsvorschläge. Tatsächlich leuchtet ein, dass an vielen Erkrankungen, die mit dem Leaky-Gut-Syndrom erklärt werden, eine gestörte Darmbarriere beteiligt sein kann. Die konventionelle Medizin akzeptiert das Syndrom allerdings nicht als eigenständige Krankheit, weil Störungen der Darmbarriere aus ihrer Sicht nicht die Ursache, sondern die Folge von Erkrankungen sind. Im Gedankengebäude der konventionellen Medizin werden Krankheiten aber nach ihrer Ursache definiert, weil eine Beseitigung der primären Krankheitsursache die besten Chancen auf Heilung bietet. Die Behandlung sollte deshalb an den Ursachen ansetzen. In jedem Fall ist es sinnvoll, das aus dem Gleichgewicht geratene Mikrobiom durch gesunde Ernährung und eine Lebensweise mit viel Naturkontakt und Bewegung wieder ins Lot zu bringen. Allerdings ist es ratsam, bei Erkrankungen, die auf einen durchlässigen Darm hinweisen, gleichzeitig auch das Angebot der etablierten Medizin anzunehmen. Anhaltende Darmstörungen ohne Kenntnis der Ursache selbst zu behandeln wäre leichtsinnig.

»Von Natur aus böse«: Pathogene Bakterien

Im Mai 2011 wurden dem Robert Koch-Institut in Berlin, Deutschlands »Seuchenpolizei«, eine verdächtig hohe Anzahl von schwer verlaufenden, blutigen Durchfallerkrankungen gemeldet, teilweise mit Nierenversagen, meist aus Norddeutschland. Es waren sogar Tote zu beklagen. Schnell war der Ausbruch *das* mediale Ereignis. Ein Seuchenausbruch in Deutschland! In einem Land mit so hoch entwickeltem Gesundheitssystem! Aus den sterbenskranken Patienten konnten enterohämorrhagische E. coli des Stammes EHEC O104:H4, so der Fachausdruck, isoliert werden. Enterohämorrhagisch bedeutet, dass die Bakterien Blutungen verursachen, indem ein von ihnen produziertes Toxin Blutgefäße angreift, sodass kleine Adern auslaufen.

Dies war die Stunde des Mikrobiologen Helge Karch. Der Professor und Leiter des Hygieneinstituts der Universität Münster hatte sich seit seiner Doktorarbeit auf pathogene, also krankheitserregende E.-coli-Bakterien spezialisiert; er kennt alle molekularen Tricks der Erreger und sämtliche Schattierungen der Krankheiten, die sie hervorrufen. Sein Team verfügte über die nötigen modernen Methoden der Diagnostik und hatte das Rätsel bald gelöst: Bei dem Seuchenkeim handelte es sich um ein Bakterium, das in Deutschland zwar selten, aber durchaus bekannt ist. Es verursacht das Hämolytisch-urämische-Syndrom (HUS), ein Krankheitsbild, das mit schweren Blutungen und Zerstörungen der Niere einhergeht. Eine Sequenzierung des Genoms ergab, dass es sich um eine Mischform von zwei pathogenen Stämmen handelte, die zudem noch resistent gegen bestimmte Antibiotika war. Das Bakterium produzierte mehrere Toxine und hatte außerdem die Fähigkeit, sich am Darmepithel in dichten Kolonien festzusetzen. Weshalb aber konnte dieser Erreger eine Epidemie hervorrufen? Mit seinem molekularen Steckbrief, den man jetzt in der Hand hatte, startete man die Suche nach der Quelle des Ausbruchs, während immer mehr Patienten mit schwersten Krankheitssymptomen in Krankenhäuser eingewiesen wurden.

Woher stammten diese Bakterien? Die Seuchendetektive des Robert Koch-Instituts nahmen die Spur auf, kartierten die Fälle, interviewten Kranke, prüften verdächtige Quellen, zeichneten Lieferwege nach. Die Mehrzahl der Erkrankten waren Frauen, eine andere Gemeinsamkeit war eine Vorliebe für Tomaten, Gurken und Salate. Fünf Wochen nach Beginn des Ausbruchs hatte man endlich eine wahrscheinliche Quelle gefunden: einen Gartenbaubetrieb aus Niedersachsen, der aus Bockshornklee-Samen, die aus Ägypten importiert waren, schmackhafte Sprossen produzierte. Diese Sprossen, die man Salaten beimischt, waren wohl kontaminiert. Das Muster der Krankheitsausbrüche passte exakt zu den Lieferwegen dieser Delikatesse. Eine allerletzte Bestätigung des Verdachts gab es allerdings nicht, denn man fand keine Proben, die EHEC-Bakterien enthielten. Der Betrieb wurde geschlossen und Ende Juni war die Seuche erloschen. Letztendlich ist aber nicht klar, ob die Gefahr damit ein für allemal gebannt ist. Professor Helge Karch ist sich da nicht sicher. Das *Ärzteblatt* vom 3. Mai 2016 zitiert ihn: »Der Stamm O104:H4 kommt noch vor, aber er hat keine Ausbrüche mehr verursacht und ist selten, eine Rarität.« Wie kam es zu diesem Ausbruch, an dem über 4000 Menschen erkrankten und 53 Patienten starben? Was hat diesen Erreger so aggressiv gemacht? Diese Fragen bleiben offen.

Unsere kommensalen Bakterien im Darm könnte man mit einer Herde friedlicher Schafe vergleichen, die brav auf ihrer Weide bleiben und sich mit dem vorhandenen Futter zufriedengeben, solange die Zäune, sprich: die Darmbarriere, intakt sind. Dieses Dasein ist zwar bescheiden, aber man kann dabei als kommensales Bakterium langfristig gut überleben. Was aber, wenn plötzlich ein paar besonders clevere Zeitgenossen feststellen, dass ihnen das magere Futter nicht ausreicht, und sie mit Brachialgewalt die Barriere zerstören, um sich zusätzliche Nahrungsquellen zu erschließen? Solche Übergriffe passieren, wenn sich pathogene Bakterien breit machen. Oft sind es Verwandte von kommensalen Bakterien, die von anderen Arten Gene übernommen und dadurch neue Fähigkeiten erworben haben, mit denen sie den Wirt rücksichtslos ausbeuten und schädigen. Manchmal sind es nur wenige zusätzliche Gene, die ein kommensales Bakterium vom Gesundheitserreger zum Pathogen machen, manchmal aber auch ganze Genpakete.

Zu den häufigen dieser »Pathogenitätsfaktoren« gehören Toxine, wie das hämolytische EHEC-Toxin, das Wirtsgewebe zerstört und damit Nährstoffe für die pathogenen Bakterien freisetzt. Andere Toxine wirken als Nervengift, wie zum Beispiel der Faltenbügler »Botox«, ein tödliches Gift von Botulinum-Bakterien, die ihren Wirt umbringen, um sich im zersetzenden Kadaver zu vermehren. Andere Genpakete befähigen Bakterien, mit nadelartigen Gebilden Moleküle in Wirtszellen zu injizieren, die die Zelle umprogrammieren. Eine derart veränderte Zelle nimmt das Bakterium dann in ihr Inneres auf, wo es sich – geschützt vor Immunantworten – vermehren kann. Dank übernommener Gene können Bakterien auch zum Beispiel kurze, fadenförmige Strukturen, die Pili, ausbilden, mit denen sie sich an das Darmepithel anheften, sodass sie nicht von der Peristaltik weggespült werden.

Selbst mit solchen ausgefeilten Pathogenitätsfaktoren ist es für Krankheitserreger nicht unbedingt leicht, einen Wirt zu erobern. Die typischen pathogenen Bakterien des Darms erreichen ihren Bestimmungsort zum Beispiel mit kontaminierten Lebensmitteln oder verschmutztem Wasser. Wenn dabei aber nur einige wenige aggressive Keime eingeschleppt werden, haben sie oft überhaupt keine Chance gegen die etablierte Darmflora.

Die ortsansässigen Bakterien halten die Oberflächen dicht besetzt, machen den Eindringlingen die Nahrung streitig, setzen ihnen mit antibakteriellen Molekülen zu. Diese Abwehr von Pathogenen eine der wichtigsten Aufgabe des Mikrobioms (Kamada et al. 2012). Ist die Infektionsdosis jedoch sehr hoch, steigen die Chancen der Pathogene, gemeinsam Breschen in die Reihen der ortsansässigen Bakterien zu schlagen und sich festzusetzen. Deshalb ist die Gefahr, die von Pathogenen ausgeht, immer auch eine Frage der Dosis. Ein paar Dutzend Salmonellen steckt man ohne Weiteres weg, während man sich zum Beispiel mit verdorbenem Eiersalat, in dem sich Milliarden der Durchfallerreger befinden, ziemlich sicher einen rauschenden Durchfall einfängt. Auch wenn die Darmflora durch Nahrungsumstellung, Stress, Antibiotikabehandlung oder sonstige Veränderungen aus dem Gleichgewicht geraten ist, können die Krankheitserreger sich ausbreiten.

Viele pathogene Bakterien leben ständig in geringer Zahl als unauffällige Mitglieder der Bakteriengemeinschaft im Darm. Bei gesunden Personen werden sie durch die kommensalen Darmbakterien und das Immunsystem in Schach gehalten. Störungen des Artengefüges im Darm bieten den sogenannten Opportunisten aber die Chance, sich massiv zu vermehren und dann etwa das Darmepithel anzugreifen, sodass es zum Beispiel zu starken Durchfällen kommt. In Krankenhäusern gefährden diese opportunistischen Erreger vor allem immunschwache und alte Menschen. Besonders gefürchtet ist in solchen Situationen Clostridium difficile, ein Bakterium, das schwere, blutige Durchfälle verursachen kann. C. diff., wie das Medizinerkürzel lautet, kommt im Darm von 2 bis 5 % gesunder Personen vor, in Pflegeheimen allerdings bei bis zu 50 % der Bewohner. Meist verhält sich das Bakterium unauffällig, kann sich aber in einem Darm mit destabilisierter Bakterienflora durchsetzen. Wenn der entsprechende Stamm antibiotikaresistent ist, muss man sehr entschlossen vorgehen um tödliche Krankheitsverläufe zu verhindern. Dann ist die beste Therapie eine Neubesiedlung des Darms durch Stuhltransplantation, bei der man das komplette Mikrobiom eines Gesunden überträgt (siehe auch den Exkurs »Stuhltransplantation« auf der Website zum Buch). Mit dieser Methode hat man bei Infektionen mit Clostridium difficile in über 90 % der Fälle eine Heilung erzielt.

Antibiotika, ein zweischneidiges Schwert

Antibiotika haben einen schlechten Ruf: Sie stecken im Hühnchen, wirken nicht bei Erkältung und züchten resistente Erreger. Dabei vergisst man schnell, was die Menschheit diesen Medikamenten zu verdanken hat: Dank Antibiotika sind viele früher tödlich verlaufende Infektionen in Industrieländern zu einer Bagatelle geworden. Allerdings haben diese Wunderwaffen eine wesentliche Begrenzung: Sie wirken nur gegen Bakterien, jedoch nicht gegen Viren und Parasiten. Für die Behandlung von Grippe, Aids, COVID-19 oder Malaria ist man deshalb auf andere, zum Teil noch immer sehr unzureichende Wirkstoffe angewiesen. Dank Antibiotika und Hygiene gehen in der industrialisierten Welt nur noch 1 bis 5 % der Todesfälle auf das Konto von Infektionskrankheiten, während es in manchen Entwicklungsländern auch heute noch über 40 % sind. Lebt man also in einem der weniger entwickelten Länder Afrikas, ist das Risiko an einer Infektion zu sterben, etwa zehnmal so hoch wie in Mitteleuropa.

Antibiotika sind unerlässlich zur Behandlung von bestimmten Infektionen, allerdings können sie als Kollateralschaden auch nützliche Bakterien töten. Deshalb fügt der überzogene Gebrauch von systemischen – also auf den gesamten Körper wirkenden – Antibiotika dem Mikrobiom Schäden zu, die auch heute noch oft unterschätzt werden. Oral eingenommene Antibiotika richten oft einen regelrechten Kahlschlag im Darm an. Nach Absetzen der Antibiotika regeneriert sich die Bakterienflora normalerweise zwar wieder, allerdings kann sich das Artengefüge verschieben oder Arten, die vorher ein Randdasein gefristet haben, überleben den Kahlschlag nicht und sterben aus. Deshalb führt gerade eine wiederholte Einnahme von Antibiotika zu bleibenden Veränderungen im Artenspektrum des Mikrobioms und reduziert die Artenvielfalt im Darm (Palleja et al. 2018). Besonders bei Kleinkindern bis zum dritten Lebensjahr führen Störungen des Mikrobioms durch Antibiotikabehandlung zu einem erhöhten Risiko für allergische Erkrankungen und chronische Darmentzündungen im späteren Leben.

Recherchiert man die Folgen von Antibiotikabehandlung, fällt unvermeidlich eine weitere deutliche Verbindung auf: Ganz offensichtlich führt wiederholte Behandlung mit systemisch wirkenden Antibiotika zu verstärkter Gewichtszunahme! Schon kurz nachdem man in den Nachkriegsjahren das Penicillin, die Entdeckung von Alexander Fleming, auf den Markt gebracht hatte und die Preise fielen, setzte man Antibiotika deshalb sogar als »Leistungssteigerer« in der Tiermast ein. So beobachtete man bei Antibiotikaeinsatz in der Hähnchenmast eine Steigerung der Gewichtszunahme um 50 % und bei Rindern um 20 %. Den Effekt führte man auf die Begünstigung von wachstumsfördernden und Hemmung von schädlichen Darmbakterien zurück. Bakterienarten, die aus der Nahrung viele Kalorien gewinnen und dem Tier zugänglich machen konnten, galten als günstig. Als schädlich wurden Bakterien angesehen, die entweder Infektionen verursachten oder belastende Stoffwechselprodukte produzierten. Die neu entdeckten Antibiotika sah man als Turbomedikamente an, die wie eine Art von billigem Dünger wirkten, den man dem Futter beimischt, um besseres Wachstum zu erzielen und gleichzeitig Infektionen zu verhindern. Seit 2006 ist der Gebrauch von

Antibiotika als Masthilfen in der EU untersagt, allerdings dürfen die Medikamente in der Tierproduktion nach wie vor zur Behandlung von Infektionen eingesetzt werden und haben deshalb noch immer eine weite Verbreitung.

Auch beim Menschen haben Antibiotika eine ähnliche Wirkung: Schon 1955 berichteten die Mediziner Thomas Haight und William Pierce im Journal of Nutrition von einer Studie mit 310 Rekruten der Amerikanischen Navy, die man in drei Gruppen aufteilte und die dann 7 Wochen lang täglich Aureomycin, Penicillin oder ein Placebo schlucken mussten. Nach dieser »Kur« hatten die mit Antibiotika Behandelten durchschnittlich 2,0 kg zugenommen, die Placebo-Empfänger aber nur 1,2 kg. Der Unterschied betrug zwar nur 800 g, was unbedeutend erscheinen mag, aber im Vergleich hatten die Antibiotika den Gewichtszuwachs um 67 % gesteigert! Kein Wunder also, dass Antibiotika in den Ruf stärkender Medikamente kamen, und dann in den USA zum Beispiel auch unterernährten Kindern verabreicht wurden. Besonders bei Kindern bis zu drei Jahren und bei wiederholter Gabe führen verschiedenste Antibiotika zu einer verstärkten Gewichtszunahme im späteren Alter. Selbst bei nur kurzer Anwendung und in geringer Dosierung haben die Medikamente diesen Effekt (Cox und Blaser 2015, Del Fiol et al. 2018). Im selben Zeitraum, in dem der Antibiotikaverbrauch zunahm, begann auch die Übergewichtsepidemie, die – ausgehend von den USA – die westliche Welt in den kommenden Jahren heimsuchen sollte. Ein zeitliches Zusammentreffen bedeutet zwar noch längst nicht, dass zwei Ereignisse auch ursächlich zusammenhängen, aber eine erdrückende Anzahl von Indizien spricht dafür, dass die unsachgemäße Anwendung von Antibiotika zur immensen Ausbreitung von Übergewicht beiträgt, die ihrerseits wieder einen Anteil am Anstieg von Entzündungskrankheiten hat.

Noch ein weiteres drängendes Problem der Medizin hängt mit Antibiotika zusammen: Immer häufiger treten, besonders in Krankenhäusern, bakterielle Krankheitserreger auf, die gegen Antibiotika resistent sind. Solche Resistenzen bilden sich besonders bei Behandlung mit zu niedrigen Dosen von Antibiotika, bei der einige resistente Bakterien überleben und sich ausbreiten. Durch horizontalen Gentransfer können die schützenden Gene dann an andere Bakterienarten weitergegeben werden. So entstehen unter anderem in der Tiermast, besonders in der Hähnchenproduktion, durch den Einsatz von Antibiotika ständig resistente Bakterien, die über kontaminierte Lebensmittel auch in den Menschen gelangen. Manche dieser Keime, wie zum Beispiel der berüchtigte multiresistente Eitererreger Staphylococcus aureus (MRSA), können von Tieren auf Menschen übertragen werden. Gegen die Infektionen, die sie hervorrufen, sind die üblichen Antibiotika wirkungslos. So werden etwa in deutschen Kliniken Tierzüchter, weil sie potenzielle Träger von MRSA sind, vor der Aufnahme extra gescreent. Schließlich könnten sie die gefährlichen Keime in die Klinik mit einbringen, wo ihnen immunschwache Menschen hilflos ausgesetzt wären. Der Mensch hat sich also durch den massenhaften Einsatz von Antibiotika quasi selbst entwaffnet: antibiotikaresistente Bakterien nehmen rasant zu und das schon beendet geglaubte Kapitel der bakteriellen Infektionen setzt sich fort, indem jetzt multiresistente Keime an die Stelle der klassischen Erreger treten.

Der Einsatz von systemisch wirkenden Antibiotika ist also alles andere als eine Bagatelle, weil selbst kurzfristige Anwendungen das sensible Gleichgewicht des Mikrobioms stören. Die Folgen – erhöhtes Risiko für Entzündungskrankheiten, Übergewicht und die Erzeugung resistenter Krankheitserreger – unterstreichen wie wichtig die Balance unseres inneren Ökosystems ist.

5 Entzündungskrankheiten

Allergische Erkrankungen

Allergische Erkrankungen können ganz unterschiedliche Ausprägungen haben und sich als Heuschnupfen, Asthma, Lebensmittelallergie oder atopische Dermatitis manifestieren. Gemeinsam haben diese Krankheiten den folgenden Mechanismus: Unter Beteiligung von Antikörpern kommt es auf einen Fremdreiz hin zur schnellen Aktivierung von Zellen, die eine Entzündungsreaktion in Gang setzen. Allergische Erkrankungen sind *das* Beispiel für aus dem Ruder gelaufene Immunantworten. Der westliche Lebensstil hat seit den 1960er-Jahren zu einer massiven Zunahme geführt, in unserer modernen Gesellschaft erfüllen sie aber keinen biologischen Zweck mehr. Denn ursprünglich sind allergische Reaktionen gegen Parasiten gerichtet, diese Plagegeister spielen bei uns aber kaum noch eine Rolle.

Allergien, wie sie fast jeder kennt: Jucken, niesen, husten

Wohl jeder Mensch hat schon Erfahrung mit kleineren allergischen Reaktionen gemacht. Ein typisches Beispiel sind Mückenstiche: Kaum hat das Insekt nach einer Stippvisite wieder abgehoben, entsteht innerhalb von Minuten eine stark juckende Quaddel, die dann meist nach einiger Zeit wieder abklingt. Ohne diese Abwehr könnten die Blutsauger sich wesentlich länger laben. Ähnliche Mechanismen sind auch im Darm aktiv und halten parasitische Würmer in Schach. Allerdings reagieren Allergiker auch gegen Moleküle von Pflanzen und Tieren, die ähnlich wie Parasitenproteine aufgebaut sind (Tyagi et al. 2015). Derartige Allergien können den gesamten Körper erfassen und zu schwersten Reaktionen führen, bis hin zu Todesfällen. In der Fachsprache werden die allergischen Erkrankungen als »Atopien« bezeichnet (von gr.: a topos = ohne Ort, da sie nicht auf ein bestimmtes Organ beschränkt sind).

In Industriegesellschaften sind die allergischen Erkrankungen die häufigsten chronischen Krankheiten (EAACI 2018), während sie in naturnah lebenden Gesellschaften kaum vorkommen. Am bekanntesten sind die klassischen Allergien, wie etwa Heuschnupfen oder Lebensmittelallergien, aber auch allergisches Asthma und atopische Dermatitis (lat.: Hautenzündung). In Deutschland haben nach Angaben des Robert Koch-Instituts mehr als 40 % der Erwachsenen eine allergische Erkrankung selbst erlebt oder leiden noch daran (Bergmann et al. 2016). Die Europäische Gesellschaft für Immunologie vermutet, dass in nicht allzu ferner Zukunft mehr als die Hälfte der Bevölkerung allergisch sein wird (EAACI 2018). Allerdings ist in den letzten Jahren in manchen Industrieländern die Zahl der Neuerkrankungen nicht weiter angestiegen, während die Epidemie in Schwellen- und Entwicklungsländern weiterhin an Fahrt aufnimmt.

Die Neigung zu Allergien ist zum Teil genetisch bestimmt, die Zunahme allergischer Erkrankungen wird aber auf den westlichen

Lebensstil zurückgeführt. Besonders wichtig für die Ausprägung allergischer Erkrankungen ist die frühe Kindheit: Bereits im Mutterleib, aber auch in den ersten Lebensjahren bekommt das noch plastische Immunsystem entscheidende Impulse durch Produkte kommensaler Bakterien, die eine langfristige Programmierung bewirken (Ansaldo et al. 2021). Kinder, die durch ihr Mikrobiom und ihre Umwelt einer artenreichen Mikrobenflora ausgesetzt waren, tendieren zu ausgeglichenen Immunantworten, während Kinder ohne diese Reize ein höheres Risiko für Allergien haben. So hatten in einer schwedischen Studie Stadtkinder eine etwa achtmal höhere Wahrscheinlichkeit an Allergien zu erkranken als Kinder, die in bäuerlichen Betrieben aufwuchsen. Auch Kaiserschnittgeburten erhöhen das Risiko allergischer Erkrankungen von Kindern deutlich, weil sie durch den fehlenden Kontakt mit mütterlichen Bakterien ein gestörtes Mikrobiom haben. Ebenso erkranken Flaschenkinder im späteren Leben häufiger an Allergien als Kinder, die mindestens sechs Monate lang gestillt wurden (Haspeslagh et al. 2018).

Nicht nur eine frühe Prägung, sondern auch die aktuelle Zusammensetzung des Mikrobioms spielt eine wichtige Rolle. Kinder mit Allergien haben weniger Bakterien mit antientzündlichen Eigenschaften wie Bifidobakterien, Faecalibacterium und Akkermansia (Fujimori et al. 2016) und weniger kurzkettige Fettsäuren (Roduit et al. 2018) im Stuhl.

Atopien kommen zustande, indem das Immunsystem auf eigentlich harmlose Substanzen wie Pollen, Tierhaare, Hausstaub oder bestimmte Nahrungsbestandteile reagiert, die durch die schützende Barriere der Schleimhaut oder Haut gelangen. Die allergieerregenden Stoffe werden als Allergene bezeichnet. Bei klassischen Allergien sind Schleimhäute der Nase und des Darms typische Eintrittspforten für Allergene; bei atopischer Dermatitis ist es dagegen die Haut. Der erste Kontakt mit einem Allergen läuft unbemerkt ab und führt bei empfänglichen Personen zu einer Sensibilisierung, das heißt zur Bildung einer bestimmten Klasse von Antikörpern, den

IgE-Antikörpern. Diese Antikörper setzen sich auf die Oberfläche bestimmter Zellen, der Mastzellen, die in den Schleimhäuten oder der Haut liegen. Wie ein Igel mit Stacheln besetzt ist, sind diese Zellen mit nach außen vorstehenden IgE-Antikörpern gespickt. Die Antikörper fungieren als Sensoren für das ganz spezielle Allergen, das sie erkennen. Solche IgE-bestückten Mastzellen werden sofort aktiv, wenn ihre IgE-Sensoren ein Allergen melden. Innerhalb von Sekunden entlassen sie einen Mix von Molekülen, der die Wandung kleiner Blutgefäße und Gewebe durchlässig macht und Entzün-

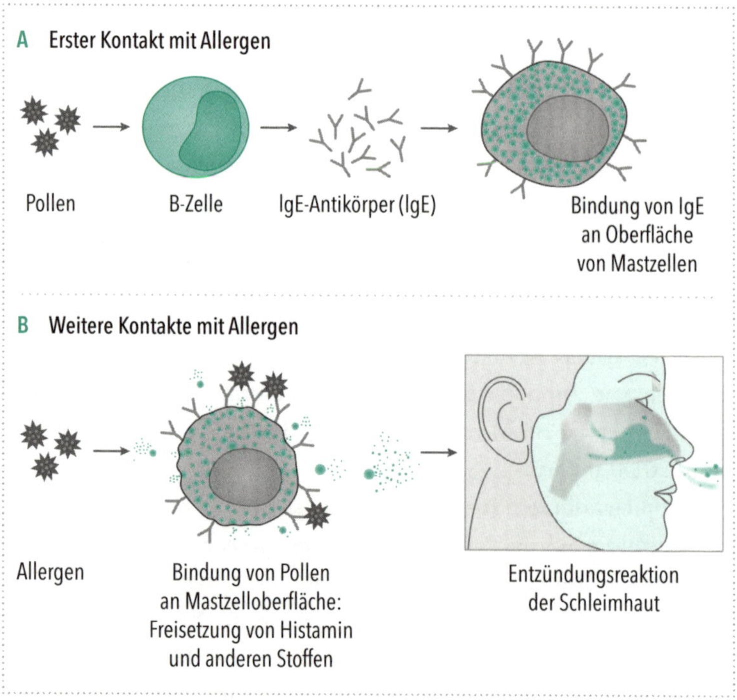

Abbildung 11. Entstehung von Heuschnupfen. A) Beim ersten Kontakt mit Pollen bilden B-Zellen IgE-Antikörper, die an die Oberfläche von Mastzellen binden. B) Bei weiteren Kontakten binden Pollenbestandteile an diese IgE-Antikörper; die Mastzellen schütten Histamin und andere Stoffe aus, die eine Entzündung in Gang setzen.

dungszellen anlockt. Diese Entzündungszellen schütten jetzt toxische Substanzen aus, die eigentlich Blutsauger vertreiben oder parasitische Würmer abwehren sollen, aber auch das körpereigene Gewebe schädigen.

Allergische Reaktionen gehören zu den empfindlichsten biologischen Reaktionen, die man kennt. Eine IgE-bestückte Mastzelle kann ihre Produkte schon dann ausschütten, wenn nur zwei auf ihrer Oberfläche sitzende Antikörper gemeinsam ein Allergen-Molekül binden. Das heißt, selbst in unvorstellbar geringer Verdünnung können Allergene eine Reaktion auslösen, was die enorme Empfindlichkeit von Allergikern erklärt. Meist beschränken sich die Symptome allergischer Erkrankungen auf juckende Hautpartien, geschwollene Schleimhäute, tränende Augen und krampfartigen Husten. Bei Allergien kann aber auch eine potenziell tödlich endende Reaktionskette in Gang gesetzt werden, die zum »anaphylaktischen Schock« führt. Dabei bewirkt eine übersteigerte Reaktion, dass der Blutdruck abfällt, Bewusstlosigkeit eintritt und die Person ins Koma fällt.

Heuschnupfen

Bei Heuschnupfen reizen Allergene von Pollen, Katzenhaaren oder anderen Substanzen die Schleimhäute der oberen Atemwege und der Augen. Meist sind die Reaktionen hoch spezifisch gegen ein ganz bestimmtes Allergen gerichtet, zum Beispiel gegen Pollen des Wiesenlieschgrases, aber nicht unbedingt gegen andere Gräser. Manche Menschen »sammeln« im Lauf ihrer allergischen »Laufbahn« aber auch noch weitere Allergien auf: Waren sie zum Beispiel zuerst nur gegen Meerschweinchenhaare allergisch, reagieren sie später auch auf Haare von Mäusen, Hunden und Katzen. Die Folgen sind Niesen, Anschwellen der Nasenschleimhäute, tränende Augen und Bindehautentzündung. Damit geht oft eine allgemeine Abgeschlagenheit einher.

Allergien, die als Heuschnupfen begonnen haben, können im Lauf der Zeit aber auch die unteren Atemwege betreffen und sich zu

Bronchialasthma entwickeln. Entsprechend dem Pollenflugkalender können die Betroffenen sich ausrechnen, wann sie außer Gefecht sein werden: Im Januar beginnen die Allergien gegen Haselnuss, später machen Pollen von Bäumen und Gräsern den Allergiebetroffenen das Leben schwer und gegen Ende des Jahres sind Brennnessel und Ambrosia die Übeltäter.

Wie schon im Eingangskapitel ausführlich beschrieben, war Heuschnupfen früher kaum bekannt, ist aber mittlerweile so selbstverständlich, dass man ihn oft für gegeben hält. In Deutschland leidet jeder siebte Erwachsene und jedes zehnte Kind (Bergmann et al. 2016) darunter, aber wesentlich mehr Personen weisen IgE-Antikörper gegen Allergene auf und sind damit sensibilisiert, sodass bei ihnen eine Allergie ausbrechen kann, wenn (bisher unbekannte) auslösende Faktoren hinzukommen. Medikamente bringen zwar Linderung der Symptome, können die Ursache der Allergie aber nicht beheben. Wer das Übel bei der Wurzel packen will, muss sich einer Desensibilisierung unterziehen. Dabei injiziert ein Arzt das Allergen, gegen das der Allergiker reagiert, mehrfach unter die Haut. Wird das Immunsystem auf diesem Weg mit dem Allergen konfrontiert, reagiert es in vielen Fällen anders als bei Schleimhautkontakt und wird umgestimmt. Es produziert jetzt einen anderen, unschädlichen Typ von Immunantworten, und die allergischen Reaktionen unterbleiben, selbst wenn Allergene auf die Schleimhäute von Nase und Augen treffen.

Allergisches Asthma

Auch die Inzidenz von Asthma ist in den letzten Jahrzehnten stark angestiegen. Die Krankheit wird durch allergische und entzündliche Reaktionen von Bronchien und Lunge verursacht. Noch in den 1960er-Jahren wurde in den Lehrbüchern der Kinderheilkunde Asthma kaum erwähnt, tauchte dann aber in den 1980er-Jahren immer häufiger in den Statistiken auf. Erst in den 1990er-Jahren wurde dieser Anstieg aber wirklich wahrgenommen (Platts-Mills 2015). Als man in einer großen Studie mit finnischen Rekruten einen kontinuierlichen, dramatischen Anstieg der Prävalenz von Asthma feststellte, schrillten die Alarmglocken: Zwischen 1966 und 1989 hatte in Finnland ein mehr als 20-facher Anstieg stattgefunden (Haahtela et al. 1990). Im Vergleich zu 1966 mussten 1989 etwa sechsmal mehr Wehrpflichtige wegen Asthma dienstuntauglich geschrieben werden. Asthma schien die Wehrfähigkeit der Finnen infrage zu stellen! Diese Zahlen konnte man nicht mehr verdrängen. Asthma war endgültig angekommen im Bewusstsein der Finnen, aber auch in der wissenschaftlichen Welt.

Die Unterschiede der Asthmahäufigkeit zwischen Ländern mit westlichem Lebensstil und Entwicklungsländern sind frappierend: Nach einer von der WHO 2002 initiierten Weltgesundheitsstudie waren in afrikanischen Ländern typischerweise zwischen 3 und 4 % der befragten Personen in den letzten 12 Monaten an Asthma erkrankt. In Ländern mit hoher Prävalenz wie zum Beispiel Australien, Schweden und Großbritannien lagen die Raten um 20 % (To et al. 2012).

Die Immunantworten beim Asthma entsprechen dem Grundschema der allergischen Reaktionen. Allerdings sitzen die IgE-besetzten Mastzellen, die bei Allergenkontakt Entzündungszellen anlocken, in den unteren Atemwegen. Die fein verästelten Lungenluftwege, die Bronchien und Bronchiolen, versuchen außerdem die Allergene auszustoßen, indem sie Schleim produzieren und sich krampfartig zusammenziehen. So kommt es zu heftigem und lange anhaltendem Husten mit Atemnot. Die angelockten Entzündungszellen sammeln sich in der Nähe der Atemwege in großen Mengen an und können auch in die Atemwege selbst einwandern. Sie geben aggressive Substanzen ab, die das Gewebe schädigen. Wenn der Allergenreiz entfällt, etwa weil die Pollensaison beendet ist, können sich diese Entzündungen wieder zurückbilden. Dieses durch Allergene hervorgerufene Asthma wird als extrinsisches, also durch Außenreize bedingtes, Asthma bezeichnet.

Hält der Kontakt mit dem Allergen dagegen lange an, gehen die Entzündungen der Luftwege nicht mehr zurück, weil sich immunologische Regelkreise eingeschliffen haben: Die Entzündungen werden chronisch. Die Wandungen der Atemwege verdicken und verengen sich. Die Entzündungszellen sind in ständigem Alarmzustand und bereits kleinste Mengen des Allergens lösen jetzt heftige Hustenanfälle aus. Damit liegt die Schwelle zur Asthma-Attacke so niedrig, dass schließlich auch Reize wie Luftschadstoffe, bestimmte Medikamente, Kälte oder Stress – also nicht mehr nur das ursprünglich verantwortliche Allergen – als Auslöser fungieren können. Die Reaktionskette kann sich verselbstständigen und dann vollkommen unabhängig von der ursprünglichen Allergie ablaufen. Man spricht dann von intrinsischem, also durch innere Reize bedingten, Asthma. Rauchen ist ein Faktor, der die Entwicklung von extrinsischem zu intrinsischem Asthma massiv begünstigt.

Lebensmittelallergien

Die häufigsten Auslöser von Lebensmittelallergien sind Milch, Hühnerei, Erdnüsse und Nüsse, Soja, Weizen, Fisch und Krustentiere. Insgesamt sind über 800 Substanzen mit allergener Wirkung bekannt. Lebensmittelallergien treten häufig bereits im frühen Kindesalter auf, verlieren sich später aber oft wieder, sodass sie um den Zeitpunkt der Pubertät herum verschwunden sind. Die Reaktionen treten innerhalb von Minuten bis Stunden nach dem Kontakt mit dem Allergen auf. Häufig sind Reaktionen der Haut, wie etwa Nesselfieber, das heißt mehr oder weniger große Quaddeln, starker Juckreiz, Rötung und Hautschwellungen. In den Schleimhäuten können sich ebensolche Prozesse abspielen. Im Atemtrakt kommt es deshalb zu Niesen, Husten und Verschleimung. Die Zunge kann anschwellen und es kommt zu Übelkeit, Durchfall, Blähungen und Erbrechen. Die schwerste allergische Erscheinung ist der Anaphylaktische Schock, der durch Kreislaufkollaps sogar zum Tod führen kann. Wegen der Häufigkeit und den Gefahren, denen Lebensmittelallergiker ausgesetzt sind, sind in Deutschland Restaurants verpflichtet, Allergene von 14 Hauptgruppen, die in den angebotenen Speisen enthalten sind, aufzulisten.

Das Land mit den höchsten Raten von Lebensmittelallergien ist Australien, wo etwa 10 % aller Kinder betroffen sind. In Deutschland waren um 2010 zwischen 2 und 3 % der Erwachsenen allergisch gegen mindestens ein Lebensmittel, bei Kindern nimmt man eine Häufigkeit von etwa 4 % an (Langen et al. 2013). Allerdings glauben wesentlich mehr Menschen an einer Lebensmittelallergie zu leiden. Dabei handelt es sich dann oft um Unverträglichkeiten, die sich zwar ähnlich wie Allergien äußern, aber ohne Beteiligung von IgE ablaufen.

Beim Bestehen einer Lebensmittelallergie wird in Deutschland zur Zeit die Vermeidung des entsprechenden Allergens empfohlen. Wer also gegen Erdnüsse allergisch ist, soll auf alle Erdnussprodukte verzichten. Was bei Erdnüssen zwar schwierig, aber noch einigermaßen möglich erscheint, ist bei Allergien gegen Milchkomponenten, Weizen oder Soja richtig schwer. Viele dieser Produkte sind als versteckte Zusätze oder als Verunreinigung in kleinsten Mengen in Lebensmitteln enthalten. Ein weiteres Problem sind die Kreuzallergien, das heißt verwandte Pflanzen oder Tiere haben sehr ähnliche Allergene. So kann zum Beispiel bei einer Allergie gegen Sellerie unter Umständen auch der Genuss von Möhren eine Attacke auslösen. Nur manche Allergene werden durch Kochen zerstört, während andere weitgehend hitzestabil sind, zum Beispiel Allergene von Fischen.

Wie aber vermeidet man das Entstehen einer Lebensmittelallergie? Hier hat die Wissenschaft eine Kehrtwendung um 180 Grad vollzogen und erkannt, dass das Immunsystem von Kleinkindern durch Kontakt mit potenziellen Allergenen tolerisiert wird. Das Paradebeispiel für diesen Zusammenhang ist die Erdnussallergie. Noch im Jahr 2000 riet man in den USA den Eltern Erdnussallergie vorzubeugen, indem sie ihren Kindern von vornherein Erdnüsse und erdnusshaltige Produkte vorenthielten. Die Häufigkeit dieser Allergie nahm dann aber weiter zu anstatt, wie erwartet, zurückzugehen, bis man das Ruder herumriss. Den Ausschlag dafür gaben Studien, die zeigten, dass britische im Vergleich zu israelischen Kindern ein zehnmal höheres Erdnussallergie-Risiko hatten (Du Toit et al. 2008). Die Vermutung: Die kleinen Briten bekamen als Kleinkinder keine Erdnussprodukte zu essen, sodass ihr Immunsystem später unvorbereitet auf die Allergene traf. Im Gegensatz dazu waren Erdnussprodukte bei israelischen Babys im Alter 8 bis 14 Monaten fester Bestandteil der Kost. Das war ein starker Hinweis auf die Tolerisierung (also die Entwicklung hin zu einer höheren Toleranz gegenüber den potenziell allergenen Bestandteilen) durch frühen Kontakt mit dem Allergen.

Kontrollierte Studien bestätigten diesen Verdacht (Du Toit et al. 2015). Früher Kontakt mit Allergenen schützte also vor späterer Erkrankung! Die Lebensmittelindustrie hat diese Lektion beherzigt und die Produktion von allergenfreier Babynahrung zurückgefahren. Da auch schon Feten im Mutterleib den immunologischen Regelkreisläufen ausgesetzt sind, profitieren auch sie von der Toleranz der Mütter und die Kinder entwickeln später weniger Allergien. Deshalb empfehlen die deutschen Allergologen jetzt nicht mehr, in der Schwangerschaft potenzielle Lebensmittelallergene zu meiden (DGAKI/DGKJ 2014).

Atopische Dermatitis

Die atopische Dermatitis, auch als atopisches Ekzem oder Neurodermitis bezeichnet, tritt als entzündliche Erkrankung der Haut besonders bei Kindern auf (Weidiger und Novak 2016). Weltweit ist das Auftreten der Krankheit seit den 1960er-Jahren stark angestiegen, wobei in den letzten Jahren in vielen Industrieländern keine Zunahme mehr erfolgte (Williams 2016). In Deutschland sind ca. 13,2 % der Kinder und 3,5 % der Erwachsenen betroffen (Bergmann et al. 2016), in den USA ist die Krankheit mit 7 bis 10 % bei Erwachsenen deutlich häufiger.

Von der Krankheit sind am häufigsten Kleinkinder ab dem dritten Monat betroffen. Sie äußert sich dann in geröteter, entzündeter Haut, vorwiegend an den Wangen, im Gesicht oder am ganzen behaarten Kopf. Es bilden sich Krusten, die auch als Milchschorf bezeichnet werden, weil sie dunkel wie angebrannte Milch aussehen. Bei ca. 50 % der Kinder mit atopischer Dermatitis ist die Störung bis zum 4. Lebensjahr verschwunden. Auch danach nimmt die Häufigkeit weiter ab, aber die Krankheit kann auch bis ins Erwachsenenleben bestehen bleiben. Dann sind hauptsächlich Armbeugen, Kniekehlen, Gesicht und Nacken von juckenden, nässenden Ausschlägen betroffen. Selbst wenn die atopische Dermatitis verschwindet, verbleibt aber häufig eine Tendenz zu anderen allergischen Erkrankungen. Atopische Dermatitis ist eine starke Belastung: Betroffene können sich nicht konzentrieren und finden nicht genügend Schlaf, sodass sie weniger leistungsfähig sind. Außerdem sind die Ekzeme oft entstellend und Kranke fühlen sich sozial ausgegrenzt.

Gesunde Haut ist von einem Schutzfilm aus Wasser, Salzen, Fetten und Sekreten der Talgdrüsen überzogen und so vor Austrocknung geschützt. Außerdem tummelt sich auf der Haut eine Vielzahl von Bakterien und Pilzen, ohne dass dies zu Krankheit führt. Wenn aber die Versorgung mit Fett nicht ausreicht oder die Zellen der Hautoberfläche aufgrund einer Erbanlage keinen dichten Abschluss bilden, trocknet die Haut aus und wird rissig, sodass Fremdstoffe und Keime Zugang bekommen.

Personen, die unter solchen Hautproblemen leiden und zur Allergie tendieren, haben ein hohes Risiko für atopische Dermatitis. Wenn Bakterien oder Pilze in ihre Haut eindringen, entstehen IgE-Antikörper. Es kommt eine allergische Entzündung in Gang, die die Haut weiter irritiert. Der Juckreiz führt dazu, dass man sich kratzt und damit neue Eintrittspforten für Fremdstoffe und Erreger schafft. Die dabei austretende Gewebeflüssigkeit ist außerdem ein Nährboden für Bakterien, wie zum Beispiel Staphylokokken, die dann in die Wunden eindringen und weitere Immunantworten hervorrufen. So entsteht ein Teufelskreis, der schwer zu unterbrechen ist. Die Krankheit verläuft in Schüben von unterschiedlicher Dauer und Intensität; der Verlauf wird beeinflusst von Ernährung, Stress und anderen Faktoren. Bei manchen Varianten der atopischen Dermatitis sind auch Autoimmunantworten an der Reaktion beteiligt, sodass die Krankheit fortbestehen kann, selbst wenn die ursprünglichen Auslöser beseitigt sind.

Da es keine ursächlich wirkende Therapie für atopische Dermatitis gibt, muss man versuchen den Verlauf durch Vermeidung von Allergenen, sehr gute Hautpflege und antiallergische Therapien zu beeinflussen. Wenn Bakterien und Pilze eine wichtige Rolle als Auslöser spielen, wird der Arzt auch Antibiotika oder Antimykotika verschreiben. Interessanterweise lässt sich atopische Dermatitis häufig durch Ernährung beeinflussen. So kann Vermeidung von Zucker, saurem Obst (zum Beispiel von Zitrusfrüchten) und glutaminhaltigen Lebensmitteln (zum Beispiel von Hartkäse, geräuchertem Fleisch, Rotwein, Hülsenfrüchten) eine deutliche Besserung bringen.

Zur Nachahmung empfohlen: Das finnische Allergieprogramm

2012 wurde bei etwa 10 % der erwachsenen Bevölkerung Finnlands durch ärztliche Diagnose Asthma festgestellt (Jousilahti et al. 2016), während es 1966 noch 0,29 % waren (Haahtela et al. 1990). Diese Zahlen zeigen einen 35-fachen Anstieg innerhalb von 40 Jahren! Außer Asthma haben auch Allergien und atopische Dermatitis stark zugenommen. Finnland ist damit eines der am stärksten betroffenen Länder der Erde.

Vergleichende Studien zeigen, dass dieser Anstieg durch den westlichen Lebensstil ausgelöst wurde. Ein Musterbeispiel dafür sind die im dritten Kapitel dargestellten Studien in Karelien: Dieser Landstrich ist zwischen Finnland und Russland geteilt, die Bevölkerung ist genetisch sehr ähnlich und Klima, Vegetation und andere Faktoren sind identisch. Auf der finnischen Seite erreicht die Häufigkeit von allergischen Erkrankungen aber Rekordwerte, während sie auf der russischen Seite sehr gering ist (Haahtela et al. 2015). Dort sind die Menschen noch unter ärmlichen Bedingungen aufgewachsen und der Lebensstandard ist auch heute wesentlich niedriger als im finnischen Teil Kareliens.

Aus diesen Studien haben die Finnen ganz spezifische Einsichten zu den Ursachen der Allergie-Epidemie entwickelt, die wichtige Ansatzpunkte zur Prävention von Entzündungskrankheiten liefern. In einem Video-Interview spreche ich mit Harri Alenius, einen prominenten Immunologen, der als Professor am berühmten schwedischen Karolinska-Institut in Stockholm und an der Universität Helsinki forscht. Er erklärt mir, dass nach finnischen Daten der Kontakt mit Umweltbakterien das Immunsystem entscheidend beeinflusst und eine Tolerisierung bewirkt. Während man sich weltweit sehr intensiv mit dem Einfluss des Darmmikrobioms auf Entzündungskrankheiten beschäftigt, haben finnische Forscher sich außerdem auf die bakterielle Umwelt der Menschen konzentriert. Sie konnten zum Beispiel experimentell zeigen, dass eine Bestückung von Kindergärten mit Waldboden und -pflanzen zur Veränderung des Mikrobioms der Kinder führte und deren Entzündungswerte verbesserte (Roslund et al. 2020, siehe auch Kapitel 7 »Ein neuer Pakt«). Regelmäßig fanden sie auf der Haut, im Staub von Wohnungen, in der Erde von Spielplätzen und auf Pflanzen in der Umgebung von Personen, die frei von Allergien und Asthma sind, erhöhte Anzahlen von Gamma-Proteobakterien. Deshalb vermuten sie eine wichtige Rolle dieser Mikroben für die Tolerisierung von Menschen (Hanski et al. 2012, Fyhrquist et al. 2014, Ruokolainen et al. 2015).

In Finnland sind diese Erkenntnisse in ein nationales Allergieprogramm eingeflossen, das 2008 bis 2018 lief und sich die Prävention und Bekämpfung allergischer Erkrankungen auf die Fahnen geschrieben hatte (Haahtela et al. 2012). Das Programm ging davon aus, dass die Ursache von Allergien, Asthma und atopischer Dermatitis in unzureichender Immuntoleranz liegt, die deshalb gestärkt werden müsse. Um diese Inhalte zu vermitteln, wurden landesweit Ärzte, medizinisches Personal und Apothekenfachkräfte geschult. In Kindergärten und Schulen wurden die Informationen durch Organisationen und Verbände verbreitet.

Eine wichtige Botschaft war, Allergene nicht mehr beim ersten Anzeichen von Reaktionen zu vermeiden, wie dies früher geschah. Bei milden allergischen Reaktionen wurde vielmehr durch begrenzte Exposition eine Tolerisierung angestrebt. Sprich, man empfahl zum Beispiel Nüsse bei einer leichten allergischen Reaktion nicht ganz vom Speisezettel zu streichen, sondern weiterhin in geringen Mengen zu essen, weil das eine Tolerisierung unterstützt. Schwere Erkrankungen, etwa Asthma-Attacken, wurden jedoch konsequent behandelt. Dem Kontakt mit der belebten Umwelt wurde große Wichtigkeit eingeräumt. So wurden mit einem Programm »Go to Nature« in Kindergärten daraufhin gewirkt, Aktivitäten stärker in die Natur zu verlegen, um die Kinder in Kontakt mit Mikroben von Boden und Pflanzen zu bringen. Als Teil der Aktivitäten rief man auch das Programm »Green City« aus, um mehr Grün in die Innenstädte zu bringen und damit die Diversität der mikrobiellen Reize zu erhöhen. Man strebte aber auch einen rationaleren Umgang von Erkrankten mit ihrem Leiden an und motivierte die Menschen zum Selbstmanagement der Krankheit.

Diese finnische Initiative hatte großen Erfolg und führte zum Beispiel zu einer Reduktion der Krankenhausaufenthalte wegen Asthma um fast 90 %. Sie verringerte das individuelle Leiden von Tausenden von Patienten, entlastete das Gesundheitssystem (Haahtela et al. 2017) und ist damit ein Modell für ähnliche Programme in anderen Ländern.

Chronisch entzündliche Darmerkrankungen (CED)

Die Krankheit CED

Ständig auf die Toilette müssen, immer müde und abgeschlagen, Bauchschmerzen, selbst nachts … ein Albtraum! Von diesem Schicksal sind in Deutschland etwa 400 000 Menschen betroffen, die unter einer chronisch entzündlichen Darmerkrankung (CED) leiden.

In einem Interview erklärt mir Britta Siegmund, Professorin für Gastroenterologie an der Berliner Charité und international bekannte Spezialistin für CED, ganz plastisch, wie die Krankheit entsteht. CED wird zu etwa 75 % durch Umweltfaktoren bedingt, vor allem durch Rauchen und falsche Ernährung, aber auch die Erbanlagen tragen etwa 25 % des Risikos bei. Ein typisches Szenario: Risikogene, die beim ständigen Umbau und bei der Reparatur von Schäden der Darmoberfläche wichtig sind, machen bei CED-Gefährdeten das labile Gleichgewicht des Darmes anfälliger für Störungen. Wenn eine gefährdete Person mit solchen Erbanlagen in einer ungewohnten Umgebung Urlaub macht, kann die veränderte Ernährung die Darmflora aus dem Gleichgewicht bringen und es kommt zu einem heftigen Reisedurchfall, der auch die Schleimschicht der Darmoberfläche angreift. Oft gesellt sich zu einer solchen Störung – weil die Abwehr geschwächt ist – noch eine Infektion mit Viren, die Zellen der Darmschleimhaut abtöten, sodass winzige Lücken im Epithel entstehen.

Wenn in dieser Situation die Reparaturmechanismen unseres Verdauungstrakts nicht korrekt arbeiten, gelangen Bakterien der Darmflora in die Gewebe unterhalb des Darmepithels. Sie treffen dort auf Immunzellen, die durch den ungewohnten, massiven Kontakt mit bakterientypischen Molekülen alarmiert werden und Entzündungszellen anlocken. Diese versuchen mit aggressiven Molekülen die Eindringlinge abzuwehren und schädigen dabei auch den

Zellverband des Darmepithels, sodass weitere Bakterien ins Gewebe eindringen, was den Aufruhr anheizt.

So entstehen Entzündungsherde, die sich vergrößern und chronisch werden können, wenn die Wunden nicht ausheilen und die Immunantwort effizient herabreguliert wird. Ähnliche Szenarien sind denkbar bei Infektionen mit Durchfallerregern oder nach Antibiotikabehandlungen, wenn sie zu massiven Störungen der Darmflora führen. Da im entzündeten Darm veränderte Bedingungen bestehen, gedeihen jetzt andere Bakterienarten, die die Entzündung eventuell weiter unterstützen.

Man unterscheidet meist zwischen zwei verschiedenen Ausprägungen, der Ulcerativen Colitis (UC) und dem Morbus Crohn (MC), die aber viele Gemeinsamkeiten haben. Die Krankheit verläuft in Schüben, Patienten mit aktiver Erkrankung haben starke Bauchschmerzen und Durchfälle mit blutig-schleimigem Stuhl. Sie leiden unter Stuhldrang und Darmkrämpfen. Täglich 20-mal auf die Toilette, das ist keine Ausnahme. Bei schwerer Krankheit kommen Fieber und Gewichtsverlust hinzu. Zwischen den Krankheitsschüben liegen oft monatelange, ruhigere Phasen, die man durch Behandlung mit Medikamenten zu verlängern sucht.

Die Ursache von CED ist eine überzogene Immunantwort gegen Bakterien der Darmflora, die zu Entzündungen führt. CED ist nicht psychisch oder durch Stress bedingt, wie man früher annahm, und tritt meist zwischen dem 20. und 40. Lebensjahr auf, betrifft also oft Personen, die mitten im Leben stehen. In vielen Regionen tritt UC etwa doppelt so häufig auf wie MC, die Gründe dafür sind unbekannt. Die Krankheitsbilder von UC und MC sind unterschiedlich, überlappen sich aber teilweise:

Ulcerative Colitis: Hier beschränkt sich die Entzündung der Schleimhaut typischerweise auf den Dickdarm und dort auf die Darmoberfläche. Sie beginnt meist im Enddarm und kann sich über Jahre hinweg kontinuierlich bis zum oberen Abschnitt des Dickdarms ausdehnen. Die Symptome sind am stärksten bei Patienten, deren gesamter Dickdarm chronisch entzündet ist.

Morbus Crohn: Es können unterschiedliche Regionen des gesamten Magen-Darm-Traktes entzündet sein, vom Mund über die Speiseröhre, den Magen und Dünndarm bis zum Dickdarm. Am häufigsten ist der Dünndarm betroffen. Die Schleimhautentzündungen reichen tiefer in das Gewebe und betreffen auch die Muskelschicht, sodass häufig Narben entstehen, die die Darmfunktion beeinträchtigen. Es entstehen leicht Eitereinschlüsse (Abszesse) und Fisteln, und es kann zu Darmverengungen kommen. Bei Operationen besteht die Gefahr, dass die verbliebenen, gesunden Darmabschnitte sich entzünden.

Chronische Darmentzündungen bleiben bei vielen Patientinnen und Patienten aber nicht auf den Darm beschränkt, sondern wirken sich mit zunehmender Dauer der Erkrankung auf den gesamten Körper aus. So leiden 30 Jahre nach der ersten Diagnosestellung etwa 50 % der Erkrankten unter verschiedensten Entzündungen, die stärkere Beschwerden verursachen können als die Darmerkrankung selbst. Bei etwa einem Drittel der Betroffenen kommt es zu Gelenkentzündungen (Arthritis), seltener sind Augenentzündungen und Entzündungen der Gallengänge, die zu Leberzirrhose führen können (Vavricka et al. 2015). Außerdem haben CED-Patienten ein deutlich erhöhtes Darmkrebsrisiko.

Die weltweite Zunahme von CED

Vereinzelte Fälle von CED hat es wohl schon immer gegeben, aber erst in der zweiten Hälfte des 19. Jahrhunderts wurde CED in England als eigenständige Krankheit definiert. 1909 stellte man in London während einer Tagung erstmals eine Kohorte von 300 Patienten mit Erkrankungen vor, die man heute als CED bezeichnen würde. Mehrere Jahrzehnte später bemerkte man auch in anderen europäischen Ländern einen starken Anstieg der Fälle (Mulder et al. 2014).

Morbus Crohn rückte zum ersten Mal in den Blickpunkt der Weltöffentlichkeit, als dem amerikanischen Präsidenten Eisenhower 1956 in einer dramatischen Operation ein 25 cm langes Stück Dünndarm entfernt werden musste. Der Darm des Patienten war durch Entzündungen so weit verengt, dass es beinahe zu einer vollständigen Blockierung gekommen wäre, die ohne sofortige Operation tödlich verlaufen wäre. Bis dahin war Morbus Crohn nur einem kleinen Kreis von Spezialisten bekannt. Wie der »SPIEGEL« in seiner damaligen Ausgabe schreibt, »suchten die amerikanischen Zeitungen in spaltenlangen Spekulationen zu ergründen, wie Eisenhowers Darmentzündung entstanden sein könnte«. Die wichtigste politische Folge von Eisenhowers Erkrankung war der Verzicht auf eine erneute Kandidatur, die noch in der Nacht der Operation von seinem Leibarzt bekannt gegeben wurde, während der Patient noch erschöpft in tiefem Schlaf lag.

Seit etwa 1960 nimmt die Häufigkeit von CED in den Industrieländern, vor allem in Nordamerika und Nordeuropa, ständig zu. Von 1962 bis 2010 stieg in den untersuchten Regionen Europas die Anzahl der Neuerkrankungen (Inzidenz) typischerweise um das Fünf- bis Zehnfache an (Burisch und Munkholm 2015). In einigen Regionen flachte die Kurve dann aber ab und die Häufigkeit von Neuerkrankungen ist jetzt stabil. Da CED ja keine unmittelbar tödliche Erkrankung ist, steigt aber die Prävalenz, das heißt die Gesamtzahl von CED-Patienten in der Bevölkerung, weiterhin stark an. Aktuell leiden in Industrieländern typischerweise ca. 0,5 % der Bevölkerung unter CED. In welchem Ausmaß CED eine typische Erkrankung von Wohlstandsländern ist, wird bei einem Blick auf eine europäische Verbreitungskarte deutlich (Burisch 2014). Im wohlhabenden Finnland stieg die CED-Rate von 1987 bis 2014 um mehr als das Dreifache (Virta et al. 2017) und Zeitungen bezeichneten CED als die »neue Nationalkrankheit«. Im Vergleich dazu ist im angrenzenden Teil Russlands, wo der Lebensstandard viel niedriger ist, der Anstieg der CED-Rate viel geringer.

In vielen Ländern des globalen Südens war die Krankheit bis vor Kurzem kaum bekannt. Gerade der asiatische Raum hat aber in den letzten Jahrzehnten stark aufgeholt (Kaplan 2015, Kedia & Ahuja 2017) und in manchen Ländern schießen die Zahlen regelrecht durch die Decke. Hongkong etwa verzeichnete zwischen 1985 und 2014 einen 30-fachen Anstieg von CED (Ng et al. 2017), liegt aber in absoluten Zahlen noch immer hinter den klassischen Industrienationen zurück.

Damit ist CED, wie die meisten anderen Entzündungskrankheiten, eine typische Zivilisationskrankheit, die vor keiner Grenze halt macht. Die Zunahme führt man auf den westlichen Lebensstil zurück. Über die Bedeutung einzelner Faktoren als Auslöser ist man sich nicht einig, sicher ist aber, dass bei CED die Balance des Darmmikrobioms gestört ist.

Ohne Mikrobiom kein CED

Studien mit Nagetieren zeigen, dass das Mikrobiom bestimmend für die Entstehung von CED ist. So werden steril aufgezogene Mäuse mit genetischer Tendenz zu Darmentzündung überhaupt nur krank, wenn man ihnen eine Darmflora überträgt (Sellon et al. 1998). Auch bei Menschen kann man unter bestimmten Umständen den Krankheitsverlauf verbessern, indem man mit Antibiotika die Darmflora dezimiert. Manchmal kann auch eine operative Stilllegung von Darmabschnitten, die dann bakterienfrei sind, die Entzündung zum Abklingen bringen. Bei CED-Patienten ist die Artenvielfalt der Bakterien reduziert und bestimmte, für die Darmflora gesunder Personen typische Arten sind unterrepräsentiert. Im typischen Mikrobiom von CED-Patienten sind entzündungshemmende Bakterienarten vermindert (Machiels et al. 2014). Bei Krankheitsschüben ist das Muster der Bakteriengemeinschaft anders als in ruhigen Phasen (Halfvarson et al. 2017). Damit hat das Mikrobiom einen entscheidenden Einfluss auf das Krankheitsgeschehen, aber auch andere Umwelteinflüsse bestimmen mit, wer erkrankt oder gesund bleibt; dazu gehören besonders Rauchen und die Ernährung (Rizello et al. 2019).

Zum Krankheitsrisiko trägt aber auch eine Vielzahl von Erbanlagen, nämlich über 200 Gene, mehr oder weniger stark bei. Viele der Risikogene für CED sind beteiligt am ständigen Umbau des Darms. Die ca. 32 qm unserer Darmschleimhaut sind eines der aktivsten Gewebe des Körpers und werden alle drei bis vier Tage »bei laufendem Betrieb« komplett ausgetauscht. Damit Funktionen wie Verdauung oder Immunabwehr nicht leiden, sind die Abläufe von Zellwachstum, Austausch von Zellen und Reparatur exakt aufeinander abgestimmt. Schon kleinste Fehler in diesen Prozessen können zu großen Störungen führen, die dann unter Umständen die Darmbarriere durchlässig machen. Andere Risikogene bedingen bei den betroffenen Personen eine dünnere Schleimschicht, sodass Darmbakterien leichter in Kontakt mit den Zellen des Darmepithels kommen (Degenhard und Franke 2017). Besonders bei Verletzungen, Infektionen oder anderen Störungen kommt es dann zu Entzündungen.

Ein gutes Beispiel für die Rolle von Erbanlagen liefert das Sensorprotein NOD2: Wenn es bestimmte Bausteine der bakteriellen Zellwand erkennt, triggert es Zellen des Darmepithels, die Panethzellen, zur Produktion antibakterieller Wirkstoffe. Diese Moleküle werden dann in die Schleimschicht der Darmoberfläche entlassen und halten Bakterien auf Abstand. Bei Personen, deren NOD2-Gen aufgrund von Mutationen verkrüppelt ist, funktioniert dieser Prozess nicht. Bakterien, die sich von Mukus ernähren, wandern dann in die Schleimschicht ein und schädigen sie. Damit wird die Darmbarriere durchlässig, das Immunsystem kommt mit Bakterienbestandteilen in Kontakt und reagiert mit Entzündung (Fukui et al. 2016).

Der ungeliebte Weltrekord der Färöer-Inseln

Bei der Häufigkeit von CED und anderen Entzündungskrankheiten liegen die skandinavischen Länder meist in der Spitzengruppe. In einer europaweiten epidemiologischen Studie fiel auf, dass die Färöer, eine Inselgruppe im Nordatlantik, auf halbem Weg zwischen Norwegen und Island, der absolute Spitzenreiter sind und weltweit die höchste Anzahl von CED-Neuerkrankungen aufweisen, nämlich etwa 82 pro 100 000 Einwohner jährlich (Burisch et al. 2014). Dieser Wert liegt etwa zwanzigmal höher als in europäischen Ländern mit niedriger CED-Rate und doppelt so hoch wie in anderen skandinavischen Ländern. Interessant ist, dass es diese hohen Werte früher nicht gab, denn in den 1960er-Jahren, als die Färöer noch arme Fischerinseln waren, kamen CED nur sehr selten vor. Erst in den letzten Jahrzehnten, als durch Lachszucht und Fischfang Wohlstand Einzug hielt, stieg die Anzahl der Neuerkrankungen auch in diesem abgeschiedenen Winkel der Welt auf das Zehnfache des Ausgangswertes (Hammer et al. 2016).

Ein Ort mit einer so hohen CED-Rate sollte doch ideal geeignet sein, um den Ursachen von CED auf die Spur zu kommen. Welche Besonderheiten gibt es hier? Welchen genetischen Hintergrund haben die Menschen? Wie ernährt man sich, wie wohnt man, was arbeitet man, was unternimmt man in der Freizeit? Auf meine Nachfrage antwortet Turid Hammer, die Erstautorin der Färöer-Studie, man kenne die Ursachen noch nicht, es seien aber viele Untersuchungen im Gange. Und: Ich sei herzlich eingeladen, mir selbst ein Bild zu verschaffen. Ein Besuch im Sommer sei am besten, denn die anderen Jahreszeiten seien mit Sturm, Nebel und Minusgraden ziemlich ungemütlich. Wir verabreden uns für Ende Mai und ich fliege über Kopenhagen nach Tórshavn, der »kleinsten Hauptstadt der Welt«, wie die Werbung besagt.

Die ersten Einwohner der Inseln waren Outlaws vom skandinavischen Festland, die sich ihre Frauen in Irland und England holten, wie ich später lerne. Seitdem ist die Einwohnerzahl im Verlauf der

Jahrhunderte stetig gewachsen, aber es kamen nur wenige Einwanderer von außen hinzu. Wie mir Pal Weihe, Chefarzt des Gesundheitszentrums und Professor für Arbeitsmedizin und öffentliches Gesundheitswesen erklärt, gibt es deshalb auf den Färöern mehrere Erbkrankheiten, die anderswo sehr selten sind. Allerdings gehört CED nicht dazu, denn sonst wäre die Krankheit ja schon früher in Erscheinung getreten. Die Färinger haben im Vergleich zu anderen nordischen Ländern zwar die höchste Anzahl an Rauchern, die Werte sind aber nicht so hoch, dass sie das höhere CED-Risiko erklären würden. Übermäßiger Gebrauch von Medikamenten, die ja einen Einfluss auf das CED-Risiko haben könnten, ist nicht bekannt. Ebenso zeigten epidemiologische Studien keinen Einfluss von Schadstoffen, denen der Mensch durch den Konsum von Fisch und anderen Meerestieren ausgesetzt ist (Hammer et al. 2019).

Was sonst könnte die hohe CED-Rate auf den Färöern erklären? Die Einwohner haben, obwohl die Inseln weit entfernt im Atlantik liegen, den Lebensstandard skandinavischer Länder. Könnten Besonderheiten der Ernährung die Ursache sein? Die Geschäfte führen die übliche Palette von Lebensmitteln. Auch Obst, und Gemüse gibt es in guter Auswahl, allerdings zu gesalzenen Preisen. Nach den Aussagen der Ernährungsspezialistin Anna Sofia Veyhe vom Hospital in Tórshavn haben sich in den letzten Jahrzehnten auf den Färöern die Ernährungsgewohnheiten ähnlich stark geändert wie auch sonst in Skandinavien. Man konsumiert mehr hochverarbeitete Lebensmittel wie zum Beispiel Tiefkühlpizza, Fertiggerichte und Süßwaren, und der Konsum zuckerhaltiger Getränke ist sehr stark gestiegen. Kein Wunder also, dass Übergewicht zunimmt, gerade auch bei Kindern. Im Gegensatz dazu war die Kost auf den Färöern früher einfach und bestand aus Brot oder Getreidebrei, Kartoffeln, Milchprodukten, den heimischem Gemüsen Kohlrabi und Steckrüben, sowie (fermentiertem) Fisch und Schaf- oder Walfleisch. Mein Fazit: Sicherlich war die Ernährung auf den Färöer-Inseln früher gesünder, aber sie weicht nicht wesentlich vom skandinavischen Muster ab. Kein Grund also zur Annahme, dass allein die Ernährung für die doppelt so hohe CED-Rate verantwortlich ist.

Ich frage, ob es bei den Lebensgewohnheiten irgendwelche Auffälligkeiten gibt, die die CED-Rate erklären könnten. Die Landschaft auf den Inseln ist typisch skandinavisch. Bergige Natur, allerdings ohne Wald. Dazwischen ab und zu eingesät kleine Orte mit Holzhäusern, oft in typischem Rostrot. Tórshavn ist um einen Hafen mit historischem Ortskern gruppiert, darum herum ist eine Kleinstadt mit modernen skandinavischen Häusern gewachsen, oft mit Einfamilien- oder Reihenhäusern, meist blitzblank geputzt und mit Mittelklassewagen vor der Tür. In den Außenbezirken zeugen gläserne Bürogebäude, ein Einkaufszentrum und Niederlassungen von Autofirmen von Wohlstand. Was mir auffällt: Nicht nur die Straßen sind asphaltiert, sondern bei vielen Häusern sind auch die Höfe und selbst die Gartenwege betoniert oder mit Schotter gefüllt. Man will wohl vermeiden, dass sich irgendwo Unkraut oder Unordnung breitmachen. Wie auch anderswo führt hier die weitaus größte Mehrheit der Bevölkerung ein modernes Leben, hat einen Job mit vorwiegend sitzender Arbeitsweise, geht im Supermarkt einkaufen und hat mit der Natur eher nur an Sommerwochenenden Kontakt.

Wie anders das Leben auf den Färöern früher verlief, zeigen alte Fotos: Statt asphaltierter Straßen und betonierter Höfe gab es ungepflasterte Wege mit zahlreichen Pfützen, auf denen die Kinder spielten und Schafe sich herumtrieben. Haustiere waren die Regel. Gemüse wurde im eigenen Hausgarten angebaut. Staub und Schmutz gehörten zum täglichen Leben. So hatte man ständig Kontakt mit Umweltmikroben. Vermutlich litten die Menschen unter diesen Bedingungen öfter an Infektionen und hatten Würmer und andere Parasiten, sodass ihr Immunsystem in der Kindheit stark geprägt wurde und später ständig gefordert war. Heute dagegen sticht die Sauberkeit der Orte ins Auge, das Aufgeräumte und die zubetonierten Freiflächen. Der Kontakt mit Umweltmikroben, die das

Immunsystem tolerisieren, dürfte im Vergleich zu früher drastisch zurückgegangen sein, allerdings auch nicht stärker als in anderen Regionen Skandinaviens.

Weshalb aber ist die CED-Rate doppelt so hoch wie auf dem skandinavischen Festland? Ein Faktor, den auch Pal Weihe betont, ist ein möglicher Mangel an Vitamin D. Dieser Schlüsselfaktor für die Immunantwort wird ja aus einer Vorform aktiviert, wenn UV-Strahlung der Sonne auf die Haut trifft. In nördlichen Breiten ist die UV-Strahlung relativ gering, was die höheren CED-Erkrankungsraten in Skandinavien mit erklären könnte. Auf den Färöern könnte dieser Effekt noch ausgeprägter sein, weil hier im rauen, regnerischen Klima des Nordatlantiks die Wolkendecke dichter und die UV-Strahlung damit geringer ist als anderswo. Außerdem spielt sich das Leben wegen des meist schlechten Wetters hauptsächlich in geschlossenen Räumen ab. Vielleicht fehlt den Färingern deswegen noch mehr als andernorts die UV-Strahlung der Sonne.

Was aber hat die CED-Inzidenz seit den 1960er-Jahren so hochgetrieben? Am plausibelsten erscheint mir ein Kombinationseffekt von ungünstigen Faktoren, die auf den Färöern zusammenkommen. Vermutlich spielen ungesunde Ernährung, Übergewicht, wenig Bewegung, Mangel an Kontakt mit Umweltbakterien und geringe Vitamin D-Spiegel als Ursache für CED zusammen. Dem Mangel an Vitamin D ist man jetzt durch die Supplementierung der Milch begegnet, ein relativ leicht zu bewerkstelligender Schritt. Um der Krankheit vorzubeugen, müssten die Färinger vermutlich aber an allen Schrauben drehen und ihr Leben rundum gesünder gestalten, unter anderem auch mit mehr Mikrobenkontakt. Nach dem neuesten Stand der Forschung wäre es wichtig, damit bereits bei Kleinkindern zu beginnen, um ihr Immunsystem auf Toleranz zu programmieren und damit die Wahrscheinlichkeit von Entzündungskrankheiten im späteren Leben zu verringern.

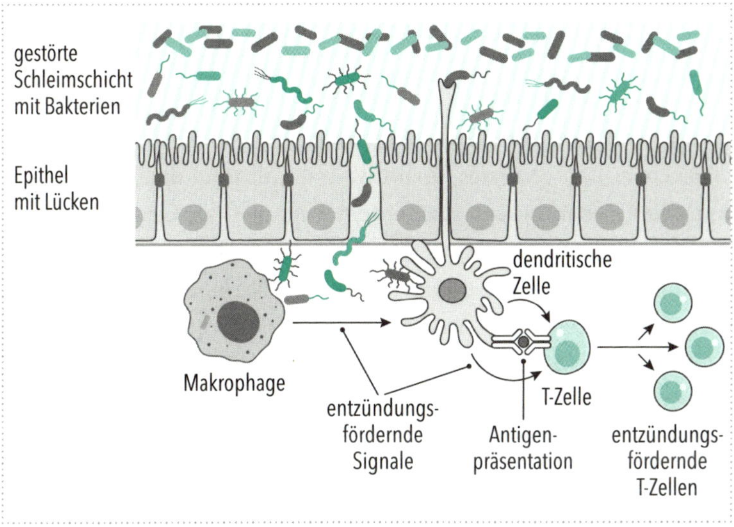

Abbildung 12. Entstehung von chronisch entzündlichen Darmerkrankungen. Bei gestörter Darmbarriere kommen Makrophagen und dendritische Zellen in Kontakt mit Bakterienbestandteilen und produzieren entzündungsfördernde Zytokine. Unter deren Einfluss entwickeln sich T-Zellen, die eine Entzündung in Gang setzen.

Typ-1-Diabetes (T1D)

Die beiden Formen des Diabetes

Menschen mit Diabetes mellitus, im Volksmund auch Zuckerkrankheit genannt, leiden an einem Übermaß an Glukose (»Traubenzucker«) im Blut und in den Körperflüssigkeiten. Während bei Gesunden der Zuckerspiegel durch das Hormon Insulin auf ein physiologisches Niveau eingestellt wird, versagt diese Regulation bei Diabetes. Die Störung kann auf zwei unterschiedlichen Wegen entstehen, dementsprechend unterscheidet man zwischen Diabetes vom Typ 1 und Typ 2:

Typ-1-Diabetes entsteht durch Mangel an Insulin. Grund ist die Zerstörung von Insulin produzierenden Zellen des Pankreas (Bauchspeicheldrüse) durch Entzündungen. T1D macht etwa 5 bis 10 % der Gesamtanzahl von Diabetes-Fällen aus und tritt vorwiegend bei Kindern und Jugendlichen auf (»Jugenddiabetes«).

Typ-2-Diabetes entsteht durch Fehlfunktion der Insulin-Rezeptoren. Gründe sind das Nachlassen von Körperfunktionen im Alter (»Altersdiabetes«) oder eine Überlastung der Rezeptoren durch ständig hohe Zuckerkonzentrationen im Blut (»Insulinresistenz«). Diese Störung ist oft mit Übergewicht assoziiert. 90 bis 95 % aller Diabetes-Fälle sind Typ-2-Diabetes.

Nur T1D ist also eine Entzündungskrankheit und wird hier deshalb behandelt, während Typ 2-Diabetes ernährungs- oder altersbedingt ist. T1D ist eine typische Zivilisationskrankheit, die es als seltene Erkrankung schon immer gab, die in den letzten Jahrzehnten in Industrieländern aber stark zugenommen hat. Die weltweit höchsten Raten von T1D treten in Finnland auf, wo etwa 0,9 % der Bevölkerung erkrankt sind und jährlich etwa 60 Neuerkrankungen pro 100 000

Einwohner hinzukommen. Eine europaweite Studie zeigt, dass sich im Zeitraum von 1989 bis 2013 die Häufigkeit der Neuerkrankungen in den 26 untersuchten Ländern mehr als verdoppelt hat (Patterson et al. 2018). Im Gegensatz dazu ist die Krankheit in vielen Ländern mit relativ niedrigem Lebensstandard, wie zum Beispiel Venezuela, Pakistan oder Kolumbien, nach wie vor kaum bekannt.

Als Ursache für den starken Anstieg von T1D werden Faktoren des »westlichen Lebensstils« diskutiert, die meist mit dem Mikrobiom zusammenhängen. Unter anderem vermutete man den Rückgang des Stillens von Kindern und frühes Zufüttern von Getreideprodukten als Ursache. Außerdem haben breit angelegt Studien gezeigt, dass Babys nach Kaiserschnitt-Entbindung ein verdoppeltes T1D-Risiko haben (Harjutsalo et al. 2008). Bei T1D-Patienten ist die Immuntoleranz gestört, denn unter anderem entwickeln sie weniger regulatorische T-Zellen, die mit ihren Zytokinen Immunantworten dämpfen (Marfil-Garza et al. 2020). Erbanlagen haben am Krankheitsrisiko nur einen relativ geringen Anteil von ungefähr 10 % (Pociot et al. 2016).

Die Krankheit T1D

Die Krankheit setzt meist schon im Kindes- oder Jugendalter ein. Das typische Anzeichen für eine beginnende T1D bei Kindern ist eine Kombination von krankhaft gesteigertem Durst, entsprechend erhöhter Urinmenge und Heißhunger. Die Patienten nehmen stark ab und leiden häufig unter Erbrechen, Wadenkrämpfen und Bauchschmerzen, Müdigkeit und Kraftlosigkeit. Auch depressive Verstimmungen und Seh- und Konzentrationsstörungen kommen oft vor. Der gestörte Zuckerstoffwechsel bedingt einerseits eine akute Gefährdung, andererseits aber auch eine langfristige Schädigung.

Die akute Gefährdung von T1D-Patienten wird durch Ketoazidose verursacht, einen Zustand, der eintritt, wenn der Körper nicht mehr genügend Glukose für seine Energieversorgung aus dem Blut aufnehmen kann. Er steigt dann auf Fett als Energiequelle um und baut Fettreserven ab. Dabei werden jedoch Stoffe (zum Beispiel Aceton) freigesetzt, die den pH-Wert des Blutes senken. Ein zu starker Abfall dieses Wertes führt zu Übersäuerung des Blutes mit Vergiftungserscheinungen wie Übelkeit, Erbrechen, Bauchscherzen, Müdigkeit und Bewusstseinsveränderungen. Ohne Behandlung können Koma und Tod resultieren.

Die langfristigen Schäden durch zu hohe Blutzuckerwerte kommen hauptsächlich durch Schädigung der Blutgefäße zustande. Schäden an großen Blutgefäßen bedingen das zehnfach erhöhte Risiko von T1D-Patienten für Herz-Kreislauf-Erkrankungen wie Herzinfarkt oder Schlaganfall. Durch Schädigung von kleinen Blutgefäßen kann es zu Blindheit, Nierenversagen und Nervenschäden kommen, die individuell sehr unterschiedlich sind. Auch die schlechte Wundheilung von T1D-Patienten, besonders an den Beinen, geht auf Gefäßschäden zurück. Sie kann unter Umständen eine Amputation von Füßen erfordern.

Die einzig wirksame Therapie besteht in der Zuführung von Insulinpräparaten, die das körpereigene Insulin ersetzen. Dabei werden gentechnisch hergestellte Insulin-Proteine eingesetzt, die in bestimmten Abschnitten gezielt verändert wurden. Diese Modifikationen bedingen einen langsameren Abbau im Blut und damit eine länger anhaltende Wirksamkeit. Mit diesen Analoga lässt sich eine Insulinversorgung erreichen, die den natürlichen Verhältnissen nahekommt. Allerdings bringt selbst eine solche Hightech-Behandlung keine Heilung, sondern die Betroffenen müssen sich ständig kontrollieren und behandeln, sind lebenslang eingeschränkt und haben eine verkürzte Lebenserwartung.

Entstehung der Krankheit

Um die Krankheit zu verstehen, muss man sich die Funktion des Insulins vor Augen führen: Die ß-Zellen liegen zusammen mit anderen hormonproduzierenden Zellen in kleinen Zellinseln (daher der Name »Insulin«) im Pankreas-Gewebe (Abb. 13). Man hat etwa eine

Million dieser Miniorgane. Die ß-Zellen geben ständig kleine Mengen von Insulin ab, steigern ihre Produktion aber, wenn zum Beispiel nach einer süßen Mahlzeit die Konzentration von Glukose im Blut ansteigt. Das Insulin bindet an Rezeptoren auf der Zelloberfläche, zum Beispiel von Muskelzellen, die daraufhin Transportproteine aktivieren, um Glukose in das Zellinnere zu transportieren. Dort wird der Zucker zur Energieerzeugung verbrannt. Funktioniert die Aufnahme von Glukose in die Zellen nicht, erreicht der Zucker im Blut und in anderen Körperflüssigkeiten hohe Konzentrationen mit den zuvor beschriebenen Folgen.

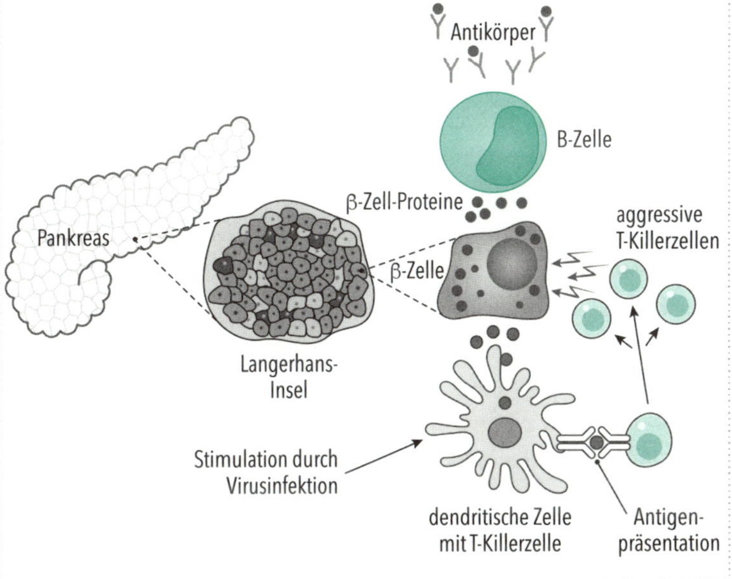

Abbildung 13. Entstehung von Typ-1-Diabetes. Proteine der ß-Zellen des Pankreas werden von dendritischen Zellen präsentiert und aktivieren schlummernde selbstreaktive T-Killerzellen. Dieser Prozess wird bei Stimulation des Immunsystems durch Virusinfektion verstärkt und die Nachkommen der T-Killerzellen zerstören ß-Zellen. B-Zellen bilden Antikörper gegen ß-Zell-Proteine, die aber nicht zur Erkrankung beitragen.

Bei Menschen mit genetischer Vorbelastung attackieren bestimmte T-Zellen, die »T-Killerzellen«, die Insulin produzierenden ß-Zellen und zerstören sie. Der Angriff ist hoch spezifisch gegen Komponenten gerichtet, die nur in den ß-Zellen vorkommen. Dabei reagieren die T-Killerzellen auch auf Proteinbruchstücke des Insulins, die durch Zellstress chemisch verändert wurden und dadurch vom Immunsystem als fremd erkannt werden (Thomaidou et al. 2018, Kent et al. 2017). Der Angriff beginnt meist lange, bevor die Krankheit diagnostiziert wird, und kann sich über Monate oder Jahre hinziehen. Erst wenn ein großer Anteil der ß-Zellen zerstört ist, entsteht nicht mehr genug Insulin. Dann steigt der Blutzuckerspiegel und die zuvor beschriebene Schädigung der Blutgefäße setzt ein: Der Patient wird insulinpflichtig. Antikörper spielen im Krankheitsprozess kaum eine Rolle, obwohl man bei 70 bis 90 % der Betroffenen im Blut Antikörper gegen Komponenten der ß-Zellen findet. Sie sind aber zuverlässige Marker, anhand derer man den späteren Ausbruch von T1D vorhersagen kann.

Für einen Ausbruch von T1D treffen wohl mehrere Faktoren zusammen: Einerseits funktionieren die Mechanismen, die normalerweise Immunreaktionen gegen das eigene Gewebe ausschalten, nie ganz fehlerfrei. So können »selbstreaktive« aggressive T-Killerzellen entstehen, die Insulin und andere Proteine der ß-Zellen erkennen. Sie zirkulieren in geringer Zahl im Blut, schlummern bei Gesunden aber, da sie durch die Immuntoleranz gebremst werden. Ist bei Menschen durch fehlerhafte Prägung in der Kindheit, Mangel an Mikrobenkontakt und andere Faktoren die Immuntoleranz geschwächt, sind die T-Killerzellen aktiver und das Risiko eines Ausbruchs des Diabetes steigt (Miettinen et al. 2020, Niinistö et al. 2017). Kommt jetzt eine Virusinfektion hinzu, die eine starke Entzündung hervorruft, aktivieren die dabei freigesetzten Botenstoffe das Immunsystem. Die T-Killerzellen vermehren sich, greifen die ß-Zellen an und zerstören sie. Dadurch werden noch mehr Proteine der ß-Zellen frei, was die T-Killerzellen weiter aktiviert, die Entzündung stimuliert und weitere Zellen absterben lässt. Im Lauf von Monaten oder Jahren fällt deshalb die Insulinproduktion immer weiter ab. Als Risikofaktor hat man dabei eine Infektion mit Coxsackie-Viren, die Atemwegserkrankungen hervorrufen, bei Kindern in den ersten drei Lebensmonaten ausgemacht. Man hat außerdem den Verdacht, dass Immunantworten gegen Komponenten der Viren gleichzeitig auch Proteine der ß-Zellen erkennen und angreifen (Bason et al. 2013).

Die Rolle des Mikrobioms bei T1D

Bei T1D-Patienten hat man in vielen Studien eine Verminderung der Bakterienvielfalt und eine Verschiebung von Gleichgewichten zwischen den Arten im Darm beobachtet, wie sie ja auch bei anderen Entzündungskrankheiten auftreten. Als typisches Muster wird bei T1D eine Abnahme von Bakterien beschrieben, die kurzkettige Fettsäuren produzieren, sodass die Entzündungsbremse leidet (Siljander et al. 2019).

Von großer Bedeutung für die Entwicklung von T1D sind Einflüsse, die in den ersten Lebensmonaten und -jahren auf das kindliche Immunsystem einwirken. In dieser Phase, in der das Mikrobiom das Immunsystem entscheidend prägt, ist ein ausgeglichenes Verhältnis von Reizen wichtig. Einerseits ist es günstig, wenn im Mikrobiom Bakterien dominieren, die viele kurzkettige Fettsäuren produzieren und damit die Entzündungsbremse betätigen. Andererseits ist offensichtlich ein gewisses Maß an Entzündungsreizen erforderlich, um entzündungshemmende Kreisläufe zu trainieren. In diesem Zusammenhang ist zum Beispiel das im Mikrobiomkapitel dargestellte bakterielle LPS wichtig, eine Oberflächenkomponente gramnegativer Bakterien.

Will man den Einfluss des Mikrobioms auf das Risiko für T1D überprüfen, muss man die Darmflora und deren Einfluss auf Immunantworten von Kindern mit hohem beziehungsweise niedrigen Risiko für T1D detailliert über lange Zeit hinweg verfolgen. Wo könnte man derartige Studien am besten durchführen? Erinnern wir uns an den in Kapitel 2 (Abschnitt »Der Eiserne Vorhang«) erwähnten Landstrich Karelien, in der finnisch-russischen Grenzregion. Im hoch entwickelten Finnland ist die Anzahl der T1D-Neuerkrankungen etwa sechsmal höher als im ländlichen, zurückgebliebenen Russisch-Karelien. Diese Konstellation hat ein internationales Forscherteam dazu motiviert, in einer umfassenden Studie den Zusammenhang zwischen T1D, Darmflora und Prägung des Immunsystems zu untersuchen.

Das Forschungsteam unter der Leitung von Ramnik Xavier vom National Institute of Health in Bethesda, USA, verfolgte eine Kohorte von 222 Kindern in Nordeuropa von Geburt an bis zum Alter von zunächst drei Lebensjahren (eine weitere Verfolgung der Kohorten läuft). Jeweils 74 Kinder mit einem vergleichbaren genetischen Risiko für T1D stammten aus dem finnischen beziehungsweise russischen Teil Kareliens. Zum Vergleich wurden außerdem 74 Kinder aus Estland untersucht, das sich nach dem Zusammenbruch der Sowjetunion sehr schnell entwickelt hat. Mittlerweile sind dort die Raten von Allergien und Autoimmunantworten ähnlich hoch wie in Skandinavien.

Analysen der Immunantwort zeigten wesentliche Unterschiede zwischen russischen Kindern einerseits und Kinder aus Finnland und Estland andererseits: Nur bei knapp 2 % der russischen Kinder ließen sich Autoimmunantikörper gegen Insulin produzierende Zellen nachweisen, während der Anteil bei den finnischen und estnischen Kindern etwa fünfmal so hoch war. Damit war zu erwarten, dass die russischen Kinder weit weniger T1D entwickeln würden als die Kinder aus Finnland und Estland (Vatanen et al. 2016).

Welchen Zusammenhang gab es zwischen diesen Befunden und der Darmflora der Kinder? Die Analysen zeigten, dass die Darmflora von Kindern aus allen drei Regionen einen etwa gleichen, relativ geringen Anteil von Escherichia coli aufwiesen. Bei russischen Kindern dominierten in der frühen Phase der Kindheit Bifidobakterien und verwandte Arten, wurden dann aber im Lauf der Zeit von Bacteroides verdrängt, die am Ende des dritten Lebensjahres die weitaus überwiegende Bakteriengruppe stellten. Bei Kindern aus Finnland und Estland bestand dagegen von Beginn an ein großer Anteil der Darmflora aus Bacteroides, während Bifidobakterien nur einen geringen Anteil hatten (Abb. 14). Bei Überlegungen, wie diese Unterschiede sich auf das Krankheitsrisiko auswirken könnten, stieß man auf LPS, Die Struktur dieses Oberflächenmoleküls unterscheidet sich zwischen Bakterienarten und hat damit auch unterschiedliche Wirkungen auf das Immunsystem.

Experimente mit Mäusen zeigten, dass LPS von E. coli die Immunzellen der Tiere beim ersten Kontakt sehr stark stimulierte. Weiterer Kontakt führte aber zur Gewöhnung der Zellen an den bakterientypischen Stoff und machten sie immuntolerant, wie im Kapitel 4 zum Mikrobiom dargestellt (siehe den Abschnitt »Mikrobielle Gefahrsignale«). Im Gegensatz dazu stimulierte das LPS von

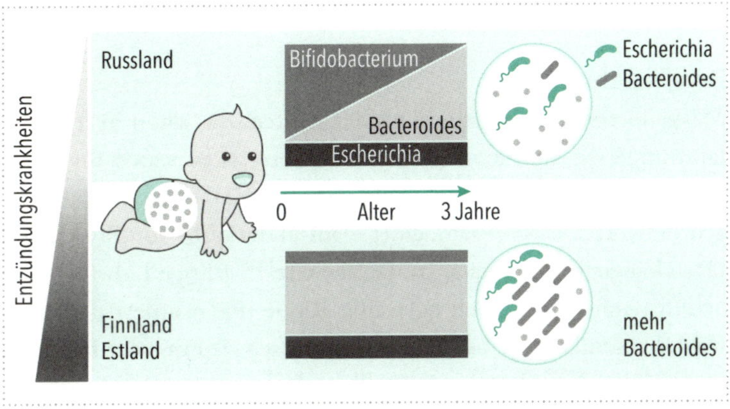

Abbildung 14. Regionale Unterschiede der Prägung von Immuntoleranz in den ersten Lebensjahren. Bei Kleinkindern aus Russland, die im späteren Leben ein geringes Risiko für Entzündungskrankheiten haben, dominieren im frühen Alter Bifidobakterien, die eine Prägung zur Immuntoleranz durch E. coli erlauben. Bei Kindern aus Finnland und Estland sind Bacteroides von früher Kindheit an dominant und unterdrücken die Prägung des Immunsystems durch E. coli. *Verändert nach Vatanen et al. (2016).*

Bacteroides-Bakterien die Immunzellen der Mäuse nicht und setzte damit auch nicht die Mechanismen der Immuntoleranz in Gang. Im Gegenteil, LPS von Bacteroides verhinderte sogar eine Stimulation der Zellen durch E.-coli-LPS, wenn man gleichzeitig LPS beider Bakterien in Zellkulturen gab. Durch diesen Effekt neutralisierte das Bacteroides-LPS die tolerisierende Wirkung von E.-coli-LPS.

Diese Daten erklären das unterschiedliche Krankheitsrisiko der Kinder: Da die finnischen und estnischen Kinder von Beginn an hauptsächlich dem Bacteroides-LPS ausgesetzt waren, so Ramnik Xavier, kam die notwendige Stimulation durch das E.-coli-LPS nicht zustande. So wurde ihr Immunsystem weniger stark auf Immuntoleranz programmiert und damit erhöhte sich das Risiko einer späteren T1D-Erkrankung (Vatanen et al. 2016).

Multiple Sklerose (MS)

Die Krankheit MS

MS gehört zu den Entzündungskrankheiten, die schon in früheren Jahrhunderten auftraten, anscheinend aber selten waren und Aufmerksamkeit erregten. Ein Beispiel dafür ist die Geschichte der heiligen Lidwina von Schiedam, einer Stadt in der Nähe von Rotterdam. Der Heiligenlegende nach stürzte die erst 15-jährige Lidwina beim Schlittschuhlaufen, brach sich eine Rippe und wurde danach nie wieder gesund. Der Überlieferung nach stieß sie mit einer Freundin zusammen, aber es ist gut vorstellbar, dass sie stürzte, weil sie Seh- oder Gleichgewichtsstörungen hatte. Nach ihrem Unfall stellten sich nämlich für MS typische Gehbehinderungen und heftige Schmerzen ein. Im Alter von 19 Jahren waren ihre beiden Beine gelähmt und ihr Sehvermögen war gestört. Hinzu kamen noch weitere Leiden. Bis zu ihrem Tod mit 53 Jahren verschlechterte sich Lidwinas Zustand schubweise. Schon zu Lebzeiten wurde sie mythisch verklärt und zog

Scharen von Menschen an. Die Stadtverwaltung von Schiedam warb für diese seltene Attraktion, indem sie verbreitete, dass Lidwina weder Essen noch Schlaf benötige. Nach ihrem Tod wurde ihr Grab zu einem Wallfahrtsort und im Jahr 1890 wurde Lidwina, genannt »die Dulderin«, heiliggesprochen. Heute ist sie gleichzeitig eine Schutzpatronin der Kranken und der Schlittschuhläufer.

Die Krankheit der Heiligen weist so viele Symptome von MS auf, dass man sie heute als erste Beschreibung von MS ansieht. Typisch an dieser Krankengeschichte ist unter anderem, dass eine noch sehr junge Frau betroffen ist. Die ersten Symptome einer MS treten bei den meisten Patienten zwischen dem 15. und 40. Lebensjahr auf. Sie sind bedingt durch Entzündungen, die Gehirn, Sehnerven und Rückenmark schädigen. Meist treten zunächst isolierte Ausfallerscheinungen auf, wie zum Beispiel Seh-, Gleichgewichts- oder Empfindungsstörungen, die vollkommen verschwinden, dann aber nach mehreren Wochen, Monaten oder sogar Jahren erneut auftreten. Mit den wiederholten Krankheitsschüben, die mehrere Tage oder Wochen andauern, kommen weitere Behinderungen wie zum Beispiel Lähmungen hinzu. Im weiteren Verlauf bilden sich die Symptome zwischen den Krankheitsepisoden dann nicht mehr zurück, sodass sich der Gesundheitszustand permanent verschlechtert. Die Wahrscheinlichkeit von Schüben wird durch Infektionen, etwa Grippe oder virale Darmerkrankungen, erhöht. Es gibt aber auch Formen von MS, die von Beginn an ohne ausgeprägte Schübe verlaufen.

Häufig werden als erste Symptome Sehstörungen bemerkt, die durch Entzündungen im Bereich des Sehnervs oder der verarbeitenden Hirnareale bewirkt werden. Sind bestimmte Nervenbahnen von den Entzündungen betroffen, können zum Beispiel in Händen oder Beinen Taubheitsgefühle, Schmerzen und Krämpfe auftreten; Entzündungen in Kleinhirn oder Hirnstamm können Schluckstörungen, Sprechstörungen oder eine gestörte Bewegungskoordination bewirken. Ebenso können abgehackte Sprache, zitternde Bewegungen oder spastische Lähmungen auftreten. Auch Körperfunktionen, die unwillkürlich gesteuert sind, wie Reflexe, Verdauung und Ausscheidung oder sexuelle Aktivitäten, können beeinträchtigt sein oder ausfallen. Typisch ist auch die als »Fatigue« bezeichnete starke Ermüdbarkeit von Patienten; ebenso können Gefühlsausbrüche und kognitive Störungen auftreten. Im späten Stadium der Erkrankung kann auch eine Demenz eintreten. Diese Vielgestaltigkeit von MS erschwert die Diagnostik.

Verbreitung und Zunahme von MS

Wie auch bei anderen entzündungsbedingten Erkrankungen beobachtet man bei MS in den letzten Jahrzehnten in den Industrieländern eine Zunahme. Ein gutes Beispiel liefern Zahlen aus Dänemark, wo man schon seit 1956 Daten in einem nationalen MS-Register sammelt. In Dänemark waren 1950 0,059 % der Bevölkerung an MS erkrankt, während die Häufigkeit 2020 auf fast den fünffachen Wert angestiegen war (MS International Federation 2021). Dabei hat MS – ähnlich wie auch in anderen Ländern – besonders stark bei Frauen zugenommen. In Europa gehören Deutschland, Österreich und die skandinavischen Länder zur Spitzengruppe, während MS im Mittelmeerraum seltener auftritt (Kingwell et al. 2013).

Die Zunahme von MS hängt mit der modernen Lebensweise in entwickelten Ländern zusammen. Für diese Sicht sprechen amerikanische Studien, in denen man die MS-Raten afrikanischstämmiger und europäischstämmiger US-Amerikaner untersuchte. Hier zeigte sich, dass die Lebensweise, und nicht die ethnische Zugehörigkeit, das MS-Risiko bestimmt. Wesentliche Weichenstellungen, die sich auf das MS-Risiko auswirken, finden in der Kindheit oder der frühen Jugend statt. Wer als Kind in einem Gebiet mit niedrigem MS-Risiko aufgewachsen ist und erst als Erwachsener in ein Gebiet mit hohem Risiko einwandert, behält das in der Kindheit einprogrammierte, niedrige Krankheitsrisiko. Wandert man dagegen als Kind in ein Hochrisikogebiet ein, hat man später das dort übliche hohe Krankheitsrisiko (Koch-Henriksen und Soerensen 2010).

Ein wichtiger Faktor, der die MS-Häufigkeit mitbestimmt, ist der Kontakt mit Mikroben. Dabei spielen Infektionen eine Rolle, denn Personen, die mit dem Magenbakterium Helicobacter pylori, mit parasitischen Würmern oder dem Parasiten Toxoplasma gondii infiziert sind, haben ein geringeres Risiko an MS zu erkranken (Wendel-Haga und Celius 2017). Auch die Darmflora hat einen Einfluss, denn bei MS-Betroffenen sind entzündungsfördernde Bakterienarten stärker vertreten als bei Gesunden, während entzündungshemmende Bakterien, die durch Produktion kurzkettiger Fettsäuren die Immunantwort dämpfen, unterrepräsentiert sind (Chen et al. 2016, Jangi et al. 2016). Allerdings ist auch in diesem Fall nicht klar, ob das gestörte Gleichgewicht der Bakterienflora Ursache oder Folge der Krankheit ist. Für eine Rolle als Auslöser spricht, dass man durch Übertragung der Darmbakterien von MS-Patienten in Mäusen eine MS-ähnliche Erkrankung auslösen oder verschlimmern kann (Berer et al. 2017, Cekanaviciute et al. 2017).

Das Massaker im Gehirn

Bei MS richtet das Immunsystem durch Entzündungen ein regelrechtes Massaker unter den Nervenzellen von Gehirn, Rückenmark und Augennerven an. Hauptziel ist dabei die Hüllschicht (Myelinscheide) der Nervenfasern. Um die zugrunde liegenden Abläufe zu verstehen, sollte man den Ort des Geschehens vor Augen haben: Das menschliche Gehirn besteht aus ca. 170 Milliarden Zellen, von denen ca. 50 % Nervenzellen (Neuronen) und die anderen 50 % Gliazellen sind, die die Neuronen in ihren Funktionen unterstützen.

Typische Neuronen bestehen aus einem Zellkörper, mehreren stark verzweigten Ausläufern, den Dendriten, und einer Nervenfaser, dem Axon. Die Dendriten nehmen mit ihren relativ kurzen Ausläufern Kontakt mit den Dendriten anderer Nervenzellen auf und sind so für die Verschaltung der Nervenzellen untereinander verantwortlich. Die Axone sind dagegen für die Leitung der elektrischen Nervensignale über längere Strecken zuständig. Sie können bis zu einem

Meter lang sein und verbinden die Nervenzelle, von der sie ausgehen, mit einer anderen Nervenzelle, einer Muskel- oder einer Drüsenzelle. Damit die elektrische Reizleitung über längere Distanzen klappt, sind Axone von einer Isolierschicht, der Myelinscheide, umgeben – wie ein elektrisches Kabel von einer Kunststoffummantelung.

Die Myelinscheide wird von bestimmten Gliazellen, den Oligodendrozyten gebildet. Ihr wichtigstes Protein ist das Myelin. Jeweils eine dieser Zellen umwickelt einen Abschnitt des Axons in mehreren Schichten. Man kann sich ein Neuron mit seiner isolierenden Myelinscheide plastisch vorstellen, indem man an den Stil eines Rührlöffels denkt, um den ein dünner Pfannkuchen in mehreren Lagen gewickelt wurde. Bei MS erkennen T-Zellen das Myelinprotein der Myelinscheide von Axonen und setzen Entzündungen in Gang.

Der Tumult lockt weitere Entzündungszellen an und aktiviert sie, sodass sich der Herd ausdehnt und ein Hexenkessel entsteht, in dem die Immunantwort wahllos Gewebe zerstört. Zusätzlich wandert jetzt eine weitere Welle von Zellen aus Blutgefäßen in den Entzündungsherd ein, darunter sind viele Fresszellen, deren Aufgabe die Abräumung des zerstörten Gewebes ist. Nach einiger Zeit kommen solche lokalen Entzündungsherde wieder zum Erliegen, wobei nicht klar ist, wodurch die Beruhigung zustande kommt. Als Resultate verbleiben im Hirngewebe aber abgestorbene, vernarbte Bereiche und es resultieren entsprechende Funktionsausfälle (Filippi et al. 2018).

Der typische, schubweise Verlauf des Entzündungsgeschehens bei MS-Patienten kommt durch eine Wiederholung der zuvor beschriebenen Abläufe zustande: Immer wieder werden im Körper durch einen unbekannten Auslöser T-Zellen aktiviert, wandern ins Gehirn ein und setzen dort eine fast autonom ablaufende Entzündung in Gang. In späteren Phasen der Erkrankung sind Entzündungszellen meist nicht nur in lokalen Herden, sondern im gesamten Gewebe von Gehirn und Rückenmark eingestreut zu finden. Das durch Entzündung untergegangene Nervengewebe kann nur begrenzt regeneriert werden, und so akkumulieren sich die Schäden: Mehr und mehr Neuronen büßen ihre Leitfähigkeit ein oder sterben ab, sodass die Signalleitung extrem verlangsamt wird und schließlich aussetzt. Dies führt zu den zuvor beschriebenen Ausfällen von Sinneswahrnehmung, Bewegung und unwillkürlich gesteuerten Körperfunktionen. Neben direkten Zerstörungen bedingen die ausgeschütteten Zytokine aber auch eine ständige Müdigkeit und Abgeschlagenheit.

Es existieren zahlreiche moderne Behandlungsmethoden, zu denen zum Beispiel der Einsatz von gentechnisch hergestelltem Interferon-ß und von verschiedenen monoklonalen Antikörpern zählen. Sie vermindern die Symptome, zögern neue Schübe hinaus und verlangsamen das Fortschreiten der Erkrankung. Allerdings können die aktuellen Therapien nicht verhindern, dass sich der Gesundheitszustand der Betroffenen langfristig verschlechtert und die dauerhaften Einschränkungen zunehmen; so haben auch heute noch MS-Kranke eine geringere Lebenserwartung (Filippi et al. 2018).

Immunologische Kreuzreaktionen als Auslöser von MS?

MS geht auf ein Zusammenwirken von Erbanlagen und Umweltfaktoren zurück, die gemeinsam dazu führen, dass Entzündungsantworten das Zentralnervensystem irreversibel schädigen. Dabei sind über 200 Risikogene bekannt, die insgesamt die Wahrscheinlichkeit für das Auftreten der Erkrankung zu etwa 30 % bestimmen. Die meisten dieser Gene haben einen Einfluss auf die Ausprägung von Immunantworten. Den deutlichsten Einfluss hat das HLA-DRB1*15:01-Protein, dessen Funktion es ist, T-Zellen Proteinbruchstücke zu präsentieren und sie damit zur Aktivierung und Teilung anzuregen (Hollenbach et al. 2015). Menschen mit dieser Genvariante haben ein deutlich erhöhtes Risiko für MS. Andere wichtige Risikogene verstärken die Bildung von entzündungsfördernden Zytokinen. Größeren Einfluss aber als die Erbanlagen haben Faktoren aus der Umwelt. Neben Rauchen, niedrigen Vitamin-D-Spiegeln und Übergewicht von Kindern bergen jugendliche Infektionen mit dem Epstein-Barr-Virus (EBV) ein bedeutsames Risiko (Dobson und Giovannoni 2019).

Weshalb passt EBV in das Muster eines Erregers, der MS auslöst? Dazu muss man etwas weiter ausholen. EBV gehört zur Familie der Herpesviren, die als Gemeinsamkeit eine meist einigermaßen friedliche Langzeitbeziehung mit ihrem Wirt eingehen. Jeder kennt das Herpes-simplex-Virus, das im Trigeminusnerv des Gesichts schlummert und bei Stress, zu viel UV-Licht oder nach Infektionen die bekannten Lippenbläschen verursacht. Eine ähnliche Biologie hat auch EBV. Mehr als 95 % der Durchschnittsbevölkerung haben diese Infektion durchgemacht, wie sich in Antikörpertests nachweisen lässt. Die Übertragung erfolgt mit Speichel und durch Tröpfchen- oder Schmierinfektion, meist schon im frühen Kindesalter. Bei Kleinkindern ist die Infektion unauffällig und schützt vor späterer Erkrankung durch das Virus.

Wenn man sich allerdings nicht als Kleinkind, sondern erst später ansteckt, ruft das Virus die Mononukleose hervor, auch Pfeiffersches Drüsenfieber genannt, eine fiebrige Erkrankung mit Schwellung von Lymphknoten und starker Vermehrung von B-Zellen. Da die Mononukleose hauptsächlich bei Jugendlichen auftritt und beim Küssen übertragen werden kann, wird sie auch als Kusskrankheit oder Studentenfieber bezeichnet. In der Regel heilt die Infektion von allein aus.

Allerdings verschwindet das Virus nicht ganz: Nach der Heilung liegt es inaktiv in den B-Zellen und wird durch das Immunsystem in Schach gehalten. Bei Stress oder nach Infektionen lässt der Druck der Immunantwort nach. Dann kann das Virus wieder aktiv werden und produziert vor allem in den Speicheldrüsen Viren, die übertragen werden können. Diese zeitweilige Reaktivierung von EBV, die das Immunsystem jedesmal stark stimuliert, könnte die Krankheitsschübe bei MS erklären.

Insbesondere würde die Theorie passen, wenn es schlummernde Immunantworten gegen Myelinprotein gäbe, die bei der Reaktivierung des Virus durch Entzündungssignale geweckt werden. Auf der Suche nach solchen Immunantworten isolierten Forscher T-Zellen aus dem Gehirn MS-erkrankter Personen und prüften, welche Proteine die Zellen erkennen. Sie stießen dabei auf das Enzym Fucosesynthase, das bei mehreren Arten von Darmbakterien am Zuckerstoffwechsel beteiligt ist. Die Strukturen des bakteriellen Enzyms weisen in bestimmten Abschnitten strukturelle Ähnlichkeit mit einem Bruchstück des Myelinproteins auf. T-Zellen der MS-Patienten, die das bakterielle Protein erkannten, reagierten auch gleichzeitig auf das menschliche Myelinprotein (Planas et al. 2018). Solche »kreuzreagierenden« T-Zellen könnten die Myelinscheide angreifen, wenn sie durch Infektionen aktiviert werden oder die bremsenden Mechanismen der Immuntoleranz gestört sind.

Durch molekulare Kreuzreaktionen lassen sich auch die Ursache anderer Krankheiten erklären, wie am Beispiel der Psoriasis, der Rheumatoiden Arthritis und der Zöliakie in den folgenden Abschnitten dieses Kapitels gezeigt wird. Man muss davon ausgehen, dass bei allen Menschen viele kreuzreagierende T-Zellen (und auch B-Zellen) existieren, denn einerseits kommt das Immunsystem immer in Kontakt mit den Mikroben des Darms und anderer Kompartimente, sodass mikrobenreaktive Immunzellen entstehen. Andererseits gibt es viele molekulare Ähnlichkeiten zwischen Mikroben und höheren Tieren wie dem Menschen, sodass manche der mikrobenreaktiven Zellen gleichzeitig auch menschliche Proteine erkennen. Diese »selbstreaktiven« Zellen schlummern normalerweise und werden durch Mechanismen der Immuntoleranz inaktiv gehalten. Sie können aber aktiviert werden und sich massiv vermehren, wenn sie durch Entzündungsvorgänge stimuliert werden. Nach diesem Szenario stellen molekulare Ähnlichkeiten zwischen Mikrobiom und menschlichen Proteinen bei einem ausgeglichenen Immunsystem keine Gefahr dar. Die Situation kann aber entgleisen, wenn bei Menschen mit einer ungünstigen Kombination von Risikogenen das Gleichgewicht der Immunantworten durch Faktoren wie etwa Fehlprägung in der Kindheit, Rauchen oder ein entzündungsförderndes Mikrobiom gestört ist.

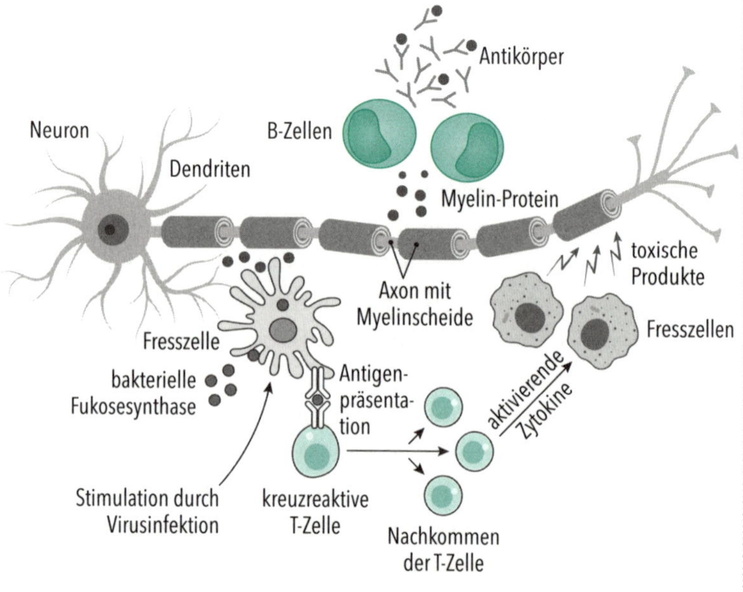

Abbildung 15. Entstehung von Multipler Sklerose. Schlummernde selbstreaktive T-Zellen, die sowohl das Myelinprotein von Axonen als auch bakterielle Fukosesynthase erkennen (»Kreuzreaktion«), werden durch Entzündungsreize aktiviert. Sie stimulieren Fresszellen zum Angriff auf die Myelinscheide. Es werden auch Antikörper gegen Myelinprotein gebildet, die aber nicht krankheitsrelevant sind.

Psoriasis

Die Krankheit Psoriasis

Bei der Psoriasis oder Schuppenflechte sind Haut, Nägel oder Gelenke von Entzündungen betroffen, darüber hinaus hat die Krankheit aber auch Auswirkungen auf den gesamten Körper. Psoriasis tritt in ganz unterschiedlichen Erscheinungsformen auf. Am häufigsten ist die Psoriasis vulgaris: Hier entstehen auf scharf begrenzten, erhabenen und geröteten Hautbereichen Herde (»Plaques«) von silbrigweißen Schuppen, die meist stark jucken. Oft sind Knie, Ellenbogen und Körperstellen, die mechanisch beansprucht sind, sowie die Kopfhaut betroffen. Die Plaques können isoliert auftreten, sich aber auch über größere Flächen ausbreiten oder in seltenen Fällen die Haut des ganzen Körpers bedecken. An Nägeln können brüchige Stellen entstehen (»Tüpfelnagel«, »Ölfleck«, »Krümelnagel«). Oft tritt die Krankheit in wochen- oder monatelangen Schüben auf, die zwischendurch wieder vollkommen zurückgehen. Andere, wichtige Erscheinungsformen sind die Psoriasis-Arthritis, bei der Gelenke und die zugehörigen Bänder betroffen sind, und die Psoriasis pustulosa, bei der sich an den entzündeten Hautstellen flüssigkeitsgefüllte Bläschen bilden. Psoriasis kann der Wegbereiter für mehrere andere Krankheiten sein, darunter Herz-Kreislauf-Erkrankungen, Typ-2-Diabetes, chronisch entzündliche Darmerkrankungen und psychiatrische Komplikationen.

Psoriasis ist eine relativ häufige Erkrankung, unter der weltweit mehr als 100 Millionen Menschen leiden, mehrheitlich in den hoch entwickelten Ländern und dort besonders bei Menschen nordeuropäischen Ursprungs. Bei Kleinkindern tritt sie selten auf, nimmt dann aber bis zum Erwachsenenalter zu. In der westlichen Welt leiden durchschnittlich etwa 2 bis 3 % der Bevölkerung an Psoriasis. Norwegen gehört mit einer Prävalenz von 14 % zu den am stärksten betroffenen Ländern, während zum Beispiel in Tansania nur 0,09 %

der Bevölkerung an Psoriasis leiden (Gibbs 1996). Wegen der Vielgestaltigkeit von Psoriasis und der Unterschiedlichkeit der Diagnosemethoden ist es schwierig, Inzidenz und Prävalenz zu verfolgen. Aus ganz unterschiedlichen Ländern, wie etwa China, Norwegen oder den USA wurde eine Verdopplung der Befallszahlen innerhalb der letzten Jahrzehnte berichtet. Dieses Muster entspricht demjenigen anderer Entzündungskrankheiten, sodass eine verstärkte Entzündungsneigung aufgrund des westlichen Lebensstils naheliegt.

Bei der Entstehung der Krankheit sind die Erbanlagen bestimmend, aber Umweltfaktoren modifizieren das Risiko (Kunz et al. 2019). Die Wahrscheinlichkeit eines eineiigen Zwillings zu erkranken, wenn der andere Zwilling Psoriasis hat, liegt bei dem hohen Wert von 65 bis 72 %. Es sind etwa 50 Risikogene bekannt, deren Zusammenspiel über die Form und den Verlauf der Krankheit bestimmen. Die wichtigste Rolle spielen dabei mehrere Gene des HLA-Systems, mit dem Fresszellen den T-Zellen des Immunsystems Proteinfragmente präsentieren. Außerdem sind bei Personen mit einer Anlage für Psoriasis auch Gene verändert, die für Zytokine und andere Proteine kodieren, die Immunantworten regulieren. Neben den Erbanlagen tragen Faktoren wie Rauchen, Übergewicht und Sonnenbrand erheblich zum Risiko bei. Anscheinend ist bei Psoriasis die Balance der Immunantworten besonders labil und so wird das Krankheitsgeschehen manchmal schon durch geringe Störungen, wie zum Beispiel Ortswechsel oder Ernährungsveränderungen, beeinflusst. Die Entzündungen flammen besonders dann auf, wenn das Gleichgewicht des Immunsystems durch stark belastende Ereignisse, zum Beispiel nach einem schweren grippalen Infekt, einer Operation, oder dem Tod eines Angehörigen aus dem Lot geraten ist.

Das Zusammenspiel der Auslöser

Am Beginn einer Psoriasis-Episode steht oft eine Irritation der Haut durch mechanische Belastung, Sonnenbrand oder anderen Stress. In den Zellen der Haut aktivieren diese Prozesse Abwehr- und Reparaturmechanismen. Dabei werden unter anderem spezifische Proteine gebildet, die Bakterien angreifen und die Immunantwort aktivieren. Ein Protein, das bei der psoriatrischen Entzündungen vieler Patienten eine wichtige Rolle spielt, ist das Cathelicidin LL-37. Dieses kleine Molekül ist sehr reaktionsfreudig und hakt sich in die Oberfläche von Bakterien ein um sie zu zerstören. So werden eindringende Keime abgewehrt. Außerdem unterstützt Cathelicidin den Prozess der Wundheilung, indem es Zellen zur Teilung anregt und spielt so im Normalfall eine positive Rolle. Allerdings hat das Protein die gefährliche Eigenschaft, sich mit DNA zu verbinden, die aus geschädigten Zellen frei wird. Die aus Cathelicidin und DNA entstandenen Molekülkomplexe können von Zellen der angeborenen Immunantwort erkannt werden und sie aktivieren. Diese Immunzellen locken dann durch Zytokine weitere Immunzellen an und stimulieren sie, sodass eine Entzündung entsteht (Benhadou et al. 2019, Greb et al. 2016). Damit hat Cathelicidin auch eine dunkle Seite, denn es kann die Entzündungsneigung verstärken.

Ein weiteres wichtiges Element im Krankheitsprozess sind »selbstreaktive« T-Zellen, die wohl ständig aufgrund molekularer Kreuzreaktionen mit Bakterienproteinen entstehen, wie im Abschnitt zur Multiplen Sklerose in diesem Kapitel beschrieben wird. Beim gesunden Menschen schlummern sie, können aber durch Entzündungssignale aktiviert werden. Solche Signale entstehen zum Beispiel nach einem Sonnenbrand durch Cathelicidin-DNA-Komplexe, aber auch durch andere Ursachen. Bei Psoriasis-Betroffenen treten unter anderem selbstreaktive T-Zellen gegen Keratin 17 auf, ein Protein, dass in der Oberhaut, aber in geringeren Mengen auch in vielen anderen Geweben vorkommt. Diese T-Zellen kreuzreagieren mit dem M-Protein von Streptokokken (Yunusbaeva et al. 2017). Damit liegt auf der Hand, dass Kontakt mit Streptokokken bei Personen mit entsprechenden Erbanlagen zur Bildung von T-Zellen führt, die auch Keratin 17 erkennen. Wenn sie durch Entzündung aktiviert werden, greifen die selbstreaktiven T-Zellen ihr Zielprotein an, vermehren sich und heizen mit ihren Zytokinen die Entzündung weiter an. Die Prozesse schädigen das Gewebe der Unterhaut, regen aber gleichzeitig die Horn bildenden Zellen (Keratinozyten) der Oberhaut zur Teilung an. Diese Zellen bilden die mehrschichtige oberste Lage der Haut, die sich ständig von unten her erneuert. Durch die Entzündungsvorgänge gereizt, vermehren die Keratinozyten sich viel

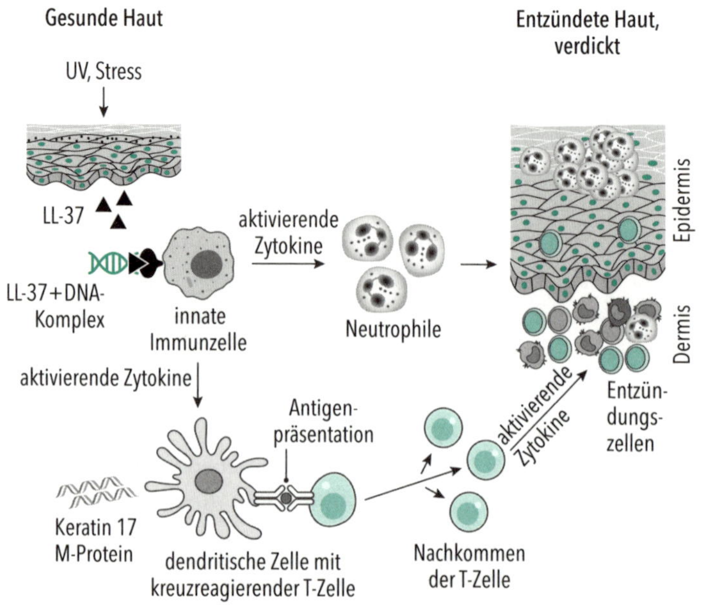

Abbildung 16. Entstehung von Psoriasis. *Links:* gesunde Haut. *Rechts:* entzündete Haut. Einerseits wird nach UV- oder anderem Stress das Cathelicidin LL-37 gebildet und verbindet sich unter anderem mit DNA. Dieser Komplex stimuliert Zellen der angeborenen Immunantwort zur Bildung von entzündungsfördernden Zytokinen. Andererseits werden dadurch schlummernde selbstreaktive T-Zellen aktiviert, die sowohl Keratin 17 als auch M-Protein von Streptokokken erkennen (»Kreuzreaktion«). Die Nachkommen dieser T-Zellen verstärken mit ihren Zytokinen die Entzündung. Die Keratinozyten der entzündeten Haut teilen sich zu rasch, sodass die Architektur der Haut leidet.

schneller als bei gesunder Haut. Außer der Aktivierung durch selbstreaktive T-Zellen wirken aber auch noch andere Entzündungsreize. Als Reaktion darauf werden ständig neue Oberhautschichten gebildet und nach oben abgegeben. Dabei können die Zellen nicht ausreifen und bleiben aneinander kleben. So entstehen die für Psoriasis so typischen silbrig glänzenden, an Kerzenwachs erinnernden Hautschuppen.

Die Entzündungsvorgänge beschränken sich aber nicht auf die Haut, denn Keratin 17 und andere Zielproteine selbstreaktiver T-Zellen kommen in geringen Mengen auch in anderen Organen vor. Deshalb kann sich die Krankheit auch dort ausbreiten. Dieser Effekt wird als »psoriatrischer Marsch« bezeichnet und führt bei etwa 40 % der Patienten zu Psoriasis-Arthritis. Dabei treten – ähnlich wie bei Rheumatoider Arthritis – Entzündungen der Gelenke auf. Neben vielen anderen Auswirkungen können auch die Wandungen der Blutgefäße geschädigt werden, was Bluthochdruck und Herzerkrankungen begünstigt, sodass Psoriasis eine systemische Krankheit ist.

Rheumatoide Arthritis (RA)

Die Krankheit RA

In der Umgangssprache wird der Begriff »Rheuma« für eine ganze Gruppe von über 100 verschiedenen Krankheiten verwendet. Am weitesten verbreitet ist die »Rheumatoide Arthritis« (RA), von der weltweit ca. 0,5 bis 1 % der Bevölkerung betroffen sind (Smolen et al. 2018). Meist beginnt RA schleichend, etwa in Finger- oder Handgelenken. Einzelne Gelenke schwellen an und schmerzen. Häufig sind sie besonders in den Morgenstunden steif und werden erst nach und nach wieder beweglich. Die Entzündung breitet sich aus und springt früher oder später auf andere kleine und große Gelenke über. Die Krankheit verläuft meist chronisch-fortschreitend, typischerweise in Schüben mit sehr unterschiedlichem Verlauf. RA kann aber auch quasi explosionsartig, von einem Tag auf den anderen, ausbrechen und sich rapide ausbreiten. Belastung der erkrankten Gelenke verstärkt die Symptome und fördert die Schwellung und die Schmerzen. Bei der Vielfalt der Symptome erstaunt es nicht, dass die Diagnose von RA sich oft als schwierig erweist.

RA ist zwar unheilbar, ist heute jedoch, wenn frühzeitig diagnostiziert, in den meisten Fällen ziemlich gut behandelbar. Bei sehr früher Erkennung und konsequenter Behandlung (innerhalb von drei bis vier Monaten nach Auftreten der Symptome) besteht die Chance, Remission, das heißt Symptomfreiheit, zu erreichen. Bei günstigem Verlauf schreitet der Ausbreitungs- beziehungsweise Zerstörungsprozess dann nicht fort. Setzt man die Medikamente jedoch ab, flammt die unterdrückte Entzündung in aller Regel wieder auf. Ohne wirkungsvolle Behandlung werden Gelenke früher oder später durch die Entzündung bewegungsunfähig, weil Knorpel und Knochensubstanz abgebaut werden. Wenn die Entzündung nicht zum Stillstand kommt, werden Operationen erforderlich, bei denen die entzündete Gelenkinnenhaut entfernt wird oder Gelenke versteift werden. Durch künstlichen Gelenkersatz kann die Beweglichkeit wieder hergestellt werden.

Außer den Gelenken können auch Augen, Lunge, Herz und andere Organe angegriffen werden, sodass ohne adäquate Behandlung die Überlebenszeit von RA-Patienten stark verkürzt ist (Smolen et al. 2018). Nicht zuletzt setzt den Kranken die chronische Müdigkeit und Abgeschlagenheit (»Fatigue«) zu, die auch für andere Entzündungskrankheiten typisch ist. Der Spruch »Rheuma tötet nicht, aber es nimmt das Leben!« bezeichnet diesen Zustand sehr treffend.

RA ist eine der wenigen Entzündungskrankheiten, deren Häufigkeit in den letzten Jahrzehnten nicht zugenommen hat, sodass RA keine typische Zivilisationskrankheit ist. Diese Besonderheit geht wohl darauf zurück, dass das Erkrankungsrisiko zu etwa 60 % von den Erbanlagen bestimmt wird. Die Krankheit kann in jedem Lebensalter beginnen, meist treten die RA-Symptome jedoch zwischen dem 40. und 70. Lebensjahr auf. Frauen sind etwa doppelt bis dreimal so häufig betroffen als Männer.

Für das Erkrankungsrisiko spielen Gene eine große Rolle, die darüber bestimmen, welche Proteinfragmente den T-Zellen des Immunsystems gut präsentiert werden. Personen mit bestimmten Genen des Typs HLA-DRB1 haben das größte Risiko für RA, aber auch rund 100 weitere Gene sind an der Ausprägung der Krankheit beteiligt. Kommen zur genetischen Vorbelastung noch weitere Risikofaktoren, steigt die Wahrscheinlichkeit einer Erkrankung stark an. So erkranken Raucher durchschnittlich etwa doppelt so häufig wie Nichtraucher. Wenn Raucher allerdings eines der wichtigen HLA-DRB1-Gene tragen, ist ihre Wahrscheinlichkeit, an RA zu erkranken, im Vergleich zu Nichtrauchern ohne Risikogen auf das 20-fache erhöht (Kallberg et al. 2011) und auf Behandlung spricht ihre Krankheit schlechter an als bei Nichtrauchern. Auch Übergewichtige haben ein erhöhtes Risiko an RA zu erkranken, wahrscheinlich wegen der entzündungsfördernden Zytokine, die vom viszeralen Fettgewebe abgegeben werden.

Es ist noch unklar, weshalb in manchen Regionen, wie etwa im Mittelmeergebiet, RA seltener auftritt. Für diesen Schutzeffekt könnte die stärkere Sonneneinstrahlung im Süden, die zur Bildung von mehr Vitamin D führt, verantwortlich sein. Andere Studien betrachten die mediterrane Diät – mit ihren vielen Ballaststoffen und ungesättigten Fettsäuren – als Ursache für den Schutzeffekt. Vielleicht sind aber auch andere Faktoren für die Unterschiede der Häufigkeit verantwortlich. So nehmen Rheumatologen zum Beispiel die Sensibilität ihrer Patienten für »das Wetter« sehr ernst, denn häufig wird eine Verschlimmerung der Symptome bei feuchtkaltem Wetter berichtet, die wissenschaftlich aber nicht zu erklären ist. Britische Forscher gingen dieser Frage mit dem »Citizen Science«-Ansatz nach, indem sie die Website www.cloudywithachanceofpain.com (»Bewölkt mit Aussicht auf Schmerzen«) einrichteten, wo Interessierte mit einer App auf ihrem Smartphone ihr jeweiliges Befinden eingaben. Das Smartphone übertrug gleichzeitig die geografischen Koordinaten, sodass parallel das Wetter am entsprechenden Standort abgerufen wurde. Die Daten zeigten, dass bei feuchtkaltem Wetter das Schmerzempfinden tatsächlich um ca. 20 % stärker ist als bei warmem, trockenem Sommerwetter (Dixon et al. 2019). Kein Wunder also, dass schon in früheren Zeiten Rheumatiker die sonnige Côte d'Azur oder Ägypten aufsuchten, um ihren Gelenken eine Sonnenpause zu gönnen.

Plötzlich Rheuma: Eine Patientin erzählt

Für mich war »Rheuma« immer eine Krankheit von alten Leuten, die verkrüppelte Hände mit knotigen, durch Entzündungen verformten Gelenken und verbogenen, steifen Fingern haben. Nie im Leben hätte ich gedacht, dass Menschen, die aktiv im Leben stehen, daran erkranken, geschweige denn ich selbst. Nun habe ich schon seit fünf Jahren Rheumatoide Arthritis (RA), die häufigste der vielen Krankheiten, die zum »rheumatoiden Formenkreis« gehören.

Bei vielen Patienten beginnt RA schleichend, bei mir setzte sie aber schlagartig ein, und zwar genau an meinem 60. Geburtstag. Zunächst hatte ich Schwellungen und Schmerzen an der linken Hand, sodass ich die Finger innerhalb von ein paar Stunden kaum noch bewegen konnte. Der Hausarzt vermutete eine Allergie und verschrieb einen Histaminblocker, aber noch am Abend begann die rechte Hand zu schwellen und ich hatte höllische Schmerzen. Beide Hände wurden dann dick einbandagiert, geschient und ruhiggestellt, mehr konnte man nicht tun. Ich konnte beide Hände vorerst nicht benutzen und so saß ich, gehandicapt im wahrsten Sinn des Wortes, das ganze Wochenende über unter stärksten Schmerzen auf unserer Couch und wartete darauf, dass »das« wieder wegging. Nach drei bis vier Tagen ließ die Schwellung nach, ich freute mich über die neugewonnene Tatkraft, die ich unserem Garten angedeihen ließ. Aber viel kam nicht zustande, denn dasselbe Spiel begann sogleich von

Neuem: Beide Hände waren nach kürzester Zeit geschwollen, die Finger unbeweglich und ich hatte höllische Schmerzen. Doch nun hatte »es« auch auf die Handgelenke übergegriffen, erst das eine, dann das andere. Zwei Tage später war »es« auch in den Füßen!

Da sich keinerlei Besserung abzeichnete, sondern die Krankheit stattdessen rasant fortschritt und ich weiterhin sehr starke Schmerzen hatte, ging ich in die Rheuma-Früherkennungssprechstunde einer großen Klinik. Ein Klassiker der Rheumadiagnostik ist die sogenannte Morgensteifigkeit der betroffenen Gelenke, vor allem der Hände. Diese aber hatte ich nicht und ebenso waren keine »Rheumafaktoren« (RA-typische Antikörper) im Blut nachweisbar. Also schloss man RA als Ursache für die schmerzhaften Schwellungen aus. Man müsse abwarten, vielleicht legten sich die Beschwerden ja auch von allein wieder, war der Rat. Da keine Diagnose in Sicht war, versuchte es mein Hausarzt dann erstmal mit einer Schmerztherapie und gab mir eine starke Kortisonspritze mit Schmerzmittel. Das brachte vorübergehend etwas Linderung. Ich freute mich schon, dass der Schrecken ein Ende habe, doch sehr schnell wurde ich eines Besseren belehrt.

Von diesem Zeitpunkt an sollte unser Sofa im Wohnzimmer für fünf lange Monate meine Bettstatt, meine Wohnung und mein Zuhause werden, da ich mich zunehmend weniger bewegen konnte. Fünf sehr lange Monate, an deren Ende ich dann schließlich im Rollstuhl saß, teilweise nicht mehr laufen konnte, mich nicht versorgen konnte. Mich kämmen oder gar meine Fingernägel schneiden – nicht daran zu denken! Eine Sprudelflasche öffnen, um zu trinken – vergiss es! Meine Tasse oder mein Glas halten – no way! Manchmal wachte ich nachts vor Schmerzen auf und konnte dann plötzlich nicht mehr aufstehen, mich auch nicht mehr aufrichten oder auch meine Beine nicht mehr bewegen – oh Gott, wie komme ich nur auf die Toilette?

Meine Funktionseinschränkungen waren so überwältigend, dass ich von null auf hundert Invalide war. Das Verrückte bei rheumatischen Gelenken ist, dass sie blockieren und sich einfach nicht bewegen, auch wenn man bereit war, große Schmerzen zu ertragen. Es geht einfach überhaupt nichts mehr. Einmal saß ich auf einem Stuhl in unserer Küche und konnte nicht mehr aufstehen, war unbeweglich, quasi gefesselt, bis mein Mann etwa eineinhalb Stunden später von der Arbeit kam und mich hoch hob und zum Sofa brachte. Im Rollstuhl musste ich geschoben werden, denn mit meinen Händen konnte ich die Räder nicht selbst bewegen. Die geringste Belastung der Hände löste sofort neue Schwellungen und Schmerzen aus. Einmal war mein Mann morgens zur Arbeit gegangen und hatte mir aus Versehen kein Essen ans Sofa gestellt – doch ich konnte alleine nicht in die Küche, um mir etwas aus dem Kühlschrank zu holen. Jemanden anrufen und um Hilfe bitten ging auch nicht, denn ich konnte das Telefon nicht halten. Zum Glück kam zufällig eine Nachbarin zu Besuch und versorgte mich. Und erst die Müdigkeit – am Ende hing ich auf meinem Sofa und war nur müde, müde, müde ... wie dauergrippekrank, nur ohne Virus. Weder konnte ich telefonieren noch etwa tippen – arbeiten am Computer oder E-Mails schreiben war lange Zeit nicht mehr mein Ding. Wenn jemand zu Besuch kam, schlief ich nach etwa 45 Minuten ein.

In dieser Zeit machte ich eine ganze Odyssee durch, vom Notarzt, den wir rufen mussten, als ich plötzlich mein Bein nicht mehr bewegen konnte, über den Hausarzt, einen Allergologen und die Rheumatologie. Da ich keine Morgensteifigkeit und keine RA-typischen Antikörper im Blut hatte, bekam ich noch immer keine Diagnose. Erst als mein Kardiologe, den ich im Rollstuhl aufsuchte, Rheuma vermutete, kam die Sache ins Rollen.

Therapiebeginn war dann rund fünf Monate nach dem Beginn der Erkrankung. Ich bekam Kortison und Methotrexat (ein Mittel, das die Zellteilung hemmt) verschrieben. Natürlich war damit die Krankheit nicht schlagartig vorbei, wie ich lernen musste, sondern die Symptome verschlimmerten sich zunächst. Auch war die wöchentliche Dosis Methotrexat sehr unangenehm und setzte mich jeweils für einen Tag komplett außer Gefecht. In den ersten Wochen rollte ich mit Rollstuhl beim Arzt ein. Etwas später konnte ich schon wieder ein wenig laufen, aber die Wege in der Klinik und vom Arztsprechzimmer zur Diagnose ließen mich in Schweiß ausbrechen. Erst als ich den Arzt wechselte, bekam ich endlich ein Biologikum, einen monoklonalen Antikörper gegen das Zytokin TNF-α, der diesen Botenstoff unschädlich macht. Im Laufe der Monate und Jahre normalisierten sich die Gelenke wieder und der zermürbende Schmerz, die Kraftlosigkeit und die Müdigkeit verschwanden.

Fünf Jahre später bin ich dankbar, dass die modernen Medikamente mir ein einigermaßen normales Leben ermöglichen. Allerdings geht das nur mit meiner wöchentlichen Spritze eines TNF-Blockers. Sowie ich versuchte, die Zeiträume zwischen den Injektionen zu verlängern, kam das Rheuma zurück. Mehrfach musste ich das Medikament wechseln, weil es seine Wirksamkeit verlor. Eine Zeit lang konnte ich das Methotrexat absetzen, muss es aber mittlerweile wieder nehmen, um die Bildung von Antikörpern gegen das Biologikum zu verhindern. Ich muss mich sehr schonen, denn sowie ich mich überanstrenge, schwellen meine Hände wieder an und die Knie machen Probleme. Längere Fußmärsche sind nicht möglich und Spaziergänge oder Gartenarbeit müssen sorgfältig dosiert werden. Ich bin leicht ermüdbar und vertrage viele Speisen, die mir früher schmeckten, nicht mehr. Milchprodukte muss ich komplett meiden und vertrage nur noch selbst gekochtes Essen. Sind das die Folgen des Methotrexats? Andererseits höre ich von Bekannten, dass sie das Medikament gut vertragen.

Ich denke, dass mir der zähe Glauben, dass ich geheilt werden kann, sehr geholfen hat. Ich habe mich nicht auf ein Schicksal als Rheumapatientin eingelassen und das Bad barrierefrei umgebaut, sondern habe mich über Behandlungsmethoden und Hilfsmittel informiert, habe den Ärzten bohrende Fragen gestellt. Geholfen haben mir auch Aufenthalte in Südfrankreich, wo wir zwei Winter bei Freunden verbracht haben. Allerdings ist mir nicht klar, wie man als

Alleinstehende mit so einer Krankheit fertigwerden kann, denn Unterstützung ist enorm wichtig. Also, Warnung an alle Singles: Schaut, dass ihr einen Partner habt, bevor ihr euch so etwas zulegt (haha!).

Weshalb entzünden sich gerade die Gelenke?

Zum Verständnis von RA ist es hilfreich, sich den Hauptschauplatz des Geschehens, den Gelenkspalt vorzustellen. Nehmen wir als Beispiel ein Fingergelenk, also die bewegliche Verbindung zwischen zwei Fingerknochen, die von einer Gelenkkapsel aus dichtem Bindegewebe umgeben ist. In die mit Flüssigkeit gefüllte Kapsel ragen die beiden Fingerknochen als Gelenkkopf und als Gelenkpfanne hinein. Dazwischen liegt der Gelenkspalt. Die Knochen sind mit Knorpel überzogen, der als Stoßdämpfer wirkt. Zusätzlich dämpft auch die gelatinöse Gelenkflüssigkeit Stöße ab und schmiert die aufeinandertreffenden Knorpelflächen. Die Gelenkkapsel ist mit einer dünnen Innenhaut, dem Synovium, ausgekleidet. Diese Innenhaut ist gut durchblutet, ihre Blutgefäße versorgen das Gelenk mit Nährstoffen und transportieren Abfallprodukte ab.

Bei den meisten Betroffenen entwickelt sich die Krankheit bereits lange Zeit bevor die typischen Gelenkentzündungen auffällig werden. In diesem symptomfreien Frühstadium sind bei vielen Patienten bereits bestimmte Antikörper nachweisbar, die entscheidend an der Krankheit beteiligt sind, auch wenn erst weitere Ereignisse dann zum Ausbruch führen. Dabei gibt es einerseits Antikörper, die an andere Antikörper binden und als »Rheumafaktoren« bezeichnet werden. Sie verkleben diese Antikörper gewissermaßen miteinander und bilden auf diese Weise große Komplexe, die »Immunkomplexe«, die sich an die Wandungen von Blutgefäßen anlagern. Immunzellen können diese Immunkomplexe mit ihren Rezeptoren erkennen. Dadurch werden sie aktiviert, schütten aggressive Substanzen aus und locken mit Zytokinen andere Immunzellen herbei. Die entstehende Entzündung schädigt die Wandungen der Blutgefäße

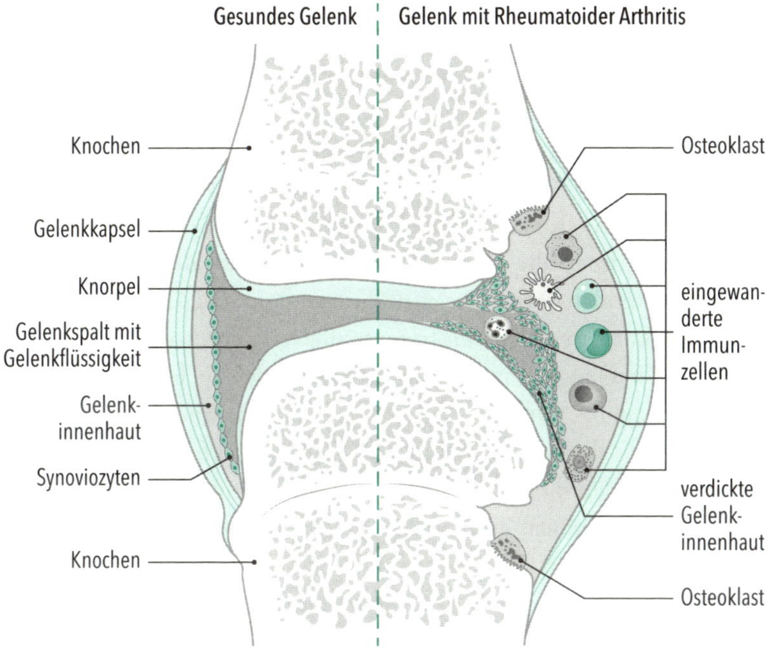

Abbildung 17. Schema eines Gelenks bei Rheumatoider Arthritis. Im angegriffenen Gelenk *(rechts)* sind Immunzellen in den Gelenkspalt eingewandert. Mit ihren Signalen setzen sie eine Wucherung der Gelenkinnenhaut in Gang und greifen den Knorpel an. Aktivierte Osteoklasten zerstören den Knochen. *Verändert nach Smolen et al. (2016).*

und macht sie durchlässig. Dann tritt Flüssigkeit in den Gelenkspalt und das umliegende Gewebe über, sodass sich Schwellungen entwickeln.

Über diese Entzündungsvorgänge hinaus sind Antikörper gegen bestimmte Proteine wichtig, die die seltene Aminosäure Citrullin enthalten. Solche Proteine kommen natürlicherweise im Gelenkspalt vor, aber durch Zellstress, wie zum Beispiel durch Rauchen, verändern sich auch normale Proteine im Körper und können dann

Citrullin enthalten. Auch Enzyme des Bakteriums Porphyromonas gingivalis, das in den Zahnfleischtaschen entzündeter Zähne lebt, citrullinieren Proteine des Wirts und verändern damit ihre Struktur. Diese veränderten Proteine erkennt das Immunsystem von Personen mit bestimmen Subtypen des Immunantwortgen HLA DRB1. Dann entstehen, besonders bei Patienten mit schwerem Krankheitsverlauf, ACPA (anti citrullinated protein antibodies). Diese Antikörper treten durch die geschädigten Blutgefäße in den Gelenkspalt über und binden dort an die citrullinierten Proteine. Diese gebundenen Antikörper werden von Immunzellen erkannt, sodass eine Entzündung in Gang kommt. Dabei vermehren sich auch die Zellen der Gelenkinnenhaut und produzieren ihrerseits entzündungsfördernde Botenstoffe, die weitere Zellen anlocken und aktivieren. Die wuchernde Gelenkinnenhaut wächst in den Gelenkspalt hinein und verengt ihn (Smolen et al. 2018). Aus den entzündeten Gelenken wandern aber auch Zellen aus und werden mit dem Blut zu anderen Gelenken getragen, wo sie neue Entzündungen starten (Lefevre et al. 2009).

Die Entzündungszellen im Gelenkspalt produzieren aggressive Substanzen, die das Gewebe und den Knorpel schädigen. Damit wird der Gelenkspalt enger, was die Reibung der Knochen aufeinander verstärkt, sodass die Gelenke sehr schmerzen und stark geschwollen sind. Oft wird erst in diesem Stadium die Diagnose gestellt. Auch die Knochen selbst werden angegriffen. Übeltäter sind hier Osteoklasten, Zellen, die eigentlich eine wichtige Funktion beim Umbau von Knochensubstanz haben und mit besonders aggressiven Enzymen ausgestattet sind. Durch die entzündungsfördernden Zytokine im Gelenk werden sie aktiviert und ihre Enzyme lösen Knorpel und Knochen auf. Sie ätzen regelrecht Löcher in die Gelenkoberfläche, dabei sind besonders die bewegungsaktiven Gelenke, wie die Fingergelenke oder die vielen kleinen Gelenke der Handwurzel, betroffen. Hier dringen Entzündungszellen sogar in das Knocheninnere vor und verdrängen das Knochenmark.

Ein derart geschädigter Knochen kann nicht wieder repariert werden (Smolen 2018). Mit den heute verfügbaren Medikamenten (siehe auch den Exkurs »Biologika« auf der Website zum Buch) lassen sich aber in den meisten Fällen die lokalen Entzündungen und ihre Auswirkungen auf den gesamten Körper eindämmen. Eine erfolgreiche Behandlung der Symptome ist aber nicht mit einer Heilung gleichzusetzen, denn die Fehlfunktion des Immunsystems, die ja Ursache von RA ist, besteht ja weiter und die Krankheit flammt wieder auf, sobald die Behandlung aussetzt.

Das Mikrobiom als Auslöser von RA?

Neben Erbanlagen und schädlichen Umweltfaktoren wie Rauchen und Übergewicht hat auch das Mikrobiom einen Einfluss darauf, bei wem die Krankheit ausbricht und wie sie verläuft. RA-Kranke haben eine verminderte Artenvielfalt der Darmbakterien und bestimmte, sonst seltene Bakterien sind überrepräsentiert (Chen et al. 2016). Vielleicht ist das Geschehen im Darm sogar der Auslöser für den Ausbruch der Krankheit. Eine RA-ähnliche Erkrankung zeigt modellhaft auf, wie der Beginn einer RA sich abspielen könnte.

Auffällig ist, dass manchmal ganz bestimmte Infektionen des Darms, die mit starken Durchfällen einhergehen, eine vorübergehende, massive Gelenkentzündung auslösen, die »reaktive Arthritis«. So können Personen nach einer Infektion, zum Beispiel mit den Bakterien Shigella oder Salmonella, beziehungsweise mit dem einzelligen Parasiten Giardia, eine heftige Entzündung mehrerer Gelenke bekommen, die sie zum Teil in den Rollstuhl zwingt. Meist sind große Gelenke betroffen, zum Beispiel Hüft- oder Kniegelenke. Wahrscheinlich wird bei starken, infektionsbedingten Durchfallerkrankungen die Schleimhautbarriere des Darms so stark geschädigt, dass Erreger oder ihre Produkte in die Blutbahn gelangten. Dann kann es zur Bildung von Antikörpern gegen Mikrobenbestandteile kommen, die zufällig auch Substanzen des Knorpels erkennen. Solche »kreuzreagierenden« Antikörper binden dann an Knorpel und setzen Entzündungen in Gang. Im Fall der reaktiven Arthritis geht – im Gegensatz zu RA – die Entzündung allerdings in der Regel wieder zurück, wenn die Erreger beseitigt sind.

Ganz ähnlich wie bei der reaktiven Arthritis, lösen auch bei RA-Patienten Bestandteile harmloser Darmbakterien kreuzreagierende Antikörper gegen ähnliche körpereigene Proteine im Gelenkspalt aus (Pianta et al. 2017). Da ja oft Moleküle des Mikrobioms mit dem Immunsystem des Menschen in Kontakt kommen, ist es ja fast banal, dass dabei auch immer wieder kreuzreagierende Immunantworten entstehen. Aber weshalb erkranken dann nicht mehr Menschen an RA? Wahrscheinlich werden bei gesunden Menschen Entzündungsantworten frühzeitig durch ihre Immuntoleranz abgeblockt. Bei Personen mit einer Veranlagung zu RA funktioniert diese Bremse aber weniger gut, was in vergangenen Zeiten vielleicht manchmal einen Vorteil darstellte. In diesem Zusammenhang ist interessant, dass in manchen Populationen von Menschen indigener Abstammung in Nordamerika bei 5 bis 6 % der Personen RA auftritt (Peschken und Esdaile 1999). Eine solche Häufung – die weltweite Prävalenz liegt ja bei 0,5 bis 1 % – kann eigentlich nur zustande kommen, wenn die entsprechenden Gene im Verlauf der Evolution einen Vorteil brachten. Vielleicht waren die amerikanischen Ureinwohner vor bestimmten Infektionen geschützt, weil ihr Immunsystem besonders leicht auf mikrobielle Reize ansprang. Allerdings verkehrt sich diese ursprünglich positive Eigenschaft in der heutigen Welt, wo Infektionen selten geworden sind, in ihr Gegenteil.

Zöliakie

Zunehmendes Grummeln im Bauch

Unsere Schweden-Urlaube waren für meine Frau und mich in puncto Lebensmittel oft ein echter Augenöffner: Überall in den Supermarktregalen und selbst in den Speisekarten trendiger Lokale eine Fülle von vegetarischen, veganen und glutenfreien Angeboten. »Wow, no Cow« lacht einen die clever und witzig gemachte Werbung von Oatly an, der Marke, die Milch aus schwedischem Hafer groß ins Geschäft gebracht hat und zwischenzeitlich auf einen Marktwert von etwa 10 Milliarden US-Dollar geschätzt wurde. In den Restaurants fragt das Personal von sich aus nach eventuellen Allergien und hat eine Liste mit den 20 wichtigsten Allergenen parat. Kuhmilch zum Kaffee ist keine Selbstverständlichkeit, denn es könnte ja auch Soja-, Hafer- oder Mandelmilch gewünscht sein. »Was ist in die Skandinavier gefahren?«, fragt man sich. Offensichtlich ist hier die Sensibilität für ernährungsbedingte Beschwerden erheblich höher als in Deutschland.

Nach Hause zurückgekehrt und sensibilisiert von den Urlaubserlebnissen, sieht man denselben Trend – mit etwas Verzögerung. Auch hier steigt der Absatz von Alternativen zu Milchprodukten und vegane oder glutenfreie Lebensmittel sind sehr gefragt – besonders bei einer jungen Käuferschicht. In Deutschland ist zum Beispiel bei Neueinführungen von Lebensmitteln der Anteil von veganen Produkten von 1 % in 2012 auf 14 % in 2018 gestiegen (Statista 2018). Wie kommt das? Handelt es sich um eine Modeerscheinung, wollen die Verbraucher durch Verzicht auf tierische Produkte die Welt retten oder spiegelt der gesteigerte Konsum die Bauchschmerzen der Nation wider? Diese Frage ist schwer zu beantworten, denn wissenschaftlich belegte Statistiken gibt es kaum. Eines der Beispiele, die man im Netz findet: Das *Ärzteblatt* vom 1. Juni 2018 zitiert eine Studie, nach der bei einer Befragung von 2000 Bundesbürgern 25 %

der Teilnehmenden nach eigenen Angaben unter Lebensmittelunverträglichkeiten leiden. Frauen sind etwas häufiger betroffen als Männer. Nur 7 % lassen sich demnach allerdings von Ärzten, Apothekern oder Ernährungsexperten beraten. So dürfte die tatsächliche Krankheitshäufigkeit etwas niedriger als 25 % liegen, ist aber selbst dann immer noch erstaunlich hoch.

Was das *Ärzteblatt* auch schreibt: Nicht Betroffene haben oft wenig Verständnis für die Bauchschmerzen der anderen. Sie nehmen an, dass ein Gutteil der Leiden eingebildet ist. Laktoseintoleranz, Glutenunverträglichkeit, Histaminsensitivität, Lebensmittelallergien ... Die Liste ist lang und man fragt sich, weshalb man »früher« so wenig davon gehört hat. Ignorierte man diese Leiden einfach, steckte sie weg nach dem Motto »Was mich nicht umbringt, macht mich stärker« oder haben diese Unverträglichkeiten tatsächlich zugenommen?

Nehmen wir als Beispiel die Zöliakie, eine Entzündungskrankheit, die durch Glutenproteine von bestimmten Getreidearten ausgelöst wird. Eine vergleichende finnische Studie zeigte, dass die Anzahl von antikörperpositiven Personen in der Bevölkerung sich innerhalb von zwei Jahrzehnten verdoppelt hat (Lohi et al. 2007) und eine andere Studie belegt einen 6,4-fachen Anstieg der Inzidenz von Zöliakie innerhalb von 20 Jahren in Schottland (White et al. 2013). Also hat Zöliakie in den letzten Jahrzehnten ebenso wie andere Entzündungskrankheiten stark zugenommen und der »gefühlte Anstieg« hat einen realen Hintergrund.

Allerdings erschwert die Vielzahl der unterschiedlichen Leiden, die sich in Bauchgrummeln und Verdauungsproblemen äußern, den Überblick. Da gibt es einerseits viele Intoleranzen, bei denen schwer verdauliche Kohlenhydrate, wie etwa aus Gemüsen, Obst oder Milchprodukten, in den Dickdarm gelangen und dort die Aktivität der Bakterien steigern. Blähungen, Völlegefühl und Durchfälle sind die Folge, aber Entzündungen spielen keine Rolle. Deshalb werden diese Intoleranzen hier nicht behandelt. Auch Nahrungskomponenten, die das Immunsystem reizen und so Entzündungen verstärken, werden hier nicht diskutiert. Und Lebensmittelallergien, deren Charakteristikum die Bildung von IgE-Antikörpern ist, wurden ja bereits weiter vorn angesprochen.

Kompliziert wird es, wenn in einem Lebensmittel mehrere Komponenten gleichzeitig unterschiedliche Krankheiten auslösen, deren Symptome sich womöglich noch ähneln. So kann zum Beispiel Weizen sowohl Allergien als auch Zöliakie auslösen. Außerdem können die darin enthaltenen Stoffe Entzündungsantworten steigern und schwer verdauliche Kohlenhydrate können unangenehme Darmstörungen verursachen (Schuppan und Gisbert-Schuppan 2018). Dabei ist Weizen als solcher nicht gefährlich, denn Millionen verzehren jeden Tag Brot, Pasta oder Kuchen mit großem Appetit und ohne Probleme. Leider verträgt aber eben nicht jeder glutenhaltiges Getreide, und diejenigen, die es trifft, müssen es vermeiden. Hilfreich ist es dann, wenn Ärzte genau diagnostizieren, welche Stoffe im Lebensmittel bei empfänglichen Personen die Beschwerden auslösen, denn die exakte Kenntnis der Ursache kann die Therapie erleichtern. Angesichts der schwierigen Diagnostik von Verdauungsproblemen wird aber leider häufig nur die Verlegenheitsdiagnose »Reizdarmsyndrom« gestellt, die aber nichts über deren Ursachen sagt.

Zöliakie, die »Eisberg-Krankheit«

Unwohlsein, Bauchschmerzen, Blähungen und Durchfall oder Verstopfung nach dem Genuss von Getreideprodukten sind ein Anzeichen von Zöliakie oder »Sprue«. Die Krankheit tritt meist entweder in frühem Kindesalter (1. bis 9. Lebensjahr) oder im Erwachsenenalter auf. Die Ursache ist Gluten, das Klebereiweiß verschiedener Getreidearten, dem Backwaren ihre elastische Konsistenz verdanken. Bei manchen betroffenen Personen löst Gluten selbst in geringen Mengen heftige Symptome aus, verursacht bei anderen aber trotz ihrer Erkrankung kaum Reaktionen. Bei länger anhaltendem Verzehr von glutenhaltigen Lebensmitteln bilden sich allerdings bei fast allen der empfänglichen Menschen durch Entzündungen die Darmzotten im Dünndarm zurück. Dadurch büßt der Darm die Fähigkeit ein, Nährstoffe, Vitamine und Spurenelemente effizient aufzunehmen. Dies führt zu Entwicklungsstörungen bei Kindern und bedingt Mangelerscheinungen wie Blutarmut und Osteoporose. Bei Frauen kann Zöliakie zu Fruchtbarkeitsproblemen führen, Schwangerschaften können kompliziert sein und die Kinder kranker Frauen sind häufiger untergewichtig.

Die Symptome von Zöliakie können so unspezifisch sein, dass selbst geschulte Ärzte nicht auf den Gedanken kommen, einen aussagekräftigen Antikörpertest zu veranlassen. So haben 80 bis 90 % der Betroffenen nur wenige Symptome, die den Darm betreffen, aber andere, untypische Störungen (Deutsche Zöliakie-Gesellschaft 2019). Patienten können jahrelang so gut wie symptomfrei mit Zöliakie leben, gleichzeitig aber gefährlich weit fortgeschrittene Darmveränderungen aufweisen. Die Diagnose solch okkulter Formen ist oft nur einem Zufall zu verdanken; deshalb spricht man auch vom »Zöliakie-Eisberg«. Häufig sind Kopfschmerzen, Müdigkeit, Benommenheit, Gelenk- und Muskelschmerzen und depressive Verstimmungen. Es können Hautveränderungen auftreten, die sich als stark juckende Bläschen an Gesäß, Knie und Ellenbogen oder Kopfhaut zeigen und durch Autoimmunantworten hervorgerufen werden. Zunehmend wird Zöliakie aber auch mit Nervenleiden in Verbindung gebracht. Am auffälligsten ist dabei die Glutenataxie, eine Bewegungsstörung, die auf Schädigung von Nervenzellen zurückgeht (Caio et al. 2019). Zöliakie ist also eine Krankheit, die nicht nur den Darm, sondern das gesamte Körpersystem betrifft.

Die einzige heute mögliche Behandlung von Zöliakie-Patienten ist eine lebenslange, vollständig glutenfreie Ernährung. Auch wenn es mittlerweile ein großes Angebot an entsprechenden Back- und Teigwaren gibt, stellt eine solche Diät eine große Herausforderung dar, da Gluten in vielen Fertigprodukten enthalten ist. Außerdem sind glutenfreie Produkte deutlich teurer und nicht überall verfügbar.

Ob und wie sich die Krankheit entwickelt, hängt unter anderem vom Zeitpunkt und der Art des ersten Kontaktes mit Gluten ab. Dieser Sachverhalt wird sehr anschaulich durch eine schwedische Studie illustriert, die eine regelrechte Epidemie von Zöliakie bei Kleinkindern beschreibt. In den frühen 1980er-Jahren hatten die schwedischen Babykost-Hersteller den Anteil von Weizen, Roggen und Gerste in der Kindernahrung erhöht, den Anteil des glutenarmen Hafers aber abgesenkt. Als dann die Zöliakie-Fälle zunahmen, galt zwischen 1985 und 1987 in Schweden die Empfehlung, Kleinkindern getreidehaltige Nahrung erst nach dem Abstillen im Alter von 6 Monaten zu geben. Daraufhin schoss die Anzahl der Zöliakie-Neuerkrankungen von Kindern auf das Fünffache hoch. Als Reaktion auf den Anstieg wurden die Empfehlungen 1996 geändert: Eltern sollten ihren Kindern jetzt kleinere Mengen von Getreidekost schon während des Stillens ab dem 4. Monat zufüttern. Gleichzeitig senkten die Hersteller kommerzieller Kindernahrung den Glutengehalt ihrer Produkte ab. Daraufhin ging die Anzahl der Neuerkrankungen von Kindern in Schweden wieder auf den Ausgangswert zurück (Ivarsson et al. 2000).

Bei genetisch empfänglichen Kindern beeinflussen also die Umstände der Einführung von Getreidekost das Risiko einer Zöliakie. Vermutlich senkt das Zufüttern von Getreide in den ersten Lebensmonaten das Risiko einer späteren Zöliakie, weil das kindliche Immunsystem dann noch leicht in Richtung Toleranz geprägt werden kann. Dieses Muster erinnert stark an die weiter vorn erwähnten Studien zur Erdnussallergie, die bei Kindern mit frühem Allergenkontakt seltener auftritt (Du Toit et al. 2015).

Noch vor wenigen Jahrzehnten war Zöliakie eine seltene, schwer diagnostizierbare Erkrankung, die hauptsächlich bei Kindern auftrat, aber selten war. Mittlerweile gibt es moderne Antikörpertests, die vergleichende Studien mit eingelagerten Seren erlauben. So konnte man in Untersuchungen mit Seren von Air Force-Kadetten in den USA zeigen, dass dort die Häufigkeit der Zöliakie zwischen den

1950er- und den 1990er-Jahren auf das Fünffache anstieg (Rubio-Tapi et al. 2009). Eine ähnliche Zunahme beobachtet man auch in anderen Industrieländern. In Deutschland sind solche Tests jetzt bei etwa 1 % der Bevölkerung positiv, das Vollbild der Erkrankung haben aber nur 10 bis 20 % dieser Personen. Hinzu kommen allerdings 5 bis 7 % von Deutschen, die von einer Weizen-Sensitivität betroffen sind, deren Symptome einer Zöliakie sehr ähnlich sind. Bedingt durch den hohen Anteil von Weizen, Roggen und Gerste in der Nahrung, war Zöliakie früher im Wesentlichen auf Westeuropa und die europäischstämmige Bevölkerung der USA begrenzt (Lindfors et al. 2019). Dagegen nimmt ihre Häufigkeit jetzt im Gefolge des westlichen Lebensstils mit steigender Beliebtheit von Pizza und Burgern auch in Afrika und Ostasien zu (Lindfors et al. 2019).

Wie Gluten zum Problem wird

Bei dem Stichwort »Gluten« vermutet man eine exakt definierte Substanz, die im Zusammenhang mit Zöliakie eine Rolle spielt. Gluten ist aber eine Sammelbezeichnung für ein Gemisch verschiedener Proteine, die manche Getreidearten als Reservestoff in die äußere Schicht ihrer Samen, die Kleberschicht, einlagern. Weizen, Roggen und Gerste, aber auch in geringerem Umfang Hafer, enthalten diese Proteine. Auch die Vorformen von Weizen, wie Emmer, Spelz, Dinkel, Einkorn oder Kamut enhalten Gluten, hingegen sind Mais, Reis, Hirse, Buchweizen und Quinoa frei davon. Die positive Eigenschaft von Gluten ist seine gummiartige, klebrige Konsistenz, wenn es mit Wasser in Berührung kommt. Diese Konsistenz macht das Klebereiweiß fast unverzichtbar zum Brotbacken, denn es verleiht dem Teig den Zusammenhalt, seine Elastizität und Saftigkeit. Das »Klebereiweiß« besteht aus einer Vielzahl ähnlicher Proteine, die in verschiedene Untergruppen eingeteilt werden. Eigentlich ist »Gluten« also eine ziemlich ungenaue Bezeichnung.

Während die meisten Proteine durch Verdauungsenzyme von Magen, Pankreas und Darmzellen in einzelne Aminosäuren aufgespalten werden, ist Gluten aufgrund seiner komplexen Struktur nur schwer verdaulich und wird häufig nur in Fragmente zerlegt. Solche Teilstücke können bei geschädigter Darmbarriere ins Körperinnere gelangen und treffen dort auf Fresszellen. Diese Müllsammler nehmen die Fragmente auf und zerlegen sie in noch kleinere Bruchstücke. Dabei erfolgt eine wichtige Veränderung: Das Enzym Transglutaminase der Fresszellen verändert einzelne Aminosäuren der Bruchstücke, sodass neue Strukturen entstehen, die das Immunsystem gut erkennt. Derart veränderte Glutenbruchstücke werden jetzt sehr effizient von Fresszellen mancher Menschen den T-Zellen des Immunsystem präsentiert (Reif und Lerner 2004).

T-Zellen, die die veränderten Glutenfragmente gut erkennen, werden aktiviert, teilen sich und ihre Nachkommen entlassen entzündungsfördernde Zytokine, mit denen sie andere Immunzellen anlocken und aktivieren. Diese Neuankömmlinge schütten aggressive Moleküle aus, schädigen damit das umliegende Gewebe und locken weitere Zellen an. Die entstehende Entzündung stresst die Darmepithelzellen, die jetzt ihrerseits beginnen, Zytokine zu produzieren. Unter anderem schütten sie IL-15 aus, ein Zytokin, das regulatorische T-Zellen hemmt und damit eine wichtige Immunbremse blockiert. Oft führen diese Vorgänge auch zu einer erhöhten Durchlässigkeit der Darmbarriere, sodass mehr Glutenfragmente auf Fresszellen treffen, was die Reaktion aufschaukelt. Ohne Nachschub an Gluten flaut die Entzündung in der Regel wieder ab und entwickelt sich vollständig zurück. Lediglich bei einem kleinen Bruchteil von Patienten mit »rekurrenter Zöliakie« bleibt die Entzündung und mit ihr die Darmveränderungen auch nach Absetzen von glutenhaltiger Nahrung weiter bestehen (Lindfors et al. 2019).

An der Krankheitsentstehung sind auch Antiköper beteiligt, die gegen das körpereigene Enzym Transglutaminase gerichtet sind. Damit hat Zöliakie auch eine Autoimmunkomponente. Gerade diese Antikörper lagern sich im Endomysium ab, einer Hülle, die einzelne Muskelbündel der glatten Muskulatur umgibt. Diese Antikörper können den Muskel schädigen. Neuere Publikationen berichten aber auch von Effekten der Antikörper auf das Gehirn. Dort könnten bei wenigen Patienten, so diese Studien, im Kleinhirn Schäden eintreten, die zu Bewegungs-, Sprach- und Koordinationsstörungen führen (»Gluten-Ataxie«). Auch weitere neurologische Erkrankungen werden mit Zöliakie in Verbindung gebracht (Pennisi et al. 2017).

Von Zöliakie sind Personen betroffen, deren Immunsystem die enzymatisch veränderten Glutenpeptide gut erkennen. Bei dieser Erkennung spielen die Proteine des HLA-Systems, die auf der Oberfläche von Fresszellen Proteinbruchstücke für T-Zellen präsentieren, eine wesentliche Rolle. Über 90 % der Zöliakie-Patienten haben HLA-Gene vom Typ DQ2, die damit die wichtigsten Risikogene für Zöliakie sind. Allerdings muss die Krankheit weitere Ursachen haben, denn etwa 40 % der europäischstämmigen Bevölkerung sind Träger der dieser Erbanlagen und der Großteil dieser Personen ist ja gesund. Neben den HLA-Genen finden sich bei Zöliakie mehr als 40 weitere Risikogene. Viele dieser Genvarianten beeinflussen die Immunantwort und treten auch bei anderen Entzündungskrankheiten auf, was die gemeinsamen Wurzeln dieser Leiden zeigt. Darüber hinaus werden aber auslösende Faktoren vermutet, die man noch nicht exakt kennt. Und hier kommt wieder das Mikrobiom ins Spiel.

Die Rolle des Mikrobioms bei Zöliakie

Epidemiologische Untersuchungen, die zum Teil durch Laborexperimente und Studien am Tiermodell unterlegt wurden, schreiben Darminfektionen mit bestimmten Viren, die bisher eigentlich als wenig gefährlich angesehen wurden, eine Rolle als Auslöser von Zöliakie zu. So steht das bisher als relativ harmlos bekannte Reovirus im Verdacht, das Immunsystem in Richtung von Entzündungsantworten und Toleranzverlust umzustimmen (Bouziat et al. 2018) und auch Infektionen mit Rotaviren könnten Zöliakie triggern (Meijer et al. 2018). Anscheinend können Krankheitserreger aber das Risiko einer Erkrankung auch vermindern. So wurde zum Beispiel beobachtet, dass bei Personen, die mit dem Magenbakterium Helicobacter pylori infiziert sind, Zöliakie seltener auftritt als aufgrund des genetischen Risikos zu erwarten wäre (Lerner et al. 2017). Der Effekt könnte darauf zurückgehen, dass der potenziell gefährliche Krankheitserreger – entsprechend der Hygienehypothese – eine positive Nebenwirkung in Form einer Entzündungsbremse mitbringt.

Bei Zöliakie beobachtet man, ähnlich wie bei anderen Entzündungskrankheiten, eine aus der Balance geratene Darmflora mit verringerter Artenvielfalt. Studien mit Kindern zeigen darüber hinaus eine verringerte Anzahl entzündungshemmender Bakterien, zum Beispiel von Bifidobakterien (Meijer et al. 2018). Außerdem besteht

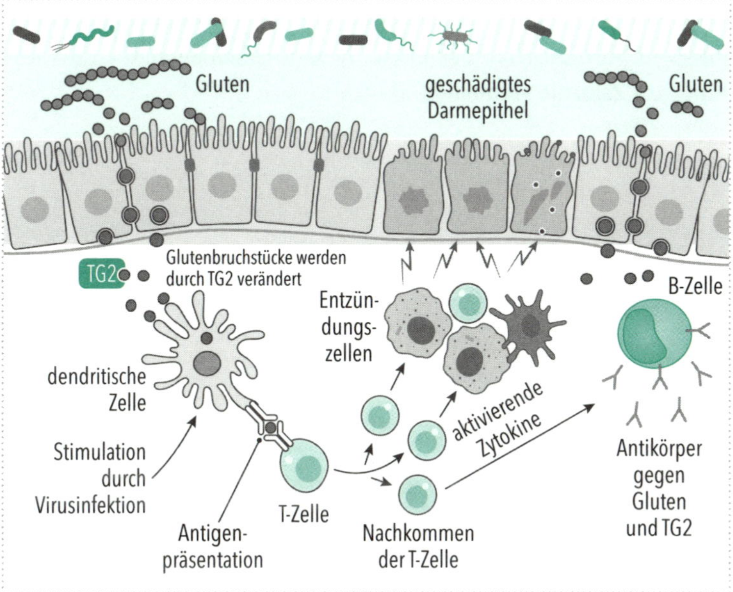

Abbildung 18. Entstehung von Zöliakie. Bruchstücke von Gluten gelangen durch das Darmepithel und werden durch Transglutaminase (TG2) verändert. Die Präsentation durch Fresszellen induziert T-Zellen, deren Nachkommen mit ihren Zytokinen Entzündungszellen anlocken. Die Entzündung schädigt das Darmepithel. Gleichzeitig entstehen auch Antikörper gegen Gluten und TG2, die zur Krankheit beitragen.

die Vermutung, dass Zöliakie durch den Verlust von Bakterienarten mitbedingt sein könnte, die im Darm das schwer verdauliche Glutenprotein zerlegen. Solche Bakterien sind anscheinend gar nicht selten. So isolierten spanische Wissenschaftler aus Stuhlproben fast 100 Bakterienstämme, die Gluten abbauen konnten. Einige dieser Stämme zerlegten dabei auch ein bestimmtes Glutenfragment, das den meisten Zöliakie-Patienten Beschwerden macht und Autoimmunantworten auslöst (Caminero et al. 2014). Mittlerweile konnte aus einem kommensalen Bakterium der Mundhöhle sogar ein hochaktives Enzym isoliert werden, das Gluten verdaut (Wei et al. 2020). Demnach könnte eine geeignete Darmflora die Glutenlast und damit die Wahrscheinlichkeit einer Erkrankung vielleicht verringern. Möglicherweise könnte in der Zukunft sogar eine gezielte Besiedlung mit probiotischen Bakterien, die Gluten abbauen, die Entwicklung von Zöliakie vermeiden.

6 Lebensmittel für den Superorganismus

Großmutters Küche

In unserem Küchenregal steht an einem prominenten Platz die »Große illustrierte Ausgabe für die bürgerliche und feine Küche« des Kiehnle-Kochbuchs. 1912 von Hermine Kiehnle, der Leiterin einer schwäbischen Kochschule, zunächst im Selbstverlag herausgebracht, ist es inzwischen über eine Million Mal in verschiedenen Überarbeitungen erschienen und wird auch heute noch verkauft. Unsere Ausgabe von 1927 vermittelt »in 2085 erprobten Rezepten« die gesammelte Küchenweisheit der damaligen Zeit. Neben Rezepten für jede denkbare Speise macht es Vorschläge für Wochenspeisezettel und Festessen und gibt Hinweise für die fleischlose Küche und Krankenessen. Selbst wie die Küche sauber zu halten ist, wird genau erklärt.

Das Besondere: Ob Nudeln, Knödel, »Tomatenketchup«, Mayonnaise, Marmelade oder Gänseleberpastete, alles wurde aus frischen Grundstoffen selbst hergestellt. Großmutters Küche kannte keine Fertigpizza und keine asiatischen Nudelgerichte zum Aufbrühen.

Tiefkühlkost oder Mikrowelle gab es nicht und Konservendosen waren eine Seltenheit. Auch heute gibt es Kochfans, die denselben Ehrgeiz haben und alles »hausgemacht« produzieren. Aber die große Mehrheit geht entweder von Vorprodukten aus oder kauft gleich Fertiggerichte, die wenig arbeitsaufwendig sind. Mit dieser modernen Art der Ernährung läuft man Gefahr, sein Mikrobiom zu stressen und die Entstehung von Entzündungskrankheiten zu unterstützen.

Durch die Evolution ist der Mensch, und zwar auch der moderne Städter, eigentlich auf ein Leben als Jäger und Sammler optimiert. Die Länge unseres Darms, die zwischen derjenigen von Fleisch- und Pflanzenfressern liegt, weist auf eine gemischte Kost hin. Die Ernährungsphysiologie sagt, dass wir ein enorm flexibles Verdauungssystem haben, das sich an unterschiedlichste Kost gewöhnen kann. Von den Inuit in Grönland, die ursprünglich fast nur von Fleisch und Speck lebten, bis zu indischen Vegetariern: Wir können uns anpassen, und sicherlich geht das zum guten Teil auf unser Mikrobiom zurück. Man liegt wohl richtig, wenn man für unsere frühen Vorfahren eine Ernährung wie bei den heutigen Jägern und Sammlern annimmt. Deren Kost ist zum großen Teil pflanzlich und besteht zumeist aus Knollen, Früchten, Blättern, Samen und Nüssen. Fleisch gibt es, wenn die Saison und das Jagdglück Wild bescheren.

Als vor etwa 10 000 Jahren ein Klimawandel die Lebensbedingungen so veränderte, dass Landwirtschaft möglich wurde, stellten sich die meisten menschlichen Gesellschaften auf Ackerbau und Viehzucht um. Diese »Neolithische Wende« könnte man als erste Ernährungsrevolution bezeichnen, denn ab jetzt dominierten Getreideprodukte die Nahrung. Das neue, getreidebasierte Essen war nicht unbedingt besser, machte aber mehr Menschen satt und wurde deshalb ein Erfolgsmodell. Diesen Wechsel hat der Mensch anscheinend relativ gut verkraftet, denn in traditionellen Gesellschaften, die auch heute noch hauptsächlich von Getreide leben, sind Entzündungskrankheiten so gut wie unbekannt. Diese Leiden, wie etwa Allergien, Asthma und chronische Darmentzündungen, kamen in größerem

Maßstab nach dem Zweiten Weltkrieg in Industrieländern auf. Ihr Anstieg ging Hand in Hand mit einer Veränderung der Ernährungssysteme, die so gravierend war, dass man von einer zweiten Ernährungsrevolution sprechen kann.

Ein wichtiges Merkmal dieser zweiten Ernährungsrevolution ist die Aufgabe der Selbstversorgung mit Essen aus dem eigenen Garten oder vom eigenen Feld und der Abschied von selbst hergestellten Lebensmitteln. Es entstand eine Ernährungsindustrie, die es den Menschen weitgehend abnahm, Lebensmittel selbst herzustellen. Mit ihren Produkten erleichterte sie den Alltag, schuf gleichzeitig aber auch neue Trends und entwickelte mit innovativen Techniken moderne Lebensmittel, die von natürlicher Nahrung oft weit entfernt sind. Manche der entstandenen Produkte würde Hermine Kiehnle wahrscheinlich mit Grausen ablehnen. Hergestellt aus einer schmalen Palette billigster Vorprodukte und aufgepeppt mit Zucker, Salz und Aromastoffen; haltbar gemacht und in Form gebracht mit Konservierungsstoffen und Emulgatoren. Das Wesentliche ist aber: In dieser künstlichen Kost liegen die Nährstoffe anders vor als in Naturprodukten und sie werden anders verdaut. Wer dazu mehr in die Tiefe gehen möchte, findet Informationen zu Aufbau und Eigenschaften von Kohlenhydraten, Fetten, Proteinen und Mikronährstoffen (Vitaminen, Mineralien, sekundären Pflanzenstoffen) im Exkurs »Makro- und Mikronährstoffe« auf der Website zum Buch.

Diese Kunstkost ist aus vielen Gründen eine Strapaze für unser inneres Ökosystem. Weshalb? Sie begünstigt wie bei einem überdüngten Rasen das Wachstum weniger Arten auf Kosten der Artenvielfalt, unterstützt schädliche Bakterien und trägt so zur Entstehung von Entzündungskrankheiten bei. Eine Rückbesinnung auf selbst gekochtes Essen könnte helfen, unser bakterielles Innenleben wieder ins Gleichgewicht zu bringen. Hermine Kiehnles Kochbuch wäre da ein guter Wegbegleiter.

Moderne Lebensmittel

Das exakte Gegenteil von Hermine Kiehnles selbst gekochten schwäbischen Spezialitäten aus dem Jahr 1912 sind die Ausgeburten der modernen Lebensmitteltechnologie, die heute die Supermarktregale füllen. Fast Food, Soft Drinks und vorgefertigte Lebensmittel, wie Instantsuppen, Chicken Nuggets oder Pudding, aus zumeist billigen Grundstoffen industriell gefertigt, mit Zusatzstoffen angereichert und mit künstlichen Aromen auf Vordermann gebracht, sind weltweit auf dem Vormarsch. Viele der Lebensmittel, die heute alltäglich sind, waren vor etwa 50 Jahren, also vor dem Einsetzen der Allergie-Epidemie, noch so gut wie unbekannt. Tiefkühlpizza, Teigwaren aus dem Kühlregal oder Fertiggerichte für die Mikrowelle gab es nicht! Diese Lebensmittel sind heute Industrieprodukte wie Autos oder Möbel. Sie müssen vor allem leicht herstellbar, preisgünstig, und gut lagerfähig sein. Um sich gut zu verkaufen, müssen sie natürlich auch dem Verbraucher schmecken und gefallen. Neben Form und Farbe müssen auch Eigenschaften wie Streichfähigkeit oder Schmelzen im Mund stimmen. Das lässt sich durch verschiedenste Zusätze bewerkstelligen. Dabei entsprechen diese Kunstprodukte durchaus den gesetzlichen Anforderungen, aber sind sie auch *gesund*?

Ein Paradebeispiel für diese modernen Lebensmittel sind Chips: Einst in Form von Kartoffelchips eine ziemlich langweilige Begleitung von Fernsehabenden, sind sie heute in so vielen Geschmacksrichtungen, Texturen, Farben und Aromen zu bekommen, dass es immer etwas Neues zu entdecken gibt. Selbst das Esserlebnis ist mit eingeplant, so ist zum Beispiel die Stabilität von Kartoffel- oder Taco-Chips exakt so berechnet, dass sie bei einem gewissen Druck mit der Zunge krachend brechen und das Geräusch uns Vergnügen beschert. Kein Wunder, dass etwa 40 % der Deutschen über 14 Jahren mehrmals im Monat zu Chips greifen. Ganz ähnlich ist es bei anderen Industrieprodukten, die vor Zucker oder Fett strotzen, wie etwa

Erdnuss-Flips, Schokolade, Nuss-Nougat-Creme, Cookies oder Cremetorten. Aber auch Fertigpizza, fette Burger, Tiefkühlgerichte, Eiscreme und Süßspeisen sind ähnlich verführerisch. Je mehr man konsumiert, desto mehr wächst das gefährliche Bauchfett und das Risiko für Herzschlag, Schlaganfall und Typ-2-Diabetes, aber auch für Entzündungskrankheiten, nimmt zu.

Das Geheimnis der Beliebtheit hoch verarbeiteter Lebensmittel erschließt sich einmal mehr durch die Brille der Evolution, die immer für Notzeiten kalkuliert. Der Körper sorgt vor, als ob der nächste Hungerwinter vor der Tür stehen würde. Fett und Zucker kann er gut in Bauchspeck umwandeln, also springen unsere Belohnungszentren auf diese Stoffe an und wir entwickeln dafür eine Vorliebe, die an Sucht grenzt. Noch nie in der Geschichte der Menschheit wurde so viel Zucker verbraucht wie heute! Einen besonders starken Kick löst eine Kombination von Fett und Zucker in einem Mischungsverhältnis von etwa 35:50 aus. Lebensmittel, die nach dieser »Fressformel« gestrickt sind, empfinden wir als unwiderstehlich (Hoch et al. 2015). Dieser Mix bringt das Gehirn so in Hochstimmung, dass Sättigungssignale überrannt werden und man weiterfuttert. Ratten fressen mit diesem Superfutter 30 % mehr Kalorien, als sie normalerweise aufnehmen würden (Hoch et al. 2013).

Ganz ähnlich funktioniert der Mensch: Schwupps, ist die ganze Tafel Schokolade weg, auch wenn man sich vorgenommen hatte, nur eine einzige Rippe zu naschen. »Hedonische Hyperphagie« (lat.: etwa lustvolles Überfressen) heißt dieser Zustand in der Wissenschaft. Viele der modernen Lebensmittel haben einen solchen Effekt, machen quasi-süchtig und befördern das Übergewicht, besonders bei Kindern (Santos-Costa et al. 2017). Auch für Salz haben wir eine ungesunde Vorliebe, weil es in Urzeiten knapp war. Der Körper achtet nicht darauf, dass zuviel Salz ungesund ist und neben Bluthochdruck auch Entzündungsvorgänge im Darm befeuert, sodass schlummernde chronische Darmentzündungen wieder aufflammen können (Marion-Letellier 2019). Wer seine Produkte verkaufen will, tut gut daran, auf die Anreize der Evolution zu setzen. Die Lebensmittelindustrie hat diese Lektion verstanden.

Kennzeichen der modernen Kunstnahrung ist der hohe Grad der Verarbeitung. Sie wird meist nicht aus Körnern, Früchten oder Gemüse hergestellt, sondern aus Grundstoffen wie etwa Stärke, Zucker, Proteinen oder Pflanzenölen. Hinzu kommen Konservierungsstoffe, Emulgatoren, Entschäumer, Verdickungsmittel, Aromen und andere Zusatzstoffe. Bei der Produktion wird oft mit hohen Temperaturen und Drücken gearbeitet, deshalb werden sie in der englischen Fachsprache als »processed food« oder, noch einprägsamer »ultraprocessed food« bezeichnet. Der deutsche Ausdruck »hochverarbeitete Lebensmittel« ist noch etwas gewöhnungsbedürftig, »Junk Food« geht uns leichter von der Zunge. In vielen dieser modernen Produkte sind die Nährstoffe wie Zucker, Stärke oder Fett dicht gepackt und es fehlen Ballaststoffe. Die Nährstoffe aus diesen kaloriendichten Lebensmitteln werden hauptsächlich im Dünndarm aufgenommen, machen die Bakterien im Dickdarm aber arbeitslos. Die vergreifen sich dann notgedrungen am Darmschleim.

Es sind aber nicht nur die Komponenten wie Fett, Zucker oder Salz, die die modernen Lebensmittel ausmachen. Ein wesentlicher Unterschied der künstlichen Kost: Die Nahrungsbestandteile sind sehr leicht zugänglich für das Verdauungssystem. Sie sind nicht – wie bei vielen pflanzlichen Lebensmitteln – in Pflanzenzellen eingeschlossen, deren Wände erst durch Bakterien geknackt werden müssen. Aus gekochtem und kleingemahlenem Pflanzenbrei, der mit Hochdruck durch winzige Düsen gepresst wurde, kann der Körper Nährstoffe viel leichter herauslösen als aus ursprünglichem Pflanzengewebe. Deshalb besteht oft schon allein in Bezug auf die zugänglichen Kalorien ein Unterschied zwischen hochverarbeiteten und naturbelassenen Lebensmitteln. Ein Vollkornbrötchen liefert längst nicht so viel Energie wie ein Weißmehlbrötchen mit gleichem Gewicht, erklärt mir der Ernährungsspezialist Michael Blaut, Professor am Deutschen Institut für Ernährungsforschung in Potsdam. Beim

Vollkornmehl ist ein Teil der Nährstoffe noch in Pflanzenzellen eingeschlossen und wird erst im Dickdarm frei, wo die Zellen von Bakterien aufgelöst werden. Dort werden allerdings kaum noch Nährstoffe in den Körper aufgenommen, sondern kommen Bakterien zugute, die beim Weißmehl hungern würden.

Diese leichte Zugänglichkeit von Nährstoffen in hochverarbeiteten Lebensmitteln hat aber auch noch andere Folgen, die dem Laien kaum bekannt sind. Andreas Pfeiffer, Professor für Endokrinologie und Stoffwechselmedizin an der Berliner Charité, erklärt mir: Bei leicht verfügbaren Kalorien, wie sie in typischer hochverarbeiteter Nahrung vorliegen, wird der Großteil der Nährstoffe bereits im oberen Teil des Dünndarms schnell aufgenommen. Besonders Zucker, die entweder direkt aus der Nahrung stammen oder durch Aufspaltung von Stärke entstehen, gehen dort ins Blut über und stoßen dabei die Produktion des Hormons GIP (glucose dependent insulinotropic polypeptide) an. Dieser Botenstoff veranlasst eine Umlenkung der Kalorien in Fettspeicher und sorgt so für Übergewicht, das seinerseits entzündungsfördernd ist. Allerdings bewirken diese Kalorien kein ausgeprägtes Sättigungsgefühl. Das entsteht hauptsächlich, wenn Nährstoffe aus komplexer Nahrung im unteren Teil des Dünndarms aufgenommen werden. Dabei wird die Produktion des Hormons GLP1 (glucagon-like peptide 1) angestoßen, das ein Sättigungsgefühl vermittelt und dafür sorgt, dass die Nahrung länger im Magen zurückgehalten wird. Je größer also der Anteil an stark aufbereiteter Nahrung mit leicht zugänglichen Nährstoffen ist, desto mehr Kalorien werden sofort in den Fettspeicher verschoben, ohne dass Sättigung und Völlegefühl einsetzen. Deshalb hinterlässt leicht verdauliches Fastfood kein so bleibendes Sättigungsgefühl wie naturbelassene Nahrung, macht sich aber auf der Waage stärker bemerkbar. Ebenso sättigen auch kalorienreiche Zuckerlimonaden kaum, obwohl sie den Körper mit Kalorien überschwemmen.

Die moderne Kunstnahrung kann deshalb trotz eigentlich ausreichender Kalorienmenge ein Hungergefühl hinterlassen, das zum

Weiteressen animiert. Auf diesen Überfluss sind wir aber nicht eingerichtet und so gibt der Dünndarm, wenn zu viel leicht verdaulicher Nachschub kommt, das Überangebot an den Dickdarm weiter. Dort führen die Nährstoffe dann zum Wachstum von Bakterienarten, die sonst ein Schattendasein führen.

Wie bei einer Algenblüte in Gewässern explodieren dann bestimmte Populationen, während die normalen Dickdarmbakterien, die Pflanzenfasern und -zellen aufschließen und daraus unter anderem kurzkettige Fettsäuren produzieren, ins Hintertreffen geraten (Zinöcker und Lindseth 2018). Gerade diese kurzkettigen Fettsäuren sind aber wichtig, um das Immunsystem zu beruhigen und die Tendenz zu Entzündungsantworten zu bremsen. Auch der Zusatz von Emulgatoren, künstlichen Süßstoffen, Aromen, Salz und anderen Komponenten, die Snacks, Fertiggerichte und Billiggebäck attraktiv machen sollen, kann starke Auswirkungen auf das Gleichgewicht zwischen den Darmbakterien haben.

Der Verbrauch dieser hochverarbeiteten Lebensmittel steigt ständig. Als konkretes Beispiel mag Schweden dienen: Der Marktantei hochverarbeiteten Lebensmitteln stieg zwischen 1960 und 2010 um 142 %. Am stärksten war der Zuwachs bei zuckerhaltigen Getränken um 315 %, das entspricht einer Steigerung von 22 auf 92 Liter pro Person pro Jahr, nur noch übertroffen von Snacks und Süßigkeiten, deren Verbrauch um 367 % oder von 7 auf 34 kg pro Person pro Jahr anstieg (Juul et al. 2015). Ein besonderes Problem dieser heiß geliebten Süßigkeiten und Soft Drinks: Sie enthalten zwar viele Kalorien, aber wenig Mikronährstoffe wie etwa Vitamine, Mineralien, Spurenelemente und sekundäre Pflanzenstoffe. Diese »leeren Kalorien«, können zu einer Mangelversorgung mit Mikronährstoffen und damit zu erhöhter Krankheitsanfälligkeit führen. Das scheint aber niemand zu scheren, wenn Junkfood weiterhin traumhafte Umsatzrenditen bringt!

Viele Studien zeigen den Zusammenhang zwischen Konsum von hochverarbeiteten Lebensmitteln und erhöhtem Risiko für Übergewicht und andere Ernährungserkrankungen (Zinöcker und Lindseth 2018, Beslay et al. 2020). Was die Wissenschaft mühsam in exakten Zahlen fasst, erschließt sich ja auch dem normalen Menschenverstand: Wie schnell man mit einer Burger- und Cola-basierten »modernen« Ernährung sein Gewicht steigert und seine schlechten Blutwerte in die Höhe treibt, zeigen sehr eindrucksvoll Dokumentationen wie etwa der amerikanische Film »Supersize me«, den man zum Beispiel auf YouTube findet. Auch wenn in diesem Fall die Handlung in den USA spielt, ist die Realität auch in Europa schon längst angekommen: In einer französischen Studie mit 44 000 Personen, die an der Sorbonne in Paris durchgeführt wurde, betrug der Anteil hochverarbeiteter Lebensmittel am Kalorienbedarf der Teilnehmer 29 % (Schnabel et al. 2019), in Deutschland liegt dieser Wert bei etwa 45 %. Damit sind wir nicht mehr weit weg von den USA, wo durchschnittlich schon fast 60 % des Kalorienbedarfs mit hochverarbeiteten Lebensmitteln gedeckt werden (Baraldi et al. 2018).

Diese Veränderung im Ernährungsverhalten schlägt sich auch in der Statistik nieder: In Deutschland sind zwei Drittel der Männer und die Hälfte der Frauen übergewichtig; und etwa ein Viertel der Erwachsenen sind noch eine Stufe mehr, nämlich fettleibig (adipös) (RKI 2014). Weltweit war 2017 fast jeder Dritte, nämlich 2,4 Milliarden Menschen, übergewichtig, mit stark erhöhten Risiken für Herz-Kreislauf-Erkrankungen und Typ-2-Diabetes und Entzündungskrankheiten (GBD 2017, Diet Collaborators 2019). Gerade bei Kindern hat die Anzahl der Adipösen in den letzten vier Jahrzehnten massiv zugenommen, nämlich um das Zehnfache! Für 2022 wird erwartet, dass es auf dem Globus mehr übergewichtige als untergewichtige Kinder geben wird (WHO 2017).

Gleichzeitig leiden diese Überernährten aber häufig an einem Mangel an Mikronährstoffen, sodass man im Englischen von »hidden hunger« spricht. Diese Fehlernährung ist auch einer der Gründe dafür, dass in manchen entwickelten Ländern die durchschnittliche Lebenserwartung der Menschen seit Kurzem nicht mehr steigt, sondern absinkt (Ho und Hendi 2018). Man kann deshalb nicht sagen, dass die künstliche Kost giftig wäre, aber sie ist lebensverkürzend. Wünschenswert wäre zumindest eine Kennzeichnungspflicht, die mit erhöhten Steuern für diese Produkte einhergeht. Mit den Erlösen könnte man gesunde Lebensmittel entsprechend verbilligen.

Selbstverständlich trifft die ungesunde Ernährung besonders die Einkommensschwachen, denn die in großen Mengen hergestellten, hochverarbeiteten Lebensmittel aus der Retorte sind viel billiger als entsprechende frische Produkte. Sie reichen aus, um den Kalorienmangel zu beseitigen, aber sind schlecht für ihre Gesundheit. Die zuvor erwähnte französische Studie zeigt, dass hochverarbeitete Lebensmittel in ärmeren Schichten gerade von jungen Menschen mit geringer Bildung konsumiert werden. Damit zementieren sich die Ungleichheiten in der Gesellschaft: Wer ärmer und weniger gebildet ist als der Durchschnitt der Bevölkerung, isst mehr Fast Food, erkrankt eher und stirbt früher (Schnabel et al. 2019). Diese Ungleichverteilung ist mit Sicherheit nicht auf Frankreich beschränkt, sondern wird sich überall finden, wo Billig-Discounter und Biosupermarkt nebeneinander existieren.

Brot als Beispiel

Oft sind die Unterschiede zwischen einem industriell und einem traditionell hergestellten Lebensmittel so fließend, dass es schwierig ist sie festzumachen. Natürlich spielen die Zutaten eine große Rolle, aber auch die Verarbeitung kann einen entscheidenden Unterschied ausmachen. Diese Nuancen lassen sich sehr gut am Brot darstellen. Was ist ein gesundes Brot, und wie ist ein Turbobrot beschaffen – eine Quelle von Blähungen und Bauchschmerzen, die mit chemischen Tricks innerhalb kürzester Zeit auf Vordermann gebracht wurde? Sind es die Kruste, die Farbe, der Duft oder der Geschmack, die den Unterschied machen? Dank Lebensmitteltechnologie lassen sich all diese Eigenschaften beeinflussen, aber was macht die wirkliche Qualität aus?

Zu Recht ist man in Deutschland stolz auf eine traditionelle Backkultur, die laut Deutschem Brotinstitut fast 3200 verschiedene Brotsorten hervorgebracht hat und sogar als immaterielles UNESCO-Weltkulturerbe eingetragen ist. Die Liste reicht von A bis Z, nämlich von »Abendbrot«, über »Starke Hilde« und »Würzlaiberl« bis zum »Zypernbrot« (www.brotexperte.de). Welch eine Fülle von Variationen von Kruste und Krume! Dabei sorgen strikte gesetzliche Regelungen dafür, dass alles seine Ordnung hat. Brot besteht im Wesentlichen aus vier Zutaten, nämlich Mehl, Wasser, Salz und Treibmittel. Darüber hinaus dürfen Brotlaibe verschiedene Zusatzstoffe enthalten: Emulgatoren verbessern das Gashaltevermögen, die Volumenentwicklung und die Weichheit des Brotes. Guarkernmehl und Johannisbrotkernmehl steigern die Wasserhaltefähigkeit und Ascorbinsäure säuert den Teig an. Enzyme beschleunigen die Reifung des Teiges, werden dann allerdings durch die Erhitzung des Brotes beim Backen zerstört, sodass sie nicht im Konsumenten ankommen.

Diese möglichen Zutaten, die ein traditioneller Bäcker allein wegen der Kosten nicht unbedingt nutzen wird, sind nicht unbedingt bedenklich. So verbirgt sich hinter dem Begriff Ascorbinsäure das Vitamin C und als Emulgator kann Lecithin verwendet werden, ein Bestandteil, der im Eigelb und in Pflanzensamen in größeren Mengen vorkommt (allerdings gibt es da auch unerfreuliche Alternativen). Farb- und Konservierungsstoffe sind in Brotlaiben verboten. Brot und Brötchen enthalten also *nicht* die gesamte Liste der ca. 320 in der EU erlaubten Lebensmittelzusatzstoffe, auch wenn einschlägige Webseiten davor warnen. Braucht man aber überhaupt Zusätze zum Brotbacken? Anscheinend nicht, denn das Bundeszentrum für Ernährung, eine Einrichtung des Bundesministeriums für Ernährung und Landwirtschaft, konstatiert trocken: »Es ist jedoch auch möglich, Brot ohne Zusatzstoffe herzustellen.« Bei Brotlaiben ist man hier also relativ restriktiv. Etwas lockerer sind die Vorschriften für abgepacktes Schnittbrot, in dem Konservierungs- und Antischimmelmittel verwendet werden dürfen.

Wenn man Presseberichte verfolgt, stellt man allerdings fest, dass anscheinend immer mehr Menschen Backwaren schlecht vertragen. Der Ruf unseres wichtigsten Nahrungsmittels hat in den letzten Jahren schwer gelitten. Demnach würde Brot nicht nur Verdauungsprobleme bereiten, sondern auch dick, müde und träge machen. Besonders soll es der Weizen in sich haben. Bücher wie »Weizenwampe« oder »Dumm wie Brot« haben das Thema hochgekocht und mittlerweile geben zwischen 10 % und 15 % der Bevölkerung an, Probleme mit der Verdauung von Brot zu haben. Vielfach wird dafür Gluten verantwortlich gemacht, das Klebereiweiß, das dem Brot sein Gerüst gibt und besonders beim Weizen eine gute Backfähigkeit bedingt. Seit Medienstars wie die Schauspielerin Gwyneth Paltrow glutenfreie Ernährung propagieren, hat sich der Konsum solcher Lebensmittel vervielfacht. Allerdings leiden nur etwa 1 % der Bundesbürger unter Zöliakie, einer erblich bedingten Unverträglichkeit des Glutens. Bei den meisten Menschen, die Brot meiden müssen, spielen deshalb andere Ursachen eine Rolle. Hielt man sie früher oft für übersensibel, so hat sich im letzten Jahrzehnt dank intensiver Forschung herausgestellt, dass es neben Gluten eine Reihe anderer Inhaltsstoffe von Getreide gibt, die Verdauungsprobleme bereiten und zu Entzündungen führen können.

Neben Weizenallergie kennt man die Weizensensitivität (oder »Nicht-Zöliakie-Glutensensitivität«, NCWS), die zum Teil durch natürliche Bestandteile des Korns hervorgerufen werden, die das Getreide vor Insektenfraß schützen. Diese Stoffe blocken bestimmte Enzyme, können aber auch die angeborene Immunantwort des Menschen aktivieren. Auch manche Ballaststoffe, die FODMAPS (fermentable oligo, di, monosaccharides and polyols), können bei sensiblen Personen zu Bauchschmerzen, Verstopfung, Durchfall, Blähungen oder systemischen Beschwerden wie Kopfschmerzen, oder Müdigkeit führen. FODMAPS haben gerade im Zusammenhang mit Reizdarmsyndrom in den letzten Jahren viel Aufmerksamkeit erhalten. Eigentlich haben Ballaststoffe ja als Futter für die Bakterien des Dickdarms eine positive Wirkung, aber bestimmte Substanzen können die Darmflora zu stark aktivieren und führen deshalb bei sensiblen Personen zu Problemen.

Dies trifft übrigens auf Vollkornbrot ebenso zu wie auf Brot aus Weißmehl. Beide Mehle bestehen zum größten Teil aus Stärke, enthalten aber auch noch einen Anteil an positiv wirkenden Ballaststoffen, den ß-Glucanen. Der Unterschied besteht darin, dass beim Weißmehl durch wiederholte Mahlvorgänge die öl- und proteinhaltigen Anteile des Pflanzenembryos, der startbereit im Korn liegt, und ein Teil der Ballaststoffe aus der Randschicht des Korns entfernt werden. Dadurch ist Weißmehl länger haltbar, wird aber schneller verdaut. Bei der Verdauung von Vollkornprodukten werden die Inhaltsstoffe durch den höheren Anteil an Ballaststoffen langsamer entlassen und sättigen besser. Zudem fördern die Ballaststoffe das Wachstum von Darmbakterien, die das Immunsystem mit kurzkettigen Fettsäuren und anderen Stoffwechselprodukten beruhigen.

Angesichts des großen Interesses an Getreideunverträglichkeit wird mit wissenschaftlicher Akribie untersucht, wie sich die Zutaten und die Vorgänge der Fertigung auf das Endprodukt auswirken. Allein die Tatsache, dass bei industrieller Produktion der Teig »maschinentauglich« sein muss, erfordert bestimmte Zusatzstoffe. Studien zeigen aber, dass die Verträglichkeit von Brot oft weniger von solchen Substanzen abhängt, als vielmehr vom Herstellungsprozess. Insbesondere bei industriell gefertigtem Brot zielt man auf Verkürzung des Produktionsablaufes. Besonders viel Zeit lässt sich bei der »Teigruhe« einsparen. Jeder Teig muss »gehen«, das heißt die enthaltenen Bakterien und Hefen fermentieren Kohlenhydrate und produzieren dabei Gase, die das Volumen vergrößern. So wird das Brot schön locker. Gleichzeitig bauen die im Teig enthaltenen Mikroorganismen und natürlichen Wirkstoffe während der Teigruhe Proteine (zum Beispiel Enzyminhibitoren) und Ballaststoffe (wie die berüchtigten FODMAPS) ab, produzieren daraus bekömmliche Substanzen und setzen auch Aromastoffe frei. Die Teig*ruhe* ist also in Wirklichkeit eine sehr bewegte Zeit und gerade die Mikroorganismen im Sauerteig sind sehr effizient im Aufschließen von komplexen Kohlenhydraten.

Eine ausgedehnte Teigruhe mit Sauerteig macht das Brot also bekömmlicher, erfordert aber im Vergleich zum Schnellbackverfahren mehr Zeit und damit Platz zum Lagern des Teigs. So dauert etwa die Produktion eines dreistufig geführten Sauerteigs, der Grundlage für ein leckeres Roggenmischbrot ist, drei Tage. In dieser Zeit verwandeln die Mikroben das Mehl in ein nahrhaftes Lebensmittel. Die fünfte Zutat zum Brot heißt also »Zeit«! Nicht umsonst sagen die Bäcker »Zeit bringt Geschmack«.

Durch erlaubte Zusatzstoffe kann man Brot aber auch in wenigen Stunden produzieren. In vielen Fällen werden vorgefertigte Backmischungen angerührt, ruhen für kurze Zeit und werden dann zu Teiglingen verarbeitet, die eingefroren aufbewahrt und vom Supermarktpersonal gebacken werden. In der kurzen Zeit werden bestimmte Proteine und Ballaststoffe nicht vollständig abgebaut und können allergische Reaktionen hervorrufen, das angeborene Immunsystem aktivieren oder Blähungen verursachen. Dem Brot vom Laufband kann man diese Eigenschaft nicht unbedingt ansehen. Nach Ansicht von Experten könnte man allein durch verlängerte Teigruhe die Verträglichkeit von Brot verbessern. Der Biochemiker und Mediziner Detlev Schuppan, Leiter des Instituts für Translationale Immunologie an der Universität Mainz, stellt diese Zusammenhänge in einem Buch sehr überzeugend dar (Schuppan und Gisbert-Schuppan: »Tägliches Brot. Krank durch Weizen, Gluten und ATI«, 2018).

Als eine weitere mögliche Ursache für schlechtere Verträglichkeit von modernen Getreideprodukten wird neben den Schnellbackverfahren immer wieder auch die Verwendung neu gezüchteter oder womöglich genetisch veränderter Getreidesorten diskutiert, die einen höheren Gehalt an Gluten und anderen Proteinen hätten. Gerade wenn diese Bestandteile wegen verkürzter Teigruhe und schnellerem Backvorgang nicht abgebaut würden, könnte derartig produziertes Brot zu Beschwerden führen. Diese Gerüchte stimmen aber nicht. Abgesehen davon, dass genetisch veränderte Getreidesorten in der EU nicht zugelassen sind, haben ausführliche Untersuchungen ergeben, dass moderne Weizensorten keinen höheren Gehalt an Protein aufweisen als alte Sorten. Im Gegenteil, moderner Weizen hat einen niedrigeren Proteinanteil als seine Vorfahren Emmer, Dinkel und Einkorn. Auch der Gehalt an FODMAPS ist bei modernen Weizensorten nicht höher als bei traditionellen (Longin et al. 2020, Ziegler et al. 2016, Geisslitz et al. 2019), wie mir Prof. Friedrich Longin, ein Getreidezuchtexperte von der Universität Hohenheim, in einem Interview erklärt. Die Bauchschmerzen nach dem Genuß von Brötchen gehen also nicht auf das Konto der Weizenzüchter, sondern haben andere Ursachen.

Wer abgepacktes, nicht schimmelndes Toastbrot aus dem Supermarkt mit einer Mindesthaltbarkeitsdauer von sechs Wochen kauft, sollte sich deshalb überlegen auf was er sich einlässt. Auch die knusprigen Brezeln, die im Backofen des Backshops aus blassen Teiglingen entstehen, können bei empfindlichen Personen zu Verdauungsstörungen führen. Bei einem Gespräch mit dem Bäcker wird der sicher gern die Vorzüge seiner Backwaren erklären, sodass man abschätzen kann, was die Unterschiede zwischen Brot und Brot sind.

Bei genauer Betrachtung des aktuellen Lebensmittel-Horrors möchte man sich in die Steinzeit zurückbeamen und nur noch von Wurzeln, Früchten und Insekten ernähren. Kaum jemand würde aber wohl wirklich in Erwägung ziehen, die Annehmlichkeiten der Zivilisation gegen Hungerzeiten und Höhlenbären einzutauschen. Mehr Sinn macht es, die Alternativen zu den industriell gefertigten Lebensmitteln zu erkunden. Wie kann man seine Ernährung nachhaltig so umstellen, dass sie unseren biologischen Bedürfnissen entspricht? »Unsere Bedürfnisse« sind in diesem Fall die Bedürfnisse des Superorganismus, also des Menschen inklusive seines Mikrobioms. Um das zu ergründen, sollte man die wichtigsten Kenntnisse über die Grundstoffe unserer Nahrung haben. Deshalb finden Sie mehr Informationen zu dem, was uns Teller und Magen füllt, im Exkurs »Makro- und Mikronährstoffe« auf der Website zum Buch.

Zweifelhafte Zutaten: Emulgatoren, Süßstoffe, Salz und Glyphosat

Viele Ernährungsratgeber geben den Tipp, selbst zu kochen, anstatt Fertigprodukte und insbesondere hochverarbeitete Lebensmittel zu kaufen, eine Ansicht, die ich sehr unterstütze. Nicht nur, weil selbst hergestellte Gerichte vermutlich gesünder sind, sondern auch weil sie oftmals günstiger sind, besser schmecken und auch wegen weniger Verpackungsmüll umweltfreundlicher sind. Aber bevor man die Chemie im Essen pauschal verdammt, sollte man wissen, wovon man spricht. Auch wenn nicht alle der ca. 320 in Deutschland erlaubten Lebensmittelzusatzstoffe schädlich sind, gibt es doch ein paar Substanzen, die es in der Literatur zu zweifelhafter Bekanntheit gebracht haben. Im Folgenden einige prominente Beispiele:

Wenn man für eine Salatsauce Öl und Essig mischt, steigt nach kurzer Zeit das leichtere Öl an die Oberfläche, während der Essig sich unten sammelt. Diese Entmischung liegt an den unterschiedlichen Eigenschaften von Fett und Wasser. Ganz ähnlich würden sich auch in Mayonnaisen, Margarine oder Fertigsuppen Fett und Wasser voneinander trennen und die Produkte würden klumpig werden, wenn man nicht Emulgatoren einsetzen würde. Diese Substanzen verbinden Fett und Wasser miteinander. Sie sorgen dafür, dass ein Produkt cremig bleibt, verlängern aber auch die Haltbarkeit oder sorgen für eine angenehme Konsistenz. Unbewusst verwendet man in der Küche solche Hilfsstoffe, zum Beispiel wenn man Mayonnaise unter Verwendung von Eigelb herstellt, das unter anderem Lecithin enthält. Lecithin, alias E322, ist ein für Lebensmittel zugelassener Zusatzstoff, der industriell aus Raps oder Sojabohnen gewonnen wird. Neben Lecithin nennt die deutsche Zusatzstoff-Zulassungsverordnung aber auch etwa 40 weitere Emulgatoren, von denen einige in Verruf geraten sind.

Einer der problematischen Emulgatoren ist Carboxymethylzellulose (CMC) oder E466. Für die Herstellung werden feine Baumwollfasern mit der aggressiven Chemikalie Trichloressigsäure behandelt und können dann Wasser binden. CMC hat keinen Eigengeschmack und wird nicht verdaut. Die Zugabe von E466 zu Lebensmitteln wie Cremespeisen, Sahne, Fruchtzubereitungen, Fleisch- und Fischerzeugnissen oder Backwaren verhindert die Entmischung von Fett und Wasser, erhöht die Wasserhaltefähigkeit und verlängert so die Haltbarkeit. CMC wird aber auch als löslicher Ballaststoff in kalorienarmen Lebensmitteln eingesetzt. Die Substanz gilt als unproblematisch und es gibt keine Höchstmengenbeschränkung.

Da Emulgatoren schon lange im Verdacht stehen, die Darmbarriere zu stören, prüfte an der Berliner Charité die Arbeitsgruppe des Mediziners Prof. Alexander Swidsinki die Wirkung von CMC an Mäusen. Dabei wurde ein Tierstamm verwendet, der zu Darmentzündung tendiert. Mäuse der Versuchsgruppe bekamen CMC im Trinkwasser, während die Kontrollgruppe reines Wasser trank. Nach drei Wochen zeigte sich, dass sich bei den CMC-Tieren an der Oberfläche des Dünndarms Bakterien massiv vermehrt hatten. Sie füllten die Zwischenräume zwischen den Darmzotten aus und die schützende Schleimschicht war ausgedünnt. Entzündungszellen waren in das Darmlumen eingewandert: Eine Darmentzündung war entstanden (Swidsinski et al. 2009). Ein deutlicher Hinweis darauf, dass Emulgatoren wie CMC, die in vielen Lebensmitteln enthalten sind, auch bei Menschen mitverantwortlich für Darmentzündungen sein könnten.

Das Thema wurde von der Arbeitsgruppe des Biochemikers Andrew Gewirtz von der Georgia State University in Alabama aufgegriffen und 2015 erschien im Fachblatt »Nature« eine vielbeachtete Studie. Gewirtz und seine Mitarbeiter untersuchten die Effekte von CMC und eines zweiten, ebenfalls in der EU erlaubten Emulgators, Polysorbat 80 (E 433), an verschiedenen Mausstämmen und fanden ganz ähnliche Effekte wie Swidsinski (Chassaing et al. 2015). Sie stellten fest, dass die Darmentzündung auf eine Schädigung der Darmbarriere zurückging. Bedingt durch die Emulgatoren war die Schleimschicht dünner, sodass Bakterien bis zu den Darmzellen vordringen konnten und das Immunsystem reizten. Die Artenvielfalt der Darmflora war bei den emulgatorbehandelten Tieren zurückgegangen und entzündungsfördernde Bakterien hatten sich ausgebreitet. Außerdem fraßen die Mäuse der Versuchsgruppe mehr, legten mehr Gewicht zu und hatten erhöhte Blutzuckerspiegel, zeigten also Vorstufen von Typ-2-Diabetes. Auch das Verhalten der Mäuse wurde von der Emulgator-Diät verändert, unter anderem waren die behandelten Tiere weniger kontaktfreudig (Holder et al. 2019).

Interessanterweise hatte die Chemikalie in Mäusen, die keine Darmbakterien hatten, keine Wirkung. Also spielten im Krankheitsgeschehen die Bakterien eine wichtige Rolle. Dies rief weitere Experimente auf den Plan und man ging dazu über, Darmbakterien aus CMC-Mäusen auf keimfreie Mäuse zu übertragen. Bei Mäusen mit einer derartigen Bakterientransplantation traten die bekannten krankhaften Veränderungen auf: Ansammlung von Bakterien an der Darmoberfläche, Ausdünnung des Schleims und Entzündung. Beunruhigend war, dass die Entzündungseffekte auch schon bei sehr geringen Dosen von CMC in Trinkwasser oder Futter der Mäuse auftraten. Dabei entsprachen die Mengen von CMC den Konzentrationen der Substanz, die in vielen Lebensmitteln vorkommen. Damit war zweifelsfrei bewiesen, dass CMC in Mäusen die Bakterienflora verändert und auf diesem Weg Entzündungen hervorruft. Mittlerweile wurde dieser Effekt auch in einer sorgfältig kontrollierten Studie mit

16 Freiwilligen beobachtet. Die Teilnehmer der Studie konsumierten mit ihrem Essen eine Menge an CMC, wie sie bei überwiegender Ernährung mit hoch verarbeiteten Lebensmitteln anfällt. Bei allen Personen verringerte CMC die Artenvielfalt im Darm und senkte die Menge entzündungshemmender Metabolite, zum Beispiel von kurzkettigen Fettsäuren. Bei einigen der Freiwilligen drangen die Darmbakterien zudem tief in die Schleimschicht des Darms ein, was Entzündungen fördert (Chassaing et al. 2021). Damit ist klar, dass ein Lebensmittelzusatz, der bei der Zulassung in den 1960er-Jahren, als das Mikrobiom noch eine unbekannte Größe war, für harmlos gehalten wurde, in Wirklichkeit massive, schädliche Effekte hat.

Auch künstliche Süßstoffe, oft eingesetzt um Kalorien zu sparen, wirken sich auf die Darmflora aus. Ein Stück Würfelzucker von 3,3 g enthält 13,5 kcal. Um diese Energie zu verbrauchen, müsste man ungefähr 500 Schritte gehen. Bei einer Dose Cola von 330 ml, die zehn Stück Zucker enthält, wären das 5000 Schritte. Da ist es verführerisch, statt zuckerhaltiger Produkte zur »Light«-Version zu greifen, wenn man abnehmen oder sein Gewicht halten will. So haben die künstlichen Süßstoffe einen Siegeszug um die Welt angetreten: Einst nur in metallisch schmeckenden Diabetikerdrinks vertreten, finden sie sich heute in Limonaden und Süßspeisen jeder Couleur. Wer aber Zuckerersatzstoffe verwendet und hofft, dabei schlank zu bleiben oder überflüssige Pfunde abzuschmelzen, kann böse Überraschungen erleben. Zwar greifen Übergewichtige gern zu Zuckerersatz, aber Versuche mit Mäusen zeigen, dass synthetische Süßstoffe das Gegenteil bewirken können!

Eine vielzitierte Studie aus der Gruppe von Eran Elinav, Professor am Weizmann-Institut in Rehovot, Israel, wies nach, dass die gesetzlich zugelassenen Höchstmengen der Zuckerersatzstoffe Aspartam, Saccharin und Sucralose in Mäusen den Blutzuckerspiegel in die Höhe trieben (Suez et al. 2014). Am Beispiel von Saccharin gingen die Forscher ins Detail und fanden, dass der Süßstoff die Darmflora auf den Kopf stellte. In Mäusen, denen man Saccharin verabreicht hatte, vermehrten sich auf Kosten anderer Arten Bacteroides-Bakterien, die die Nahrung sehr effizient ausnutzen. Auch die Blutzuckerspiegel erhöhten sich in der Folge der veränderten Artenzusammensetzung der Darmflora. Solche konstant hohen Zuckerspiegel führen auf lange Sicht zu Übergewicht und Diabetes. Die Saccharin-Mäuse hatten tatsächlich auch doppelt so viel Fettpolster angelegt wie ihre normal ernährten Genossen. Wenn die Forscher dasselbe Experiment mit Mäusen ohne Darmflora durchführten, waren die Zuckerwerte normal. Damit war klar, dass bei den Mäusen nicht der Süßstoff selbst, sondern die Bakterien den Blutzucker in die Höhe trieben.

Trifft Ähnliches auch auf den Menschen zu? Die israelische Gruppe untersuchte das an sieben Freiwilligen, die sich für eine Woche einer Saccharin-Kur unterzogen. Sie erhielten dreimal am Tag Saccharin mit einer Gesamtmenge, die dem gesetzlich erlaubten Höchstwert entsprach. Bei Studien mit Menschen kann man keine so klaren Zahlen erwarten wie in einem Maus-Experiment, denn Menschen sind nicht ingezüchtet, leben nicht unter Standardbedingungen und haben ein individuell sehr unterschiedliches Mikrobiom. Dennoch reagierten vier der sieben Personen wie die Mäuse: Ihre Darmflora veränderte sich und der Blutzuckerspiegel stieg an. Bei drei Personen blieben die Werte gleich. Wurde Stuhl von den reagierenden Personen auf Mäuse ohne Darmflora übertragen, so schraubten die darin enthaltenen Bakterien den Blutzuckerspiegel der Tiere hoch. Stuhl der nicht reagierenden Personen hatte diesen Effekt nicht. Die Reaktion des Mikrobioms auf Saccharin scheint also individuell unterschiedlich zu sein. Wer allerdings ein Mikrobiom hat, das anfällig für eine Veränderung durch den künstlichen Süßstoff ist, läuft Gefahr, statt abzunehmen Gewicht zuzulegen! Eran Elinav diskutiert, dass die künstlichen Süßstoffe zu genau der Übergewichtsepidemie beigetragen haben, zu deren Bekämpfung man sie einst entwickelt hat.

Auch Zusatzstoffe, die die Bearbeitung von Lebensmitteln erleichtern oder ihre Haltbarkeit verlängern, können die Darmflora verändern oder auf direktem Weg Entzündungen begünstigen. Ob

Phosphat in der Wurst, um mehr Wasser zu binden, Maltodextrin als Fettaustauscher, problematische Emulgatoren oder künstliche Süßstoffe: Viele Zusätze bringen die Darmflora aus dem Gleichwicht und heizen dadurch Entzündungsvorgänge an (Marion-Letellier et al. 2019). So bewirkt Carrageenan, ein aus Algen gewonnenes Kohlenhydrat, das laut Europäischer Ökoverordnung auch für Biolebensmittel zugelassen ist, bei Versuchstieren Durchfall, Anämie und Gewichtsverlust. Die Wirkung des Verdickungs- und Geliermittels beruht auf Veränderungen des Darmmikrobioms (Shang et al. 2017, Naimi et al. 2021). Die Zusätze, die man in Lebensmitteln meist nicht vermutet, sind in langen Tabellen auf 92 Seiten in der deutschen Zusatzstoff-Zulassungsverordnung aufgelistet. Insgesamt 320 Stoffe sind dort aufgeführt, die Palette reicht von Substanzen wie Bienenwachs und Johannisbrotkernmehl, denen man nichts Böses zutraut, bis hin zu Tensiden, die man auch in Waschmitteln findet und auf keinen Fall im Kuchen haben möchte.

Auch Speisesalz, der wohl älteste Lebensmittelzusatz und gleichzeitig ein lebenswichtiges Mineral, hat seine Tücken. In Deutschland werden ca. 800 Tonnen pro Tag davon verkauft und eine Durchschnittsperson nimmt etwa 7,5 g pro Tag auf. Damit liegen wir weit über dem von der Weltgesundheitsorganisation empfohlenen Wert von 5 g pro Tag. Weil der Stoff immer knapp war, hat die Evolution uns dazu erzogen, salzreiches Essen zu lieben, deshalb befördert Salz in Fertiggerichten, Wurstwaren oder Snacks den Absatz. Schon lange ist bekannt, dass eine salzreiche Diät zu Bluthochdruck und Herzerkrankungen führen kann. Tausende von Studien belegen diesen Zusammenhang, aber das Verbraucherverhalten hat sich trotzdem nicht geändert.

Dass Salz einen Einfluss auch auf Entzündungskrankheiten haben kann, war bislang wenig bekannt. Eine internationale Forschergruppe bearbeitete dieses Thema und untersuchte den Einfluss unseres wichtigsten Gewürzes bei Mäusen. Futter mit erhöhtem Salzgehalt trieb wie erwartet den Blutdruck in die Höhe, begünstigte darüber hinaus aber auch aggressive Immunantworten (Wilck et al. 2018). Bei Mäusen mit einer Erkrankung, die der Multiplen Sklerose des Menschen ähnelt, veränderte die salzreiche Diät die Artenzusammensetzung des Mikrobioms und verstärkte die Krankheitssymptome. Besonders auffällig war eine drastische Abnahme von Lactobazillen, unter denen es ja viele probiotische Stämme gibt. Verpflanzte man Lactobazillen in Mäuse, die durch die Salzdiät erkrankt waren, so sanken die Entzündungswerte und die Krankheitssymptome verringerten sich, ein Indiz für die Rolle des Mikrobioms.

Probanden in einer Studie reagierten ähnlich wie die Mäuse: Gab man Personen zusätzlich zu ihrer normalen Nahrung 4 g Kochsalz pro Tag, so stiegen ihr Blutdruck und ihre Entzündungsmarker an. Gleichzeitig sank die Anzahl von Lactobazillen. Die Erklärung: Den als Sensibelchen bekannten Lactobazillen war der erhöhte Salzgehalt der Nahrung nicht zuträglich und ihre Populationen waren geschrumpft. Diese Bakterien produzieren unter anderem die Substanz Indol-3-Milchsäure, die einen ausgleichenden Effekt auf Immunzellen des Darms hat. Zu viel Salz führt also zu einer verringerten Produktion des beruhigenden Moleküls und fördert auf diese Weise Entzündungsvorgänge: ein weiterer Grund, hochverarbeitete Lebensmittel, die oft viel Salz enthalten, nur mit Vorsicht zu genießen.

Neben absichtlich zugefügten Lebensmittelzusatzstoffen, die sich im Register des Bundesamtes für Ernährung finden, gibt es in wohl jedem Lebensmittel Spuren von Verunreinigungen, die besorgniserregend sein können. Bücher wie zum Beispiel »Giftige Lebensmittel – die 10 tödlichsten Gifte in unseren Lebensmitteln« (Wittwer 2017) machen auf die Gesundheitsgefahr durch Pestizide, Umweltgifte, Weichmacher und vieles andere aufmerksam. Nur selten wird dabei auch die mögliche Schädigung des Mikrobioms erwähnt, obwohl sie ja durchaus auf der Hand liegt. Ein Beispiel dafür ist Glyphosat, das weltweit angewandte Herbizid, das mittlerweile überall in der Ökosphäre nachweisbar ist. Es hemmt ein Enzym, das nur in Pflanzen und Bakterien vorkommt, nicht aber in Wirbeltieren, und hat damit eine weitreichende Wirkung auf alle Mikrobiome (Van Bruggen et al. 2021). Von enormer Bedeutung ist die Tatsache, dass Glyphosat auch auf das Mikrobiom von Insekten wirkt (Motta et al. 2018, Kiefer et al. 2021) und dadurch das katastrophale Insektensterben mitbedingen könnte, das unsere gesamte Ökosphäre bedroht (Milman 2022).

Die Toxizität der Substanz wurde, wie üblich, in Tierversuchen nachgewiesen, in denen man die direkte Schädigung von Mäusen als Maßstab nahm. Zur Zeit der Zulassung dachte noch niemand an das Mikrobiom.

Mittlerweile hat sich aber herausgestellt, dass Glyphosat zu Verschiebungen des Artengefüges im Mikrobiom von Mäusen und Ratten führt, indem nützliche kommensale Bakterien, wie zum Beispiel Laktobazillen, durch Schadmikroben zurückgedrängt werden (Tang et al. 2020). Eine Konsequenz ist eine erhöhte Entzündungsbereitschaft durch Wegfall nützlicher Kommensalen. Außerdem tötet das Herbizid Bakterien, die Gluten abbauen, was zu einer erhöhten Rate von Zöliakie führen könnte, beschreiben entsprechende Artikel (Barnett und Gibson 2020). Es wäre erstaunlich, wenn Ähnliches nicht auch auf das menschliche Mikrobiom zutreffen würde. In diesem Zusammenhang ist besorgniserregend, dass besonders in Nordamerika Glyphosat nicht nur zu Beginn der Vegetationsperiode zur Unterdrückung von Unkräutern eingesetzt wird. Es wird auch kurz vor der Ernte nochmals versprüht, weil es die Ausreifung der Körner beschleunigt. Damit steigt auch die Kontamination. In Europa ist man zurückhaltender, dennoch sind auch europäische Ackerfrüchte belastet. Trotz der Allgegenwart von Glyphosat ist die Studienlage nur äußerst dünn und es fällt schwer, die Wirkung des Herbizids objektiv festzustellen, unter anderem, weil es ja keine Vergleichsgruppen gibt, die noch nicht mit Glyphosat in Kontakt gekommen sind. Hoffen wir, dass das Herbizid 2023 von der EU-Kommission verboten wird!

Es wäre zu kurz gegriffen, nur die böse Lebensmittelindustrie für den steigenden Konsum der hochverarbeiteten Lebensmittel verantwortlich zu machen. Schließlich reagiert sie auf die Wünsche der

Verbraucher, die allerdings durch Werbung und Gestaltung der Produkte massiv beeinflusst werden. Eines der wichtigsten Argumente für den Kauf hoch verarbeiteter Lebensmittel sind aber niedrige Preise, wie die Discounter sie bieten. Solche niedrigen Preise sind nur möglich, wenn Produkte aus billigen Rohstoffen, die übrigens oft unter unfairen Arbeitsbedingungen in Ländern des globalen Südens erzeugt wurden, in großem Maßstab hergestellt werden und wenn sie außerdem durch Zusätze lange haltbar, formstabil uns wohlschmeckend sind. Zwar sind die Hilfsstoffe auf ihre Toxizität geprüft, aber es reicht nicht aus, wenn sie in der Maus nicht tödlich sind und keinen Krebs verursachen. Bei der Zulassung der Stoffe wusste man ja noch nichts vom Mikrobiom und seinen möglichen Wirkungen. Es ist höchste Zeit, die Liste der Lebensmittelzusatzstoffe auf diesen Punkt hin neu zu überprüfen und Grenzwerte für Stoffe wie Carboxymethylzellulose oder Saccharin neu festzulegen oder sie ganz zu verbieten. Solange das nicht geschieht, meidet man Fertigprodukte am besten und schwingt selbst den Kochlöffel.

7

Mehr Zuwendung für unser inneres Ökosystem!

Ein neuer Pakt mit unseren Bewohnern

Es hat Jahrzehnte gedauert, bis die Wissenschaft die erschreckende Zunahme von Entzündungskrankheiten zur Kenntnis genommen und sich intensiv mit den Ursachen beschäftigt hat. Zunächst glaubte man, der Rückgang der Infektionen sei für den starken Anstieg der Krankheitsfälle verantwortlich (»Hygienehypothese«), dann erkannte man die Bedeutung von Umweltbakterien als Entzündungsbremse (»Bauernhof-Effekt«). Heute steht die entzündungshemmende Wirkung des Mikrobioms im Mittelpunkt der Aufmerksamkeit. Diese drei Erklärungen für den Anstieg von Entzündungskrankheiten widersprechen sich nicht, im Gegenteil, sie ergänzen sich: Alle stimmen darin überein, dass ohne bestimmte, dämpfende Signale von Bakterien das Immunsystem des Menschen falsch programmiert wird, zu hoch tourt und zu Entzündungen neigt.

Wer das Glück hat, auf einem Biobauernhof mit einer reichen Bakterienflora aufgewachsen zu sein und dort weiterhin zu leben, überspringt am besten die folgenden Seiten. Er oder sie hätte wahrscheinlich ein sehr diverses Mikrobiom und ein relativ tolerantes Immunsystem, das irrelevante Reize ignoriert. Die Wahrscheinlichkeit von Entzündungskrankheiten wäre ähnlich gering wie bei Naturvölkern. Die vielen anderen aber, die wie fast jeder Mensch in einem Industrieland den westlichen Lebensstil übernommen haben, sollten sich Gedanken über das Zusammenleben mit ihren Kommensalen machen. Homo sapiens ist nicht mehr den Mikroben ausgesetzt, die sein Immunsystem braucht, um optimal zu funktionieren. Am deutlichsten zeigt sich dieser Mangel am Mikrobiom: Im Vergleich mit naturnah lebenden Menschen ist das innere Ökosystem des modernen Städters arm an Bakterienarten und die vorhandenen Bewohner bremsen Immunantworten weniger effizient. Die Folge ist ein erhöhtes Risiko des modernen Menschen für Entzündungskrankheiten wie zum Beispiel Allergien, Autoimmunerkrankungen und Nahrungsmittelunverträglichkeiten.

In modernen Gesellschaften ist bei fast allen Menschen das Verhältnis zu ihren 40 Billionen Bewohnern gestört. Wir haben unsere innere Wohngemeinschaft malträtiert, ganz ähnlich wie wir unsere äußere Lebenswelt an den Rand des Kollapses gebracht haben. Moderne Ernährung, unsachgemäß angewendete Medikamente, Mangel an Bewegung und zu wenig Naturkontakt haben einen Schwund der Artenvielfalt unserer Bewohner bewirkt. Das innere Ökosystem wird dominiert von Arten, die bei unseren Vorfahren ein Nischendasein führten, dafür sind andere Arten, die früher mit ihren Produkten das Immunsystem beruhigten, von der Bildfläche verschwunden. Dieses Ungleichgewicht muss wieder vom Kopf auf die Beine gestellt werden. Wir brauchen einen neuen Pakt mit unseren Kommensalen, müssen ihnen wieder den Raum geben, den sie brauchen, um uns gesund zu erhalten!

Wie kann man, ohne sich zurück ins Mittelalter zu beamen, die notwendige Bakterienvielfalt erreichen und damit das Immunsystem günstig beeinflussen? Am wirksamsten ist es, bereits in der frühen Kindheit die richtigen Bedingungen zu schaffen. Spielen im Freien, Kontakt mit Boden, Tieren und Dreck und frühzeitiges Gewöhnen an diverse Nahrung statt eines überbehüteten Daseins in einer sterilen Blase wäre ein wichtiger Anfang. Aber wenn man seine Kindheit schon hinter sich hat, in einer keimarmen Großstadtwohnung aufgewachsen ist und den westlichen Lebensstil in vollem Umfang genossen hat? Kann man das möglicherweise fehlprogrammierte Immunsystem dann re-programmieren?

Es gibt dafür keinen »Reset«-Knopf, den man drücken könnte, aber die Antwort heißt trotzdem »Ja!« – denn epidemiologische Studien zeigen, dass gute Ernährung, gesunde Lebensweise und ein vielfältiges Mikrobenmilieu Entzündungskrankheiten vorbeugen. Auch in Mausmodellen lässt sich dieser Zusammenhang nachvollziehen, so kann man zum Beispiel durch eine geeignete Diät den Ausbruch von Typ-1-Diabetes verhindern (Marino et al. 2017). Eine ähnliche Sprache sprechen auch aktuelle Studien zu COVID-19-Infektionen des Menschen, wo man einen deutlichen Zusammenhang zwischen entzündungshemmendem Mikrobiom und weniger schwerem Verlauf der Erkrankung feststellte (Zuo et al. 2020).

Aber kann man durch eine Veränderung der inneren und äußeren Mikrobenvielfalt auch den Verlauf einer bereits bestehenden Entzündungskrankheit bessern? Ernährungsstudien, in denen Gruppen von Probanden über bestimmte Zeiträume hinweg unterschiedliche Diäten zu sich nahmen, sprechen dafür. Solche Interventionsstudien zeigen, dass Diäten mit einem hohen pflanzlichen Anteil eine positive Wirkung auf Autoimmunerkrankungen haben (Wagenaar et al. 2021). Auch bei Mäusen kann man bestehende Erkrankungen an Typ-1-Diabetes mit geeignetem Futter, das das Mikrobiom optimiert, lindern (Marino et al. 2017) oder eine dem Asthma ähnliche Erkrankung erheblich verbessern (Thorburn et al. 2015). Ähnliche Effekte haben auch Umweltbakterien oder Bewegung.

Alles spricht also dafür, dass ein gestörtes Gleichgewicht mit den Kommensalen durch eine Veränderung der Lebensweise verbessert werden kann. Welcher Weg ist dabei aber am effizientesten? Wo sollte man Schwerpunkte setzen?

Neben gesundem Essen, also möglichst naturbelassener Nahrung mit hohem Pflanzenanteil und viel Ballastoffen sowie viel Bewegung kann man ganz bewusst Haustiere und den Kontakt mit Erde in das Leben der Familie einbauen. Auch eine Abkühlung im Badesee (statt im steril gechlorten Schwimmbadwasser) kann helfen, das Mikrobiom mit neuen Arten anzureichern. In Fällen, wo eine vorhergehende Krankheit oder eine Behandlung mit Antibiotika das Mikrobiom gestresst haben, können auch Probiotika oder sogar eine Stuhltransplantation helfen, wie weiter unten angesprochen wird.

Diese Maßnahmen sind in ihrer Wirkungsweise allerdings nicht mit einer Pille zu vergleichen, die man einwirft und kurze Zeit später sind die Zahnschmerzen verschwunden. Weil unsere Mikroben ihre Aufgaben arbeitsteilig angehen, hat sich im Darm, auf der Haut und den Schleimhäuten in der Regel ein austariertes Gleichgewicht von Arten etabliert, das zwar kurzfristig auf Änderungen reagiert, langfristig aber meist wieder in den Grundzustand zurückschwingt. Im gesunden Darm haben sich unsere 40 Billionen Bewohner miteinander eingerichtet und ihre Reviere abgesteckt. Durch eine Strategie der besetzten Stühle, die auch Krankheitserreger fernhält, halten sie sich neu hinzukommende Bakterien, die ja eine Konkurrenz darstellen, vom Leibe. Nur durch lang anhaltende Veränderungen verschieben sich die Gleichgewichte zwischen den Arten und auch neu zugewanderte Bakterien bekommen eine Chance, sich fest zu etablieren. Eine Umstellung des Mikrobioms wird deshalb nur klappen, wenn man Lebensgewohnheiten dauerhaft verändert und nicht in gewohnte Muster zurückverfällt. Eine andere Ernährung, Gärtnern oder ein Hund verbessern den Kontakt mit Bakterien nur dann, wenn sie Bestandteil des Alltags werden. Es gilt also, einen langen

Atem zu haben! Aber was könnte verlockender sein, als sich seine Gesundheit mit so einfachen Mitteln wie gesundem Essen, Bewegung und Naturkontakt zu sichern und dabei seinen Kommensalen die Aufmerksamkeit zu geben, die sie brauchen?

Bessere Ernährung

Gesundes Essen ist eine der besten Investitionen in die eigene Zukunft. Was sich wie eine Binsenweisheit anhört, ist wissenschaftlich bestens belegt. Die wohl hochrangigste Aussage dazu stammt von der EAT-Lancet-Kommission, eines international hoch angesehenen Expertengremiums, in dem 37 Wissenschaftler und Wissenschaftlerinnen verschiedenster Sparten aus 16 Ländern zusammenarbeiten. 2019 berechnete diese Kommission, dass ungesundes Essen ein höheres Gesundheitsrisiko darstellt als Rauchen, Alkohol, ungeschützter Sex und Drogen zusammengenommen (Willet et al. 2019). Wer gesund isst, hat eine deutlich höhere Lebenserwartung. Eine bessere Ernährung ist also jedem und jeder anzuraten! Details zur Ernährung finden Sie im Exkurs »Mikro- und Makronährstoffe« auf der Website zum Buch.

Welche Art von »gesundem Essen« aber wirkt am besten gegen Entzündungsneigung? Steht man in einer größeren Buchhandlung vor der Gesundheits- und Ernährungsliteratur, erschlägt einen die Vielfalt ja geradezu. Das Spektrum der Diäten reicht von Low Carb bis High Protein und von Ayurveda- bis Mittelmeerdiät. Und alle versprechen Gesundheit, Wohlbefinden und manche darüber hinaus auch noch eine Traumfigur.

Fragen wir also die Wissenschaft: Die Experten sind sich darin einig, dass wir weniger ungesunde gesättigte Fettsäuren, weniger Kalorien und mehr pflanzliche Ballaststoffe zu uns nehmen sollten. Diese Art von Ernährung senkt das Risiko für Entzündungserkrankungen, gleichzeitig aber auch von anderen Zivilisationskrankheiten. Die positive Wirkung pflanzlicher Kost ist durch viele Untersuchungen belegt. Die berühmteste Studie, aus der man Ernährungsdaten zu diesem Thema schöpft, ist die Nurses' Health Study aus den USA. Sie startete 1976 und umfasst aktuell etwa 280 000 Teilnehmende. Krankenschwestern und -pflegern, die täglich gewissenhaft die Daten ihrer Patienten dokumentieren, traut man ja ohne Weiteres zu, auch über das eigene Gesundheitsverhalten Buch zu führen. Um den Einfluss der Ernährung auf die chronischen Darmentzündungen Morbus Crohn und Colitis ulcerosa zu untersuchen, sortierte man die erhobenen Daten nach Ernährungsverhalten und bildete Gruppen von Personen, die sich überwiegend pflanzlich ernährten oder aber einen hohen Anteil tierischer Produkte zu sich nahmen. Es zeigte sich zum Beispiel, dass bei ballaststoffreicher, hauptsächlich pflanzlicher Ernährung das Risiko für chronisch entzündliche Darmerkrankungen weniger als halb so hoch war wie bei einer Ernährung, die arm an Ballaststoffen war (Ananthakrishnan et al. 2013).

Studien mit Freiwilligen legen nahe, was Versuche mit Mäusen schon vor längerer Zeit gezeigt haben, nämlich dass der positive Effekt pflanzlicher Ballaststoffe durch das Mikrobiom zustande kommt (Menni et al. 2021, Asnicar et al. 2021). Pflanzensubstanzen, die erst im Dickdarm von Bakterien abgebaut werden können, liefern Darmbakterien das Futter, aus dem sie positiv wirkende Stoffwechselprodukte wie kurzkettige Fettsäuren, aber auch andere entzündungshemmende Metabolite herstellen. Dementsprechend führen die meisten Ernährungsstudien, bei denen große Mengen von Ballaststoffen eingesetzt werden, zur Zunahme von Bakterien wie Faecalibacterium, Eubacterium oder Roseburia, die kurzkettige Fettsäuren produzieren. Parallel mit der Zunahme nützlicher Bakterien kommt es in den meisten Studien zu einer Absenkung von Entzündungsmarkern im Blut und teilweise auch zu einer Verbesserung des klinischen Bildes von Entzündungskrankheiten (Wagenaar et al. 2021).

Eine vollständige Heilung von Entzündungskrankheiten durch eine Umstellung der Ernährung ist aus den publizierten Studien aber nicht ersichtlich. Allerdings schließt das nicht aus, dass eine Heilung in Einzelfällen erreicht werden kann.

Man hat also durch die Gestaltung seines Speisezettels einen wichtigen Schlüssel zu einem entzündungshemmenden Mikrobiom, das Entzündungskrankheiten vorbeugt, in der Hand. Hier stellt sich die Frage, wie viele Ballaststoffe nötig sind, um sein Mikrobiom wirklich umzukrempeln. Eine Metastudie, in der 30 Ernährungsstudien analysiert werden, spricht eine klare Sprache: Täglich lediglich etwas mehr Obst oder Gemüse zu essen hat keinen ausreichenden Effekt. Wer sein Mikrobiom ändern möchte, muss bereit sein, große Mengen von Ballaststoffen in seinen Speiseplan einzubauen oder stellt sich am besten auf vegetarische oder vegane Lebensweise um (Wagenaar et al. 2021). Erinnern wir uns, dass afrikanische Jäger und Sammler, bei denen Entzündungskrankheiten kaum vorkommen, täglich mehr als 100 g Ballaststoffe zu sich nehmen. Die Deutsche Gesellschaft für Ernährung empfiehlt 30 g Ballaststoffe als Minimum, durchschnittlich werden aber nur 20 g pro Person erreicht. Deswegen sollten in der Regel die Mahlzeiten viel mehr Pflanzenfasern als bisher enthalten. Also: Vollkornprodukte und Gemüse, Gemüse, Gemüse auf den Tisch!

Pflanzliche Ballaststoffe sind aber noch aus einem weiteren Grund wichtig: Eine häufig übersehene Konsequenz der westlichen Lebensweise ist der Artenschwund des Mikrobioms. Erinnern wir uns, dass Jäger und Sammler etwa 60 % mehr Arten von Darmbakterien haben als gesunde, modern lebende Menschen. Bei Menschen mit Entzündungskrankheiten ist diese Artenvielfalt häufig sogar noch weiter reduziert. Die Vielfalt der Darmbakterien bewirkt aber die Stabilität des Systems gegen Störungen. Wer sein ausgedünntes Mikrobiom durch gesunde Ernährung wieder aufforsten möchte, sollte nicht nur eine ausreichende Menge, sondern auch eine große Vielfalt von Ballaststoffen und sekundären Pflanzenstoffen sicherstellen.

Nicht umsonst empfiehlt die Deutsche Gesellschaft für Ernährung mindestens fünf Portionen von *unterschiedlichem* Obst oder Gemüse am Tag. Am besten sollte diese pflanzliche Frischekur auch noch möglichst farbenprächtig und bunt sein, denn mit blauen, roten und gelben Pflanzenstoffen deckt man ein breites Spektrum von wichtigen sekundären Pflanzenstoffen ab. Ganz in diesem Sinne lautet eine Empfehlung von Tim Spector, einem Guru der britischen Ernährungsszene: »Eat the rainbow« – denn wer vielfarbig isst, lebt gesund. Eine solche pflanzenbetonte Kost unterstützt ein entzündungshemmendes Mikrobiom, dessen Bakterien gute Produzenten von kurzkettigen Fettsäuren und anderen positiven Metaboliten sind. Wer dagegen häufig hochverarbeitete Lebensmittel und tierische Produkte auf dem Speisezettel hat, züchtet sich Proteobakterien mit ihren entzündungsfördernden bakteriellen Gefahrsignalen und ungünstige Firmicutes wie etwa Ruminococcus und Blautia (Bolte et al. 2021).

Wer seine Ernährung gesünder gestalten will, wird auch kaum darum herumkommen, seinen Verbrauch an Zucker zu reduzieren, der ja vom Dünndarm aufgenommen wird und das Mikrobiom im Dickdarm hungern lässt. Mit einem Verzicht auf Süßes vermeidet man auch gleichzeitig viele industrielle Lebensmittel, denen zur Geschmacksverbesserung Zucker zugesetzt wurde. Mit ihren Emulgatoren, Konservierungsstoffen, Transfetten und anderen Zusätzen stressen sie das Mikrobiom. Ebenso vermeidet man mit einem Verzicht auf zuckerhaltige Softdrinks und Süßigkeiten aber auch Kalorien, die zu entzündungsförderndem Übergewicht führen (siehe unten). Es ist erstaunlich, wie wenig Anstrengung es kostet, den Konsum von Zucker herunterzufahren. Süßes Essen und süße Getränke sind reine Gewöhnungssache!

Aber nicht nur Zucker an sich, sondern auch stärkebasierte Lebensmittel, die im Darm kurzfristig Zucker freisetzen, sollten reduziert werden. Mittlerweile ist bekannt, dass unsere kommensalen Bakterien von Weißmehlprodukten wie Weißbrot oder Pasta nicht profitieren. Dass auch Kartoffeln oder Reis ebenfalls hauptsächlich aus leicht abbaubarer Stärke bestehen, die ungünstig für das Mikrobiom ist, hat sich dagegen kaum herumgesprochen. Wählt man bei Getreideprodukten allerdings die Vollkornvariante, ist man in puncto Gesundheit schon besser aufgestellt, da die Nährstoffe schwerer zugänglich sind, sodass ein Teil den Kommensalen im Dickdarm zugute kommt. Dasselbe gilt für Kartoffeln, Reis oder Nudeln, wenn man sie nach dem Kochen abkühlen lässt und erst danach verwendet. Beim Abkühlen kondensiert ein Teil der Stärke und kann dann von den Enzymen des Dünndarms nicht mehr abgebaut werden, ist aber gutes Futter für die Bakterien im Dickdarm.

Die Betonung von pflanzlicher Ernährung bedeutet ja indirekt eine Reduktion des Anteils von Fleisch in der Nahrung. Tatsächlich steht fest, dass eine solche Umstellung die Gesundheit fördert und die Lebenserwartung steigert. Wegweisend ist dabei eine große Metastudie der WHO (IARC 2018). Hier wurden verarbeitete Fleischprodukte in die höchste Stufe der krebserregenden Stoffe eingestuft und rotes Fleisch (Rind, Schwein, Schaf etc.) wurde als kanzerogenverdächtig eingeordnet (siehe auch Exkurs »Makro- und Mikronährstoffe« auf der Website zum Buch). Außerdem begünstigt rotes Fleisch auch Bakterien, die das schädliche Trimethylamin produzieren, aus dem in der Leber TMAO entsteht, das zu Herzkrankheiten führt. Entsprechend empfiehlt die Deutsche Gesellschaft für Ernährung eine Reduktion des Fleischkonsums von jetzt durchschnittlich etwa 1100 auf maximal 600 g pro Person in der Woche (DGE 2021). Die zuvor erwähnte EAT-Lancet-Studie (Willet et al. 2019) geht mit ihren Empfehlungen noch weiter und fordert im Sinne der Gesundheit und der Nachhaltigkeit eine Reduktion des Fleischverbrauches auf 300 g pro Woche. Das entspricht etwa einer dünnen Scheibe Schinken pro Tag. Ein solcher Umstieg von tierischen auf pflanzliche Lebensmittel befördert auch die Gesundheit des Planeten. Schließlich haben tierische Proteine einen mehrfach so hohen CO_2-Fußabdruck wie Pflanzenproteine. Während bei der Erzeugung von 100 g Linsenprotein 250 g CO_2 anfallen, erfordert die Produktion von

100 g Protein aus Schweinefleisch nahezu die achtfache Menge, nämlich 1939 g CO_2!

Was ist sonst noch zu berücksichtigen, wenn man seine Ernährung mikrobiomfreundlich gestalten will? Erfahrene Ernährungswissenschaftler betonen immer wieder, wie schwierig Ernährungsumstellungen durchzuhalten sind. Da es aber auf Langfristigkeit der Veränderung ankommt, fährt man am besten, wenn man beim Experimentieren die eigenen Neigungen berücksichtigt. Wer absolut keinen Spinat mag, sollte sich nicht mit diesem Gemüse frustrieren! Am besten ist es, sich aus verschiedenen Vorschlägen diejenigen Komponenten herauszupicken, die einem am besten zusagen. Wenn man bei der Zusammenstellung der Ernährung vier Punkte berücksichtigt, ist man schon mal auf dem richtigen Weg:

- Hoher Anteil an pflanzlichen Ballaststoffen
- Wenig Zucker und stärkebasierte Lebensmittel, gesunde Fette
- Vielfalt der Nahrung
- Selbst kochen, hochverarbeitete Lebensmittel mit ihren schädlichen Zusatzstoffen meiden

Eine richtige Wahl wäre für mich eine vielseitige, hauptsächlich pflanzenbasierte Ernährungsform wie zum Beispiel die Mittelmeerdiät. Dabei wird die Darmflora dank Gemüse und Hülsenfrüchten reichlich mit Pflanzenfasern versorgt, während Olivenöl unter anderem wertvolle ungesättigte Fettsäuren liefert, Seefisch die Omega-3-Fettsäuren beisteuert und ein moderater Anteil tierischer Lebensmittel die Proteinversorgung aufrundet. Anstatt den Bedarf an Omega-3-Fettsäuren durch Fisch zu decken, kommen als Quellen auch Leinöl, Rapsöl oder Mikroalgen infrage. Beeren und Obst liefern dabei wichtige sekundäre Pflanzenstoffe, wie etwa Polyphenole. In nördlichen Breiten, und dazu gehört zum Beispiel Mitteleuropa, ist zudem eine zusätzliche Versorgung mit Vitamin D ratsam, da hier die UV-Strahlung nicht ausreicht, den modern lebenden Menschen mit genügenden Mengen zu versorgen. Wichtig ist außerdem Mäßigung in Bezug auf Kalorien und regelmäßige körperlich Betätigung.

Mit einer ähnlichen Ernährung erreichen die Bewohner der im zweiten Kapitel erwähnten »Blue Zones« bei guter Gesundheit ein überdurchschnittlich hohes Alter. Diese Art von Ernährung entspricht der menschlichen Physiologie ziemlich gut, denn wir sind als Allesesser konstruiert, mit einem Darm, dessen Länge zwischen dem von Pflanzen- und Fleischfressern liegt. Durch die Brille der Evolution betrachtet, leben wir mit einer entsprechenden Mischkost am besten, weil wir und unser Mikrobiom uns während Millionen von Jahren an ein Leben als Jäger und Sammler angepasst haben.

Bei einer Ernährungsumstellung sollte man allerdings auch bedenken, dass ein entzündungshemmendes Mikrobiom keine Zauberkugel ist, die gleichzeitig auch Schlankheit garantiert. Sicher ist die Vermeidung kaloriendichter Lebensmittel mit hohem Anteil an Stärke, Zucker und ungünstigen Fetten ein wichtiger Schritt in Richtung Gewichtsreduktion. Aber auch ein Übermaß an gesunden Lebensmitteln kann zu Speckpolstern führen, deren Fettzellen unablässig entzündungsfördernde Adipokine produzieren. Diese Kalorienspeicher werden zum Teil sogar gerade von den »guten«, entzündungshemmenden Bakterien aufgefüllt, die pflanzliche Ballaststoffe abbauen und dabei beruhigende kurzkettige Fettsäuren produzieren. Diese Moleküle sind ja nicht nur entzündungshemmend, weil sie regulatorische T-Zellen unterstützen, sondern liefern gleichzeitig auch Kalorien. Will man seine Immuntoleranz stärken, muss man auch auf sein Körpergewicht achten und am besten rundum gesund leben. In jedem Fall wird eine solche umfassende Umstellung ein lange andauernder Prozess sein, der Schritt für Schritt erfolgen muss.

Mehr Bewegung

Sport und Bewegung stärken nicht nur die Muskulatur und den Kreislauf, wirken Übergewicht entgegen und verbessern den Stoffwechsel. Regelmäßige Bewegung senkt auch Entzündungsmarker und hat positive Effekte auf Autoimmunerkrankungen. So haben physisch aktive Personen ein geringeres Risiko, an Rheumatoider Arthritis, Multipler Sklerose, chronischer Darmentzündung oder Psoriasis zu erkranken, und der Verlauf der Krankheiten ist leichter als bei inaktiven Vergleichspersonen (Sharif et al. 2018). Diese Effekte werden auf eine veränderte Balance des Immunsystems zurückgeführt. Dabei spielen einerseits die von Muskeln bei der Aktivierung ausgeschütteten entzündungshemmenden Botenstoffe, die Myokine, eine wichtige Rolle. Sie sind gleichzeitig auch am Abbau von Speicherfett beteiligt. Andererseits wirkt Bewegung auch direkt auf das Mikrobiom, das dann seinerseits entzündungsmindernd wirkt. Vergleiche zwischen bewegungsfreudigen Menschen und Couch-Potatos zeigten bei den Sportlern unter anderem auch eine Zunahme regulatorischer T-Zellen, die Entzündungsvorgänge unterdrücken, bei Sportlern. Schon wenn Personen sich drei Stunden pro Woche intensiv sportlich betätigten, nahmen potenziell entzündungshemmende Bakterienarten wie Faecalibacterium prausnizii, Roseburia hominis und Akkermansia muciniphila zu (Mailing et al. 2019).

Auf welche Weise Bewegung das Mikrobiom verändert und wie die Bakterien dann beim Menschen auf das Immunsystem einwirken, ist nicht im Einzelnen geklärt. Interessante Hinweise ergeben sich aber aus Arbeiten an Mäusen. Hier begünstigt ein mehrwöchiges Bewegungstraining der Tiere Bakterienarten, die aus Pflanzenfasern kurzkettige Fettsäuren produzieren (Matsumoto et al. 2008). Wie weiter vorn dargestellt, liefern diese kleinen Moleküle Energie und verschieben gleichzeitig die Balance der T-Zellen hin zu regulatorischen T-Zellen. So überrascht es nicht, dass Tiere mit wenig

Bewegung leichter an Darmentzündung erkrankten als im Laufrad trainierte Mäuse (Cook et al. 2016). Transferexperimente zeigten, dass der positive Effekt körperlicher Betätigung mit dem Mikrobiom übertragen werden kann, ähnlich wie das auf die dick- oder schlankmachende Wirkung des Mikrobioms zutrifft. Verpflanzte man nämlich die Darmbakterien trainierter Mäuse auf keimfreie Tiere, so waren die Empfänger vor Darmentzündungen geschützt, während die Kontrolltiere erkrankten (Allen et al. 2017).

Auch auf einem anderen Weg vermindert Bewegung das Entzündungsgeschehen: Wer sich viel bewegt, setzt weniger Fett an. Gerade das gefährliche Bauchfett im Inneren der Bauchhöhle produziert ja entzündungsfördernde Botenstoffe. Diese Adipokine tragen zum Risiko vieler Entzündungskrankheiten bei. So war in der zuvor erwähnten Nurses' Health Study das Risiko für chronische Darmentzündung bei Übergewichtigen doppelt so hoch wie bei Normalgewichtigen (Harper und Zisman 2016). Auch für Multiple Sklerose, Asthma, Typ-1-Diabetes, Rheumatoide Arthritis und andere Entzündungskrankheiten wurde ein Zuviel an Pfunden als Risikofaktor beschrieben. Vermeidet man also Übergewicht, sei es durch verminderte Kalorienzufuhr oder erhöhten Energieverbrauch per Bewegung, lebt man gesünder. Wer seine schlanke Linie durch körperliche Aktivität aufrecht erhält, tut dabei wegen der Vielzahl positiver Wirkungen von Bewegung noch mehr für seine Gesundheit als der reine Kaloriensparer.

Wie man sich Bewegung verschafft und welche Art von Sport man treibt, ist dabei weniger wichtig. Sportmediziner raten dazu, sich überhaupt in Gang zu setzen und sich dabei nicht zu viel vorzunehmen, weil übertriebener Ehrgeiz oft zu Abbruch der Aktivitäten und damit zu einem Rückfall in die alten Gewohnheiten führt. Wenn man es zum Beispiel schafft, 2000 Schritte zusätzlich zu der üblichen pro Tag zurückgelegten Strecke zu gehen, ist bereits viel gewonnen. Besonders gesund ist Bewegung im Freien, weil man damit auch seine Vitamin-D-Vorräte auffüllt.

Mehr Naturkontakt

Ein anderer wichtiger Faktor, der unser Mikrobiom und die Immunantwort bestimmt, ist Naturkontakt im weitesten Sinne. Wie weiter vorn gesagt, vermindert mikrobielle Artenvielfalt der Umgebung die Neigung zu Entzündungskrankheiten. Ob die Bakterien aus Kuhstallstaub, von Tieren, unbehandeltem Wasser, Waldboden oder Gartenerde stammen, macht dabei sicherlich einen Unterschied, aber Details sind nicht bekannt. Auch die Mechanismen sind unklar: Wirken zum Beispiel die Bakterien, die die heilende Wirkung traditioneller Bauernhöfe bedingen, über die Haut, die Lunge oder werden sie in das Mikrobiom des Darms aufgenommen? Und wenn ja, werden sie dauerhaft Bestandteil der Darmflora oder sind sie nur Kurzzeitbesucher? Auch hier sind die Daten noch spärlich. Aber eins ist klar: Ein relativ ursprüngliches Leben mit viel Naturkontakt unterstützt die entzündungshemmenden Mechanismen des Immunsystems. Auch die vorn dargestellten Vergleiche zwischen der Lebensweise von Kindern im finnischen beziehungsweise russischen Teil Kareliens mit ihrer sehr unterschiedlichen Krankheitshäufigkeit passen in dieses Muster (siehe Kapitel 2 »Wie sich unser Leben verändert hat«). Ganz besonders wird der Aspekt des Naturkontaktes in der finnischen Wissenschaftsszene hervorgehoben. Kein Wunder, dass dieses Thema gerade dort intensiv bearbeitet wird, denn einerseits ist Finnland eines der waldreichsten Länder der Erde und rühmt sich der saubersten Luft, andererseits halten die Finnen in puncto Entzündungskrankheiten aber Weltrekorde. Die Finnen lieben die Natur und schreiben ihr heilende Wirkungen zu. Allerdings leben mehr als 90 % der Bewohner des Landes gar nicht im Wald oder an einem See, sondern führen ein modernes städtisches Leben. Hier ist die Versiegelung der Oberflächen mit Beton und Asphalt weit fortgeschritten und aus Gründen der Hygiene sind auch Schulhöfe und die Außenbereiche von Kindergärten zubetoniert.

Eine solche Verarmung der Umwelt hat Folgen: Kinder, die wenig mit der Natur in Kontakt sind, leiden häufiger unter Entzündungskrankheiten. So wurde in einer Studie die Umgebung der Wohnung von allergischen beziehungsweise gesunden Kindern in einem Umkreis von drei Kilometern auf das Artenspektrum von Pflanzen hin analysiert. Allergische Kinder lebten nachweislich in einer artenärmeren Umgebung als ihre gesunden Altersgenossen. Gesunde Kinder hatten mehr Zugang zu Wald und landwirtschaftlichen Nutzflächen – und damit zu einer reicheren Pflanzen- und Tierwelt mit den entsprechenden Mikroben. Als Folge hatten die gesunden Kinder ein artenreicheres Hautmikrobiom (Hanski et al. 2012).

Damit liegt die Frage nahe, ob mehr Natur im täglichen Leben den Trend zu immer mehr Entzündungskrankheiten brechen kann, verkürzt gesagt, ob Natur als Medikament wirken kann. Der Ökologe Prof. Aki Sinkkonen von der Universität Helsinki fragte sich, was wohl passieren würde, wenn man Natur in eine mikrobiell verarmte Umgebung zurückbringen würde, und startete dazu ein einfaches Experiment. Sinkkonen stattete die versiegelten Spielflächen konventioneller Kindergärten mit Waldboden, Rasensoden, Pflanzbeeten und Torfblöcken zum Spielen und Toben aus. Als Kontrolle dienten unveränderte, konventionelle Kindergärten. Es wurde sichergestellt, dass die Kinder sich etwa 1,5 Stunden pro Tag draußen aufhielten und sich mit dem eingebrachten Material beschäftigten. Vor Beginn der Veränderungen und 28 Tage später, bei Abschluss des Experiments, analysierte man das Mikrobiom der Haut, die Zusammensetzung der Darmflora und Entzündungswerte im Blut. Die Ergebnisse waren eindeutig. Schon in diesem relativ kurzen Zeitraum hatten die Kontakte mit Naturmaterial die Artenvielfalt der Hautbakterien erhöht und die Darmflora der Kinder verändert. Noch eindrucksvoller war aber, dass Entzündungswerte im Blut zurückgegangen und die Anzahl regulatorischer T-Zellen in der experimentellen Gruppe angestiegen war (Roslund et al. 2020). Der vermehrte Naturkontakt hatte offensichtlich die Immuntoleranz der Kinder gestärkt!

Meine Frage, ob Kontakt mit Boden nicht auch eine Gefahr durch Krankheitserreger mit sich bringen könnte, beantwortet Aki Sinkkonen mir im Telefoninterview sehr klar: Vor Krankheitserregern müsse man sich in gemäßigten Klimazonen nicht besonders fürchten, wichtig sei eine Tetanus-Impfung, während andere Erreger keine große Rolle spielten. Die Bodenbakterien seien im Wesentlichen harmlos, er würde aber annehmen, dass sie ähnlich wie verwandte Krankheitserreger das Immunsystem stimulierten und damit bei wiederholtem Kontakt Entzündungsantworten bremsten (siehe auch Kapitel 4 zum Mikrobiom).

Recherchiert man, welche Umweltbakterien mit der Toleranz in Zusammenhang stehen könnten, stößt man immer wieder auf Gamma-Proteobakterien (Hanski et al. 2012, Fyhrquist et al. 2014, Ruokolainen et al. 2017), die zu den gramnegativen Bakterien gehören, deren Oberflächenkomponenten entzündungsfördernd sind. Besonders hat man dabei die Gattung Acinetobacter im Auge. Diesen Keimen begegnet man eher mit Misstrauen: Die Acinetobacter-Sippe ist ziemlich resistent gegen äußere Einflüsse und findet sich in Boden, Wasser, Staub und auf Pflanzen, aber auch auf der Haut und im Atemtrakt gesunder Personen. Üblicherweise verhalten die Bakterien sich friedlich, bei Personen mit geschwächtem Immunsystem können sie aber zu opportunistischen Erregern werden. Hält das Immunsystem sie nicht in Schach, breiten sie sich aus und können zu Lungenentzündung oder eitrigen Entzündungen in verschiedensten Organen führen. Acinetobacter können in seltenen Fällen sogar ins Blut übertreten und damit tödliche Sepsis verursachen.

Sind also Umweltbakterien wie Acinetobacter entscheidend für die Immuntoleranz? In einem Interview erklärt mir der Immunologe Prof. Harri Alenius von der Universität Helsinki, dass die Finnen die Rolle der Darmflora und damit der Ernährung nicht in Zweifel ziehen, aber zusätzlich seien auch die Umweltbakterien ein wichtiger

Faktor. Er führt aus, dass man in Finnland zwischen städtischen und ländlichen Gebieten große Unterschiede der Krankheitshäufigkeit findet. Das Lebensmittelangebot der Supermärkte würde sich aber zwischen Helsinki oder einer entlegenen Kleinstadt überhaupt nicht unterscheiden und die Ernährungsgewohnheiten der Bevölkerung seien weitgehend gleich. Allerdings sei die Bakterienlandschaft in der Umgebung der Menschen unterschiedlich. Deshalb kämen die Gamma-Proteobakterien als Ursache für die geringere Häufigkeit von Entzündungskrankheiten in ländlichen Gebieten infrage. Interessanterweise haben diese Bakterien das Potenzial das Immunsystem zu beeinflussen, denn manche besiedeln die Haut (Naktsuji et al. 2013, Bay et al. 2020) oder stimulieren Schleimhautzellen der Lunge. Dabei ist nicht klar, ob Acinetobacter das entscheidende Bakterium ist oder aber andere Bakterien, die mit ihm zusammen vorkommen.

Baustein der komplexen Oberfläche der Gamma-Proteobakterien ist – wie bei gramnegativen Verwandten – das im Mikrobiomkapitel beschriebene LPS, das schon in geringsten Konzentrationen das angeborene Immunsystem in den Alarmzustand versetzt. Längerfristig trägt der Kontakt mit LPS aber zur Tolerisierung bei (siehe den Abschnitt »Mikrobielle Gefahrsignale« in Kapitel 4). Besonders in der das Immunsystem prägenden Phase, in der frühen Kindheit, wird diese Programmierung durch epigenetische Veränderungen verankert. Das Immunsystem – so Alenius – benötigt solche bakteriellen Reize aus der natürlichen Umwelt des Menschen für die Ausbildung von Immuntoleranz. Mit dieser Ansicht sind die finnischen Forschenden in guter Gesellschaft, denn die Gamma-Proteobakterien stehen auch bei Studien zum Bauernhof-Effekt (siehe Kapitel 3) ganz oben auf der Liste potenziell immunmodulierender Bakterien (Debarry et al. 2007).

Sind demnach neben der Ernährung noch andere wichtige Faktoren im Spiel, die die Entzündungsneigung beeinflussen? Hat Kontakt mit der Natur vielleicht sogar einen größeren Stellenwert? Es gibt erst wenige in die Tiefe gehende Studien, die dazu eine dezidierte Aussage machen. Eine sehr eindrucksvolle Arbeit stammt von dem Team um Fergus Shanahan von der Universität Cork in Irland (Keohane et al. 2020). Die Autoren untersuchten die Lebensweise und die Mikrobiome von fahrendem Volk in Irland, den »Irish Travellers«. Dazu muss man etwas ausholen: Die Travellers machen etwa 1 % der irischen Bevölkerung aus und lebten früher nomadisch als Pferdehändler, Landarbeiter, Kesselflicker und Unterhaltungskünstler. Genetisch stehen sie den Iren nahe, sie sind also zum Beispiel keine Sinti oder Roma. Um die Jahrtausendwende verstärkte die irische Regierung ihre Anstrengungen, diese Volksgruppe sesshaft zu machen, und zwang viele Traveller, in festen Behausungen zu leben. So gibt es heute bei den Travellers verschiedene Stadien der Sesshaftigkeit beziehungsweise des freien Lebens als fahrendes Volk.

Die im Verschwinden begriffene Welt der nomadischen Traveller ist in einem Artikel im *National Geographic* von 2016 festgehalten. Die Bilder zeigen eindrucksvoll, wie die Großfamilien mit durchschnittlich sage und schreibe 9,8 Kindern (im Gegensatz zu 1,38 Kindern der irischen Bevölkerung) in Wohnwagen an wechselnden Orten leben. Einen großen Teil der Zeit hält man sich draußen auf und ist in Kontakt mit Pferden, Hunden und anderen Menschen. Fernsehen und Computerspiele scheinen keine Rolle zu spielen. Mit zunehmender Sesshaftigkeit ändert sich dieses Bild: Die Menschen leben in tristen Schlicht-Behausungen am Stadtrand. Sie haben mehr Zugang zu sanitären Einrichtungen und zu medizinischer Versorgung, leben aber viel weniger im Freien. An den Mikrobiomen der Menschen lässt sich dieser Übergang der Lebensweise ablesen: Die Mikrobiome der noch nomadisch lebenden Traveller weisen Ähnlichkeiten mit denjenigen von Jägern und Sammlern auf, gleichen sich aber mit zunehmender Sesshaftigkeit den »westlichen Mikrobiomen« der irischen Bevölkerung immer mehr an.

Was sich *nicht* zwischen nomadischen und sesshaften Travellers unterscheidet, ist die Ernährung! Beide Gruppen ernähren sich ähnlich ungesund mit einem hohen Anteil von tierischen Proteinen und Fett und geringen Mengen von Ballaststoffen. Trotzdem sind Entzündungskrankheiten bei den Travellers nur wenig verbreitet, so sind zum Beispiel chronische Darmentzündungen so gut wie unbekannt. Als Faktoren, die einen Unterschied zwischen den Travellers und der irischen Bevölkerung ausmachen, rechneten die Wissenschaftler in komplizierten Statistikverfahren die Art der Behausung, die Anzahl von Kindern in der Familie und die Haltung von Tieren heraus. Alle diese Faktoren bewirken einen ständigen Austausch von Bakterien mit der Umwelt, die dann auch Teil des Mikrobioms werden. Die Take-home-message: Ein enges Zusammenleben mit anderen Menschen und Tieren unter Bedingungen, die nicht allzu hygienisch sind, schafft ein ausgeglichenes Mikrobiom und reduziert die Wahrscheinlichkeit von Entzündungskrankheiten. Die Daten der Traveller-Studie unterstützen damit die finnische Einschätzung der Bedeutung von Umweltbakterien und geben auch der Hygienehypothese und dem Bauernhof-Effekt recht.

Liest man Gesundheitsstudien mit einem geschärften Blick, so finden sich auch in anderen Arbeiten Hinweise darauf, dass die Iren um Fergus Shanahan mit ihren Befunden nicht allein stehen. So stellt zum Beispiel eine Untersuchung bei Einwanderern eines thailändischen Bergvolks in den USA fest, dass deren Mikrobiom mit der Dauer des Aufenthalts im Ankunftsland artenärmer wurde (Vangay et al. 2018). Dieser Befund ist nicht überraschend. Was die Studie aber auszeichnet, ist die gleichzeitige Untersuchung des Ernährungsverhaltens. Hier finden die Autoren – etwas verblüfft, meint man – dass das Ernährungsverhalten sich zwischen der ersten und zweiten Einwanderergeneration nicht unterscheidet. Auch die Kinder der eingewanderten Asiaten essen weiterhin die überlieferte Kost, haben aber ein »westliches« Mikrobiom. Die Autoren berechnen mit komplexen statistischen Methoden, dass in diesem Fall die Ernährung nur einen geringen Einfluss auf die Zusammensetzung des Mikrobioms hat. Welche Faktoren bestimmend sind, bleibt offen, aber es ist gut vorstellbar, dass sich das Mikrobiom ausdünnte, weil die Einwanderer nicht mehr der Bakterienvielfalt ihrer heimatlichen Dörfer ausgesetzt waren, sondern stattdessen in einer biologisch verarmten Umgebung am Rand amerikanischer Großstädte lebten. Es ist zu hoffen, dass dieser Zusammenhang zwischen Umwelt und Mikrobiom, sowie den daraus resultierenden Krankheitsrisiken, viel stärker als bisher in den Blick genommen wird.

Inspirationen aus der neuen Gesundheitsszene

Der westliche Lebensstil wird trotz Entzündungskrankheiten und der Übergewichtsepidemie mit ihren weitreichenden negativen Folgen kaum ernsthaft hinterfragt, sondern steht weiterhin eher für Wohlstand und Lebensqualität. Selbst gut informierten Gesundheitsfans erscheint eine grundlegende Veränderung der Lebensgewohnheiten oft zu aufwendig, denn schließlich hat man ja auch bisher ganz gut überlebt. Weshalb dann zusätzliche Mühen? Da ist es leichter, sich die Realität rosarot zu reden.

Nehmen wir als Beispiel die Ernährung: In der jährlichen repräsentativen Forsa-Umfrage des Bundeslandwirtschaftsministeriums gaben in 2021 unter 1000 Verbraucherinnen und Verbrauchern 84 % an, sich gesund zu ernähren. 76 % der Befragten erklärten, täglich Gemüse und Obst zu essen und 52 % gaben an, fast täglich zu kochen. Für den Ernährungsmediziner Prof. Hans Hauner von der Technischen Universität München lässt sich dieses Ergebnis nicht mit Daten von Ernährungsstudien zur Deckung bringen. Untersuchungen, die gezielt den Verbrauch von Testpersonen messen, zeigen nämlich, dass eine deutliche Mehrheit der Untersuchten weniger als die empfohlene Menge von Gemüse beziehungsweise Obst konsumiert, und mehr als die Hälfte der Kohlenhydrate in Form von

Zucker zu sich nimmt. Die Menge der Ballaststoffe liegt dagegen viel zu niedrig. Außerdem wächst der Verbrauch von hochverarbeiteten, energiedichten und damit ungesunden Lebensmitteln ständig. Im Ergebnis ist die Ernährung des Durchschnittsbürgers alles andere als gesund. Sie ist zu fett und zu kalorienreich und damit wenig gesundheitsförderlich. Das erklärt laut Prof. Hauner die Tatsache, dass etwa die Hälfte der Frauen und zwei Drittel der Männer in Deutschland übergewichtig sind.

Offensichtlich spiegeln die Angaben der befragten Verbraucherinnen und Verbraucher zwar den guten Willen, sich gesund zu ernähren. Die guten Vorsätze werden dann aber aus Bequemlichkeit, finanziellen Gründen oder Zeitnot nicht umgesetzt und man greift zu Convenience-Produkten, anstatt sich eine gesunde Mahlzeit zu gönnen. Ein Blick in das Lebensmittelangebot der Tankstellen spricht ja Bände.

Eine ganz ähnliche Diskrepanz gibt es in Bezug auf Bewegung: Der gute Wille zu einem Spaziergang, einer Joggingrunde oder einem Besuch auf dem Bolzplatz ist da, aber wenn es konkret wird, ist das Medienangebot zu verlockend und man verbringt die Zeit vor dem Bildschirm. So kommt es, dass die Menschen sich hierzulande noch nie so wenig bewegt haben wie heute, und das gilt besonders für Kinder und Jugendliche.

Allerdings gibt es auch viele Menschen, die sich bewusster verhalten. Ein wachsender Anteil der Bevölkerung setzt sich heute mit Gesundheit aktiv auseinander, und gerade Ältere erkennen, dass Gesundheit kein Selbstläufer ist. Dabei stehen gesunde Ernährung sowie körperliche und mentale Fitness im Vordergrund. Nach einer Umfrage des Allensbach-Instituts bezeichneten sich 2021 7,5 Millionen Menschen in Deutschland als Vegetarier (9 %) und 1,13 Millionen (1,5 %) als Veganer. Dieser Anteil nahm über die letzten Jahre stetig zu. Großstädte wie Berlin sind dabei eine Art von Zukunftslabor, in denen kommende Entwicklungen früh sichtbar werden. Ein guter Indikator für Änderungen der Ernährungsweise sind für mich die Biosupermärkte. Biolebensmittel erleben ja einen wahren Boom, in Deutschland hat sich ihr Umsatz von 2010 bis 2020 mehr als verdoppelt und beträgt mittlerweile über 6 % des Marktvolumens. In Berlin schießen Filialen von BioCompany, Dennree, Alnatura oder LPG in jedem Kiez wie Pilze aus dem Boden. Beim Einkauf wundere ich mich immer, wie viel Geld gerade junge Menschen, die ja meist kein üppiges Einkommen haben, in hochwertige Lebensmittel investieren.

Wenn man sich mit den bioaffinen Kunden unterhält und nachfragt, stellt sich heraus, dass die meisten Gesundheit, Tierwohl und Klima zusammendenken. Man will gesund leben, es soll schmecken und gleichzeitig will man etwas für die Nutztiere und die Rettung des überhitzten Planeten tun. Gerne wird auch regional gekauft, um lange Transportwege mit ihrem großen CO_2-Fußabdruck zu vermeiden und die einheimische (Land-)Wirtschaft zu unterstützen. Die Klimabilanz wird auch bei der Auswahl der Lebensmittel mitbedacht: Weniger Fleisch, dafür aber von besserer Qualität und aus nachhaltiger Produktion von artgerecht gehaltenen Tieren liegt voll im Trend. Schließlich fällt bei der Aufzucht, Schlachtung und Verarbeitung von einem Kilogramm Geflügel- oder Schweinefleisch die 4,3-fache Menge an CO_2 an wie bei der Herstellung von einem Kilo Mischbrot. Bei Rindfleisch ist es sogar die 18-fache Menge! Deshalb ist eine stärker pflanzenbasierte Ernährung, die CO_2 einspart und weniger Wasser und Anbauflächen benötigt, wesentlich nachhaltiger.

Der öffentliche Sektor mit seinen Kantinen, Kitas und Schulen ist erst zögerlich dabei, diese Erkenntnisse umzusetzen. So haben manche Großstädte in Zusammenarbeit mit Interessenverbänden und Verbraucherorganisationen Ernährungsrichtlinien erarbeitet. Dabei wurde zum Beispiel in München festgelegt, dass in den Kantinen der Stadt 10 % Bioprodukte eingesetzt werden, in den Kitas beträgt dieser Anteil 50 %, beim Fleisch sogar 100 %. Zudem gibt es spezifische Anforderungen zum Beispiel an Regionalität und Saisonalität. Berlin brütet zur Zeit noch über solchen Plänen. Zum Teil gehen die Organisationen aber aus eigenen Stücken über solche Richtlinien hinaus. So ist das Speisenangebot der Berliner Mensen mittlerweile weitgehend vegetarisch. Nachdem die Studentenvertretung für eine »Mensarevolution« geworben hatte, bieten die konventionellen Mensen nur noch an zwei Tagen neben mehreren vegetarischen Speisen eine fleischhaltige Mahlzeit an und freitags steht ein Essen mit Fisch auf der Speisekarte. Darüber hinaus gibt es aber auch eine komplett vegetarische und sogar eine »tiefgrüne« vegane Mensa (Ernährungsrat Berlin 2021). Das sind zumindest Schritte in Richtung einer gesunden Ernährung, aber man sollte im Auge behalten, dass allein »Bio« nicht für Gesundheit garantiert. Auch wenn Zucker aus 100 % ökologisch erzeugten Zuckerrüben hergestellt wird, bleibt er immer noch Zucker. Und eine Ernährung, die hauptsächlich aus Milchreis und Pasta besteht, ist nicht gesund, auch wenn sie vegetarisch ist.

Fragt man nach den Gründen, weshalb diese alternative, stärker pflanzlich Ernährung gesund sei, kommt oft das Argument, das Essen sei »leichter« und »weniger belastend«. Von den Bakterien im Darm hat man zwar auch mal was gehört, aber die werden eher selten mit Gesundheit in Verbindung gebracht. Dabei liegt es ja auf der Hand, dass die Effekte von Ernährung zu einem erheblichen Teil durch das Mikrobiom bedingt werden. Nur ein ziemlich überschaubarer harter Kern von Gesundheitsbewussten hat diesen Zusammenhang auf dem Schirm und macht sich auch Gedanken über eine Optimierung des Mikrobioms.

Viele der Gesundheitsbewussten, mit denen ich spreche, haben eine ausgeprägte Antenne für Fitness und Sport. So war vor der Coronapandemie Mitgliedschaft in einem Sportstudio eher die Regel als die Ausnahme. Viele der Befragten trainierten zwei- bis dreimal pro Woche an Cardio-Geräten oder machten Krafttraining, oder man besuchte Aerobic- oder Fitnesskurse. Die Coronapandemie hat diese Routine unterbrochen, aber in der Zwischenzeit begnügt man sich zwangsläufig mit Joggen, Radfahren oder achtet auf genügend Bewegung, indem man den Schrittzähler des Smartphones täglich konsultiert. Auch Fitnessarmbänder und -uhren stehen hoch im Kurs. Mit einer Apple Watch am Arm, die nicht nur die Uhrzeit, sondern auch Biodaten übermittelt und außerdem noch Telefonate und Internet-Zugang erlaubt, kann man sein Engagement dokumentieren. All diese Geräte sind sinnvoll, wenn sie helfen, den inneren Schweinehund zu überwinden, der einen an den Bildschirm fesselt. Es macht stolz, gut in Form und leistungsfähig zu sein. Dafür wird viel Energie investiert und im beruflichen und privaten Alltag zahlt sich dieser Einsatz ja auch aus. Der Zusammenhang mit dem Mikrobiom wird bei den Sportlichen allerdings noch weniger als bei den Ernährungsbewussten hergestellt.

Aber immerhin interessieren sich doch einige dieser Gesundheitsfans auch für die Rolle der eigenen Darmflora. Ihre Anlaufstelle sind Biotechfirmen, die als Dienstleister das Innenleben analysieren. Eine Google-Suche mit einer Kombination von Stichworten wie »Mikrobiom« und »Sequenzierung« führt schnell zu entsprechenden Adressen und einem Vergleichsportal (https://www.mymicrobiome.info/darm-mikrobiom-test-kits-2020.html). Wer Interesse an Mikrobiomanalysen hat und etwa 150 Euro für seine Gesundheit investieren will, kann die Artenzusammensetzung seiner Darmflora aus einer winzigen eingeschickten Kotprobe bestimmen lassen. Der relativ niedrige Preis erklärt sich durch die Tatsache, dass der Kunde der Firma erlaubt, seine anonymisierten Daten für Forschungszwecke zu verwenden. Über eine Website kann man die Ergebnisse abrufen und erfährt, inwieweit die Häufigkeit der wichtigen Bakterienarten des eigenen Mikrobioms im Normbereich liegt oder von Normwerten abweicht. Gleichzeitig erhält man per Website Hinweise, wie man seine Ernährung verbessern und Bakterien unterstützen kann, die zum Beispiel die Verdauung, die Intaktheit der Darmschleimhaut, die Entzündungsneigung, die Kalorienverwertung, die Schlafqualität oder den Gemütszustand günstig beeinflussen.

In manchen Kreisen sind solche Analysen zum Lifestyleprodukt avanciert, denn es macht sich gut, mehr über sein Innenleben zu wissen. Die Hinweise sind allerdings in der Regel relativ oberflächlich, denn die Analysen des 16S-rRNA-Gens, auf dem sie beruhen, geben nur eine relativ grobe Auskunft. Aber immerhin beenden diese Analysen den Blindflug in puncto Darmbakterien, der bisher vorherrschte. Mit dem Rückgang der Preise für DNA-Sequenzierung und Verbesserungen der Algorithmen für die Auswertung werden die Analysen sicherlich preisgünstiger und genauer. So ist es wohl nur eine Frage der Zeit, dass Mikrobiomanalysen zu den regulären kassenärztlichen Leistungen zählen werden.

Manche der Mikrobiomfirmen haben ihr Geschäftsmodell noch weiter entwickelt und bieten den Kunden auf der Basis ihrer persönlichen Daten passende probiotische Bakterien und Präbiotika an. Der nächste Schritt der Kommerzialisierung wäre die Etablierung von Gesundheitsclubs, in denen man vor dem Hintergrund seiner individuellen Genom- und Mikrobiomdaten ganz gezielt die passenden Pro-, Prä-, Syn- und Psychobiotika sowie Nahrungsergänzungsmittel, Fitnessarmbänder, Sportgeräte und anderes Zubehör für ein gesundes Leben erwerben kann. Gerade ältere Menschen, die eher bereit und oft auch finanziell in der Lage sind, in Gesundheitsvorsorge zu investieren, könnten dort gute Kunden sein. Man kann sich auch vorstellen, dass in nicht allzu ferner Zukunft die Herstellung personalisierter Bakteriencocktails angeboten wird, die als Darmkapsel, Hautcreme oder als Inhalationsspray das eigene Mikrobiom vorteilhaft ergänzen.

Die neuen Ideen aus der Gesundheitsszene sind inspirierend, aber erst wenn man die Kommensalen im Blick hat, fügen sich die einzelnen Elemente richtig zusammen und es ergibt sich eine Marschrichtung. Mit einer gesunden Ernährung ist viel gewonnen. Es reicht dabei aber nicht, im Biosupermarkt einzukaufen und ein paar Nahrungsergänzungsmittel einzuwerfen, denn die Zuckerlimonaden dort sind genauso ungesund wie anderswo. Und selbst wenn man sich vegan ernährt, kann es sein, dass Ballaststoffe und Abwechslung fehlen. Sport und Bewegung sind wichtig, aber sie allein garantieren keine Gesundheit, wenn das Mikrobiom unter einer Diät von Steaks und Powerdrinks leidet.

Zudem braucht das Immunsystem Herausforderungen, um seine entzündungshemmenden Mechanismen in Schuss zu halten. Offensichtlich sind dazu Umweltbakterien wichtig, die die Haut und den Darm vorübergehend bevölkern und mit ihren Gefahrsignalen Alarm auslösen, ohne aber Krankheiten zu verursachen. Wie wichtig diese Komponente ist, zeigt das Beispiel der irischen Traveller: Wenn man sich die meiste Zeit draußen aufhält und ständig von anderen Menschen und von Tieren umgeben ist, bleibt man anscheinend auch bei ungesundem Essen dank eines vielfältigen Mikrobioms von Entzündungskrankheiten verschont.

Ausblick

Ich hoffe, in diesem Buch gezeigt zu haben, dass Gesundheit in einem umfassenden Sinn das gesamte Paket erfordert: Gesunde Ernährung, Bewegung und Naturkontakt. Erst so geben wir unseren Bewohnern optimale Möglichkeiten, uns vor Krankheiten zu schützen! Besonders wichtig ist es dabei, dass sich schon bei Kleinkindern das Mikrobiom natürlich entwickeln kann, sodass das Immunsystem optimal programmiert wird und das Risiko für Entzündungskrankheiten im späteren Leben sinkt. Fantastisch, dass man technische Möglichkeiten wie etwa die Mikrobiomanalyse nutzen kann, um sich zu informieren und die richtigen Entscheidungen zu treffen. Im Einzelfall bieten sich auch Probiotika (siehe Kapitel 4) oder vielleicht sogar eine Stuhltransplantation (siehe Exkurs »Stuhltransplantation« auf der Website zum Buch) für eine Mikrobiomoptimierung an, um Entzündungs- und andere Krankheiten zu vermeiden. Aber bevor man sich in eine neue Schleife des Konsums begibt, ist es in den meisten Fällen wohl sinnvoller erstmal einen Augenblick Pause einzulegen und zu überlegen, wie man sein Leben langfristig selbst umstellen kann, mit gesunder Ernährung, Bewegung und viel Naturkontakt.

Danksagung

Für die engagierte Durchsicht des Buches und hilfreichen Kommentare bedanke ich mich herzlich bei meiner Lektorin Silke Foos.

Dieses Buch wäre nicht ohne die Hilfe vieler Freunde und KollegInnen zustande gekommen, denen ich herzlich danke. Sie haben mit mir das Konzept diskutiert, mir Hinweise gegeben, Literatur empfohlen, Texte gegengelesen oder standen für Interviews zur Verfügung. Es hat Spaß gemacht, mit euch zu arbeiten!

- Prof. Dr. Harri Alenius (Karolinska-Institut Stockholm und Universität Helsinki)
- Prof. Dr. Karl-Christian Bergmann (Charité Universitätsmedizin Berlin)
- Prof. Dr. Michael Blaut (DIfE Potsdam)
- Jörg Blech (DER SPIEGEL)
- Dr. Reinhard Blomert
- Prof. John F. Cryan (University College Cork, Irland)
- Dr. Tewo Debebe (Biomes World, Wildau)
- Prof. Dr. Andreas Diefenbach (Charité Universitätsmedizin Berlin)
- Dr. Rebekka Göpfert
- Prof. Dr. Achim Gruber (Freie Universität Berlin)
- Prof. Dr. Alf Hamann (Deutsches Rheumaforschungszentrum)
- Dr. Paul Hammer (Biomes World, Wildau)
- Dr. Turid Hammer (The Faroese Hospital, Thorshavn)
- Prof. Dr. Hans Hauner (Technische Universität München)
- Prof. Dr. Emanuel Heitlinger (Humboldt-Universität zu Berlin)
- Prof. Dr. Matthias Hornef (RWTH Aachen)
- Prof. Dr. Urs Jenal (Universität Basel)
- Prof. Dr. Malin Johansson (University of Gothenburg)

- Dr. Stefan Jordan (Charité Universitätsmedizin Berlin)
- Dr. Gudrun Kochendörfer
- Prof. Dr. Johannes Krause (MPI für Evolutionäre Anthropologie Leipzig)
- Marlies Kuschel
- Prof. Dr. Matthias Laudes (Universitätsklinikum Schleswig-Holstein)
- Prof. Dr. Christian Liedke (Technische Universität München)
- Prof. Dr. Friedrich Longin (Universität Hohenheim)
- Prof. Dr. Charles Mackay (Monash University, Melbourne)
- Dr. Dieter Merkel
- Klaus Michaelis
- Dr. Andrew Moeller (Cornell University, Ithaca, USA)
- Prof. Dr. Erika von Mutius (Helmholtz-Zentrum München)
- Otto Netzel (Humboldt-Universität zu Berlin)
- Prof. Dr. Michael Ohl, Museum für Naturkunde Berlin)
- Prof. Dr. Friedemann Paul (Charité Universitätsmedizin Berlin)
- Prof. Dr. Andreas Pfeiffer (Charité Universitätsmedizin Berlin)
- Dr. Norbert Prauser
- Prof. Dr. Alexander Scheffold (Universitätsklinikum Schleswig-Holstein)
- Dr. Rainer Schmack
- Laura Schneider
- Prof. Dr. Britta Siegmund (Charité Universitätsmedizin Berlin)
- Prof. Dr. Aki Sinkkonen (University of Helsinki)
- Prof. Dr. Uli Steinhoff (Universität Marburg)
- Prof. Dr. Alexander Swidsinski (Charité Universitätsmedizin Berlin)
- Dr. Wilfried Vahjen (Freie Universität Berlin)
- Dr. Anna Sofia Veyhe (The Faroese Hospital, Thorshavn)
- Dr. Suvi Virtanen (NIHW Helsinki)
- Prof. Dr. Pal Weihe (The Faroese Hospital, Thorshavn)
- Prof. Dr. Jürgen Zentek (Freie Universität Berlin)

Literatur

1 Allergie & Co.: Die neuen Zivilisationskrankheiten

- Ballmer-Weber B & Helbling A (2017) Allergische Rhinitis. Swiss Medical Forum 17: 179–186.
- Bergmann KC et al. (2016) Aktueller Stand zur Verbreitung von Allergien in Deutschland. Allergo J Int 25: 6.
- Bergmann KC (2019) Sind wir bald alle betroffen? Neue Daten zur Entwicklung von Allergien in Deutschland. Vortrag in Hannover, 26.9.2019.
- Hein R et al. (2014) Prevalence of inflammatory bowel disease: estimates for 2010 and trends in Germany from a large insurance-based regional cohort. Scand J Gastroenterol 49: 1325–35.
- Hense S et al. (2016) Prävalenz der Rheumatoiden Arthritis in Deutschland auf Basis von Kassendaten. Regionale Unterschiede und erste Ergebnisse der PROCLAIR-Studie. Z Rheumatol 75: 819–827.
- Herbert O et al. (2009) Western lifestyle and increased prevalence of atopic diseases. An example from a small Papuan and New Guinean Island. WAO J 2: 130–137.
- Holstiege J et al. (2017) Epidemiologie der MS. Eine populationsbasierte deutschlandweite Studie. Zentralinstitut für die kassenärztliche Versorgung in Deutschland. Versorgungsatlas-Bericht Nr. 17/09. Berlin, 12/2017. DOI: 10.20364/VA-17.09.
- Ng SC et al (2017) Worldwide incidence and prevalence of inflammatory bowel disease in the 21st century: a systematic review of population-based studies. Lancet 390: 2769–78.
- Leuenberger P et al. (1998) Swiss study on air pollution and lung diseases in adults (SAPALDIA). Schweiz Med Wochenschr 128: 150–161. Zit. nach Bergmann 2019.
- Loftus EV (2004) Clinical epidemiology of inflammatory bowel disease: incidence, prevalence, and environmental influences. Gastroenterology 126: 1504–1517.
- Ramachandran M & Aronson JK (2011) John Bostock's first description of hayfever. J R Soc Med 104: 237–240.
- Rehsteiner R (1926) Schweiz Z Gesdheitspfl 6:3, zitiert nach Doerr, R. (1944) In: Konstitution-Idiosynkrasien, Stoffwechsel und Ernährung, Springer-Verlag OHG, Berlin.

- RKI (2017) 12-Monats-Prävalenz von Allergien in Deutschland. J Health Monitor 1: 77–81.
- RKI (2019) Diabetestypen sind nicht auf Altersgruppen beschränkt: Typ-1-Diabetes bei Erwachsenen und Typ-2-Diabetes bei Kindern und Jugendlichen. J Health Monitor 4 (2).
- Schnyder UW (1958) Zur Allergologie und Familienpathologie der Allergien. Dermatologica 116: 283. Zit. nach Bergmann (2019).
- Schuppan D und Gisbert-Schuppan K (2018) Tägliches Brot: Krank durch Weizen, Gluten und ATI. Springer-Verlag GmbH Deutschland.
- Sewerin P et al. (2019) Prevalence and incidence of psoriasis and psoriatic arthritis. Ann Rheum Dis 78: 286–287.
- Statista (2020) https://de.statista.com/statistik/daten/studie/297580/umfrage/weltweiter-umsatz-mit-biologicals, abgerufen 12.11.20.
- Statista (2021) https://de.statista.com/statistik/daten/studie/547194/umfrage/umsatz-des-pharmaunternehmens-abbvie-mit-dem-arzneimittel-humira, abgerufen 27.2.2022.
- Wüthrich B et al. (1986) Incidence of pollinosis in Switzerland. Results of a representative demographic survey with consideration of other allergic disorders. Schweiz Med Wochenschr 116: 109–117. Zit. nach Bergmann 2019.

2 Wie sich unser Leben verändert hat

- ADAC (2010) ADAC-Mobilitätsstudie 2010, München. https://www.adac.de/_mmm/pdf/statistik_mobilitaet_in_deutschland_0111_46603.pdf
- Fragiadakis GK et al. (2019) Links between environment, diet, and the hunter-gatherer microbiome. Gut Microbes 10: 216–227.
- GBD 2017 Causes of Death Collaborators (2018) Global, regional, and national age-sex-specific mortality for 282 causes of death in 195 countries and territories, 1980–2017: A systematic analysis for the Global Burden of Disease Study 2017. Global Health Metrics 392: 1736–1788.
- Ho J & Hendi A (2018) Recent trends in life expectancy across high income countries: retrospective observational study. BMJ 362: K 2562.
- JIM (2019) JIM Studie 2019. Jugend, Information, Medien. Medienpädagogischer Forschungsverband Südwest. https://www.mpfs.de/fileadmin/files/Studien/JIM/2019/JIM_2019.pdf

- Kondrashova A et al. (2012) The ›Hygiene hypothesis‹ and the sharp gradient in the incidence of autoimmune and allergic diseases between Russian Karelia and Finland. Acta Pathol Microbiol Immunol Scand 121: 478 – 493.
- Krämer U et al. (2014) What can reunification of East and West Germany tell us about the cause of the allergy epidemic? Clin Exp Allergy 45, 94 – 107.
- Lupatini M et al. (2017) Soil microbiome Is more heterogeneous in organic than in conventional farming system. Front Microbiol https://doi.org/10.3389/fmicb.2016.02064
- Poulin, M (2019) Individual longevity versus population longevity. In. Centenarians; Caruso C, Ed. Springer Berlin, Heidelberg.
- Rukolainen L et al. (2017). Significant disparities in allergy prevalence and microbiota between the young people in Finnish and Russian Karelia. CEA 47: 665 – 674.
- Schlosser, E (2003) Fast Food Gesellschaft: Fette Gewinne, faules System. Riemann-Verlag, München.
- Statista (2021) https://de.statista.com/statistik/daten/studie/75719/umfrage/ausgaben-fuer-nahrungsmittel-in-deutschland-seit-1900, abgerufen 10.1.2021.
- TK (2016) Beweg Dich, Deutschland. Bewegungsstudie 2016. https://www.tk.de/resource/blob/2033598/9f2d920e270b7034df3239cbf1c2a1eb/beweg-dich-deutschland-data.pdf
- Vatanen T et al. (2016) Variation in microbiome LPS immunogenicity contributes to autoimmunity in humans. Cell 165: 842 – 853.
- Von Mutius E et al. (1998) Increasing prevalence of hay fever and atopy among children in Leipzig, East Germany. Lancet 35: 862 – 866.
- Von Mutius E (2015) The microbiol environment and its influence on asthma prevention in early life. J Allergy Clin Immunol 137: 1–10.
- WHO (2020) Obesity and overweight. Fact sheets. https://www.who.int/news-room/fact-sheets/detail/obesity-and-overweight, abgerufen 10.1.2020
- Woolf SH & Shoemaker H (2019) Life expectancy and mortality rates in the United States, 1959 – 2017. Jama 322: 1996 – 2016.
- Yatsunenko T et al. (2012) Human gut microbiome viewed across age and geography. Nature 486: 222 – 228.

3 Von der Hygiene- zur Biodiversitätshypothese

- Bach JF (2018) The hygiene hypothesis in autoimmunity: The role of pathogens and commensals. Nat Rev Immunol 18: 105–121.
- Braback L et al. (2004) Trends in asthma, allergic rhinitis and eczema among Swedish conscripts from farming and non-farming environments. A nationwide study over three decades. Clin Exp Allergy 34: 38–43.
- Bryceson AD (1976) What happens when microfilariae die? Trans Roy Soc Trop Med Hyg 70: 397–401.
- Ege MJ (2017) The hygiene hypothesis in the age of the microbiome. Annals ATS 14 (suppl. 5): 348–353.
- Hartmann S & Lucius R (2003) Modulation of host immune responses by nematode cystatins. Int J Parasitol 33: 1291–1302.
- Haahtela T (2019) A biodiversity hypothesis. Allergy 2019: 1–12.
- Illi S et al. (2001) Early childhood infectious diseases and the development of asthma up to school age: a birth cohort study. BMJ 322: 390–395.
- Jonsson K et al. (2016) Fat intake and breast milk fatty acid composition in farming and nonfarming women and allergy development in the offspring. Pediatric Res 79: 114–123.
- Karvonen A et al. (2019) Indoor bacterial microbiota and development of asthma by 10.5 years of age. J Allergy Clin Immunol S 0091–6749 (19) 31033–31034.
- Kirjavainen PV et al. (2019) Farm-like indoor microbiota in non-farm homes protects children from asthma development. Nat Med 25: 1089–1095.
- Medina-De la Garza CE et al. (1990) Serum-dependent interaction of granulocytes with Onchocerca volvulus microfilariae in generalized and chronic hyper-reactive onchocerciasis and its modulation by diethylcarbamazine. Trans Roy Soc Med Hyg 84: 701–706.
- Ober C et al. (2017) Immune Development and Environment: Lessons from Amish and Hutterite children. Curr Opin Immunol 48: 51–60.
- Radon K et al. (2007) Contact with farm animals in early life and juvenile inflammatory bowel disease: a case-control study. Pediatrics 120: 354–361.
- Schulz-Key H (1990) Observations on the reproductive biology of Onchocerca volvulus. Acta Leiden 59: 27–44.

- Smits HH et al. (2016) Childhood allergies and asthma: New insights on environmental exposures and local immunity at the lung barrier. Curr Opinion Immunol 42: 41–47.
- Sozanska B et al. (2014) Atopy and allergic respiratory disease in rural Poland before and after accession to the European Union. J Allergy Clin Immunol 133: 1347–1353.
- Stein MM et al. (2016) Innate immunity and asthma risk in Amish and Hutterite farm children. N Engl J Med 375: 411–421.
- Stiemsma LT and Turvey E (2017) Asthma and the microbiome: defining the critical window in early life. Allergy Asthma Clin Immunol 13: 3.
- Strachan DP (1989) Hay fever, hygiene and household size. BMJ 299: 1259–1260.
- Von Mutius E (2015) The microbiol environment and its influence on asthma prevention in early life. J Allergy Clin Immunol 137: 1–10.
- WHO (2018) »Onchocerciasis«. Available: https://www.who.int/newsroom/fact-sheets/detail/onchocerciasis, abgerufen 30.1.2020.
- Ziegler T et al. A novel regulatory macrophage induced by a helminth molecule instructs Il-10 in CD4+ cells and protects against mucosal inflammation. J Immunol 194: 1555–1564.

4 Mensch und Mikrobiom: Wir sind viele

- Amurugam M et al. (2011) Enteroptypes of the human gut microbiome. Nature 437: 174–180.
- Ansaldo E, Farley TK & Belkaid Y (2021) Control of the immunity by microbiota. Ann Rev Immunol 39: 449–79.
- Bercik P et al. (2011) The intestinal microbiota affect central levels of brain-derived neurotropic factor and behavior in mice. Gastroenterol 141: 599–609.
- Bermudez-Humaram LG (2019) From probiotics to psychobiotics: live beneficial bacteria which act on the brain-gut axis. Nutrients 11: 890.
- BfR (2015) Mitteilung Nr. 025/2015 vom 14.8.2015: Säuglingsanfangs- und Folgenahrung: Gesundheitlicher Nutzen von probiotischen Bakterien ist nicht belegt.
- Blaser M (2017) The theory of the disappearing microbiota. Nature Reviews Immunol 17: 461–463.

- Bolte LA et al. (2021) Long-term dietary patterns are associated with pro-inflammatory and anti-inflammatory features of the gut microbiome. Nat Med 27: 31–332.
- Browning KN et al. (2017) Vagus nerve in appetite regulation, mood and intestinal inflammation. Gastroenterol 152: 730–744.
- Carrera-Bastos P et al. (2011) The Western diet and lifestyle and diseases of civilization. Res Rep Clin Cardiol 2: 15–35.
- Clemente JC et al. (2015) The microbiome of uncontacted amerindians. Science Adv. 1: e1500183.
- Cox LM & Blaser MJ (2015). Antibiotics in early life and obesity. Nat. Rev. Endocrinol. 11: 182–190.
- David LA et al. (2014) Diet rapidly and reproducibly alters the human gut microbiome. Nature 505: 559–563.
- De Andres J et al. (2017) Physiological translocation of lactic acid Bacteria during pregnancy contributes to the composition of the milk microbiota in mice. Nutrients 10: 14.
- De Filippo C et al. (2010) Impact of diet in shaping gut microbiota revealed by a comparative study in children from Europe and rural Africa. PNAS 107: 14691–14696.
- De Wouters A et al. (2021) Gut microbes participate in food preference alterations during obesity. Gut Microbes 13: 1959242.
- Del Fiol FS et al. (2018) Obesity: A new adverse effect of antibiotics? Frontiers in Pharmacology 9: Article 1408.
- Desai MS et al. (2016) A dietary fiber-deprived gut microbiota degrades the colonic mucus barrier and enhances pathogen susceptibility. Cell 167: 1339–1353.
- El Kaoutary A et al. (2013) The abundance and variety of corbohydrate-active enzymes in the human gut microbiota. Nat Rev Microbiol 11: 497–504.
- Fei N & Zhao L (2013) An opportunistic pathogen isolated from the gut of an obese human causes obesity in germfree mice. ISME J 7: 880–884.
- Feretti P et al. (2018) Mother-to-infant microbial transmission from different body sites shapes the developing infant gut microbiome. Cell Host Microbe 24: 133–145.
- Fragiadakis GK et al. (2019) Links between environment, diet, and the hunter-gatherer microbiome. Gut Microbes 10: 216–227.

- Gensollen T et al. (2016) How colonization by microbiota in early life shapes the immune system. Science 352: 539 – 543.
- Gerard P (2016) Übergewicht durch Darmflora. In: Mikrobiom. Spektrum kompakt. Spektrum Verlag Heidelberg.
- Geva-Zatorsky N et al. (2017) Mining the human gut microbiota for immunomodulatory organisms. Cell 168: 928 – 943.
- Gilbert JA et al. (2018) Current understanding of the human microbiome. Nature Medicine 24: 392 – 400.
- Gonzales F et al. (2021) Distinct changes occur in the human breast milk microbiome between early and established lactation in breastfeeding Guatemalan mothers. Front Microbiol 12: 557180.
- Goodrich JK et al. (2014) Human genetics shape the gut microbiome. Cell 159: 789 – 799.
- Gurven M & Kaplan H. (2007) Longevity among hunter-gatherers: a crosscultural examination. Popul Dev Res 33: 321 – 365.
- Haghikia A et al. (2015) Dietary fatty acids impact central nervous autoimmunity via the small intestine. Immunity 43: 817 – 829.
- Hao Q et al. (2015) Probiotics for preventing acute upper respiratory tract infections. Cochrane Database Syst Rev 3: CD006895.
- Hehemann JH et al. (2010) Transfer of carbohydrate-active enzymes from marine bacteria to Japanese gut microbiota. Nature 464: 908 – 912.
- Helander HF & Fändricks L (2014) Surface area of the digestive tract – revisited. Scand J Gastroenterol 49: 681 – 89.
- Hsiao EY et al. (2013) Microbiota modulate behavioral and physiological abnormalities associated with neurodevelopmental disorders. Cell 155: 1451 – 1463.
- Kamada N et al. (2012) Regulated virulence controls the ability of a pathogen to compete with the gut microbiota. Science 336: 1325 – 1329.
- Kim KS et al. (2016) Dietary antigens limit mucosal immunity by inducing regulatory T cells in the small intestine. Science 351: 858 – 863.
- Koeth R et al. (2019) L-Carnitine in omnivorous diets induces an atherogenic gut microbial pathway in humans. J Clin Invest 129: 373 – 387.
- Levan S et al. (2019) Elevated faecal 12,13-diHOME concentration in neonates at high risk for asthma is produced by gut bacteria and impedes immune tolerance. Nature Microbiol 4: 1851 – 1861.

- Louca S et al. (2019) A census-based estimate of Earth's bacterial and archaeal diversity. PLoS Biology 17: e3000106.
- Lucius R et al. (2018) Biologie von Parasiten. Verlag Springer Berlin – Heidelberg.
- Maier L et al. (2018) Extensive impact of non-antibiotic drugs on human gut bacteria. Nature 555: 327.
- Mayer EA (2016) The mind-gut connection: how the astonishing dialogue taking place in our bodies impacts health, weight, and mood. Harper Collins.
- Man WH et al. (2017) The microbiota of the respiratory tract: gatekeeper to respiratory health. Nature Rev Microbiol 15: 259 – 270.
- Merenstein D et al. (2010) Use of a fermented dairy probiotic drink containing lactobacillus casei (DN-114001) to decrease the rate of illness in kids: the DRINK study. A patient-oriented, double-blind cluster-randomized, placebo-controlled, clinical trial. Eur J Clin Nutr 64: 669 – 77.
- Mittrücker HW et al. (2016) Lack of microbiota reduces innate responses and enhances adaptive immunity against Listeria monocytogenes infection. Eur J Immunol 44: 1710 – 1715.
- Moeller AH et al. (2014) Rapid changes in the gut microbiome during human evolution. PNAS 111: 16431–16435.
- Moeller AH et al. (2016) Cospeciation of gut microbiota with hominids. Science 353: 380 – 383.
- Moeller AH et al. (2017) The shrinking human gut microbiome. Current Opinion Microbiol 38: 30 – 35.
- Moreira-Rosario A et al. (2021) Gut microbiota diversity and C-reactive protein are predictors of disease severity in COVID-19 patients. Front Microbiol 12: 705020.
- Mukopadhya I et al. (2018) Sporulation capability and amylosome conservation among human colonic and rumen isolates of the keystone starch degrader Ruminococcus bromii. Environm Microbiol 20: 324 – 336.
- Nabhani ZA & Eberl G (2020) Imprinting of the immune system by the microbiota early in life. Mucosal Immunol 13: 183 – 189.
- Nayak RR et al. (2021) Methotrexate impacts conserved pathways in diverse human gut bacteria leading to decreases host immune activation. Cell Host Microbe 29: 362 – 377.

- Neff CP ct al. (2016) Diverse intestinal bacteria contain putative zwitterionic capsular polysaccharides with antiinflammatory properties. Cell Host Microbe 20: 535–547.
- Obregon-Tito A et al. (2015) Subsistence strategies in traditional societies distinguish gut microbiomes Nature Communications 6: 6505.
- O'Keefe SJ (2019) The association between dietary fibre deficiency and high-income lifestyle-associated diseases. Burkitt's hypothesis revisited. Lancet Gastroenterol Hepatol 4: 994–996.
- Palleja A et al. (2018) Recovery of gut microbiota of healthy adults following antibiotic exposure. Nature Microbiol 3: 1255–65.
- Pasolli P et al. (2019) Extensive unexplored human microbiome diversity revealed over 150 000 genomes from metagenomes spanning age, geography, and lifestyle. Cell 176: 649–662.
- Pinto-Sanchez MI et al. (2017) Probiotic Bifidobacterium longum NCC3001 reduces depression scores and alters brain activity: a pilot study in patients with irritable bowel syndrome. Gastroenterol 153: 448–459.
- Plovier H et al. 2017. A purified membrane protein from Akkermansia muciniphila or the pasteurized bacterium improves metabolism in obese and diabetic mice. Nature Medicine 23: 107–113.
- Porter NT et al. (2018) Bacteroides thetaiotaomicron. Trends Microbiol 26: 966–967.
- Rajilic-Stojanovic M et al. (2015) Intestinal microbiota and diet in IBS: causes, consequences, or epiphenomena? Am J. Gastroenterol 110: 278–287.
- Ridaura VK et al. (2013) Gut microbiota from twins discordant for obesity modulate metabolism in mice. Science 341: 1079.
- Rinninella E et al. (2019) What is a healthy gut microbiota composition? A changing ecosystem across age, environment, diet and diseases. Microorganisms 7: 14.
- Robert R & Mackay CR (2018) Gas-coupled GPCRs GPR65 and GPR174. Downers for immune rcsponses. Immunol Cell Biol 96: 341–343.
- Rodriguez JM et al. (2021) The gut-breast axis: programming health for life. Nutrients 13: 606.
- Rodriguez-Sillke Y et al. (2021): Recognition of food antigens by the mucosal and systemic immune system. Consequences for intestinal development and homeostasis. Int J Med Microbiol 311: 151493.

- Rosenblum MD et al. (2015) Regulatory T cell memory. Nature Reviews Immunol 16: 90–101.
- Saei AA & Barzegari A (2012) The microbiome: the forgotten organ of the astronaut's body–probiotics beyond terrestrial limits. Future Microbiol 7: 1037–1046
- Sarkar A et al. (2016) Psychobiotics and the manipulation of bacteria-gut-brain Signals. Trends Neurosci 39: 763–781.
- Schnupf P et al. (2017) Segmented filamentous bacteria, Th 17 inducers and helpers in a hostile world. Current Opin Microbiol 35: 100–109.
- Schuijs MJ et al. 2015. Farm dust and endotoxin protects against allergy through A20 induction in lung epithelial cells. Science 349: 1106–1110.
- Sender R et al. (2016) Revised estimates for the number of human and bacteria cells in the body. PLoS Biol 14: e1002533.
- Senthong V et al. (2016) Trimethylamine N-oxide and mortality risk in patients with peripheral artery disease. J Am Heart Assoc 5: e004237.
- Sevelsted A et al. (2015) Cesarean section and chronic immune disorders. Pediatrics 135: e92.
- Smith PM et al. (2013) The microbial metabolites, short-chain fatty acids, regulate colonic Treg homeostasis. Science 341: 569–573.
- Sommer F and Bäckhed F (2013) The gut microbiota – masters of host development and physiology. Nat Rev Microbiol 11: 227–238.
- Song SJ et al. (2013) Cohabitating family members share microbiota with one another and with their dogs. Elife 2: e00458.
- Sun J et al. (2020) Environmental remodeling of human gut microbiota and antibiotic resistome in livestock farms. Nature Communications 11: 1427.
- Tazume S et al. (1991) Effects of germfree status and food restriction on longevity and growth of mice. Exp Anim 40: 517–522.
- Tett A et al. (2021) Prevotella diversity, niches and interactions with the human host. Nat Rev Microbiol 19: 585.
- Thorburn AN et al. (2014) Diet, metabolites, and »western-lifestyle« inflammatory diseases. Immunity 40: 833–842.
- Turroni F et al. (2014) Molecular dialogue between the human gut microbiota and the host: a Lactobacillus and Bifidobacterium perspective. Cell Mol Life Sci 71: 183–203.

- Uzan-Yulzari A et al. (2021) Neonatal antibiotic exposure impairs child growth during the first six years of life by perturbing intestinal microbial colonization. Nature Communications 12: 443.
- Vangay P et al. (2018) US immigration westernizes the human gut Microbiome. Cell 175: 962–972.
- Visekruna A et al. (2019) Intestinal development and homeostasis require activation and apoptosis of diet-reactive T cells. J Clin Invest 129: 1972–1983.
- Wagenaar CA et al. (2021) The effect of dietary interventions on chronic inflammatory diseases in relation to the microbiome: a systematic review. Nutrients 13: 3208.
- Wang G et al. (2019) Bridging intestinal immunity and gut microbiota by metabolites. Cell Mol Life Sci 76: 3917–3937.
- Ward DV et al. (2021) The intestinal and oral microbiomes are robust predictors of COVID-19 severity and the main predictor of COVID-19-related fatality. medRxiv preprint doi: https://doi.org/10.1101/2021.01.05.20249061.
- Waters JL & Ley RE (2019) The human gut bacteria Christensenellaceae are widespread, heritable and associated with health. BMC Biology 17: 83.
- Weiner HL et al. (2011) Oral Tolerance. Immunol Rev 241: 241–259.
- Wibowo MC et al. (2021) Reconstruction of ancient microbial genomes from the human gut. Nature 594: 235.
- Yatsunenko T et al. (2012) Human gut microbiome viewed across age and geography. Nature 486: 222–228.
- Yeoh YK et al. (2021) Gut microbiota composition reflects disease severity and dysfunctional immune responses in patients with COVID-19. Gut 70: 698–706.
- Zeißig S (2016) Die physiologische Standortflora. In: Mikrobiom – Wissenstand und Perspektiven. Stallmach A & Vehreschild MJGT Hrsg. Walter de Gruyter GmbH, Berlin/Boston.
- Zeng H et al. (2019) Secondary Bile Acids and Short Chain Fatty Acids in the Colon: A Focus on Colonic Microbiome, Cell Proliferation, Inflammation, and Cancer. Int J Mol Sci 20: 1214.
- Zhao L et al. (2019) Adaptive evolution within gut microbiomes of healthy people. Cell Host Microbe 25: 656–667.

- Zipperer A et al. (2016) Human commensals producing a novel antibiotic impair pathogen colonization. Nature 535: 511–516.
- Zuo T et al. (2020) Alterations in gut microbiota of patients with COVID-19 during time of hospitalization. Gastroenterol 159: 944–955.

5 Entzündungskrankheiten

Allergische Erkrankungen

- Ansaldo E (2021) Control of immunity by the microbiota. Ann Rev Immunol 39: 449–479.
- Bergmann KC et al. (2016) Aktueller Stand zur Verbreitung von Allergien in Deutschland. Allergo J Int 25: 6.
- DGAKI/ DGKJ (2014) S3-Leitlinien https://www.awmf.org/leitlinien/detail/ll/061-016.html abgerufen 1.3.2022.
- Du Toit G et al. (2008) Early consumption of peanuts in infancy is associated with a low prevalence of peanut allergy. J Allergy Clin Immunol 122: 984–91.
- Du Toit G et al. (2015) Randomized trial of peanut consumption in infants at risk for peanut allergy. N Engl J Med 372: 803–813.
- EEACI (2018) Advocacy manifesto. Tackling the allergy crisis in Europe–concerted policy action needed. https://www.eaaci.org/outreach.html, abgerufen 1.3.2022.
- Fujimora KE et al. Neonatal gut microbiota associates with childhood multisensitized atopy and T cell differentiation. Nat Med 22: 1187–1191.
- Fyhrquist N et al. (2014) Acinetobacter species in the skin microbiota protect against allergic sensitization and inflammation. J Allergy Clin Immunol 134: 1301–1309.
- Haahtela T et al. (1990) Prevalence of asthma in Finnish young men. BMJ 301: 266–268.
- Haahtela T et al. (2012) The Finnish allergy programme 2008–2018 –scientific rationale and practical implementation. Asia Pac Allergy 2: 275–279.
- Haahtela T et al. (2015) Hunt for the origin of allergy–comparing the Finnish and Russian Karelia. Clin Exp Allergy 45: 891–901.
- Haahtela T et al. (2017) The Finnish allergy programme works. Eur Respir J 49: 1700470.

- Hanski I et al. (2012) Environmental biodiversity, atopy and microbiome are interrelated. PNAS 109: 8334 – 8339.
- Haspeslagh E et al. (2018) The hygiene hypothesis: immunological mechanisms of airway tolerance. Curr Opinion Immunol 54: 102 – 108.
- Jousilahti P et al. (2016) Asthma and respiratory allergy prevalence is still increasing among Finnish young adults. Eur Respir J 47: 985 – 987.
- Langen U et al. (2013) Häufigkeit allergischer Erkrankungen in Deutschland. Ergebnisse der Studie zur Gesundheit Erwachsener in Deutschland (DEGS1). Bundesgesundheitsb 56: 698 – 706.
- Platts-Mills TAE (2015) The allergy epidemics: 1870 – 2010. J Allergy Clin Immunol 136: 3 – 13.
- Roduit C et al. (2018) High levels of butyrate and propionate in early life are associated with protection against allergy. Allergy 74: 799 – 809.
- Roslund MI et al. (2020) Biodiversity intervention enhances immune regulation and health-associated commensal microbiota among daycare children. Sci Adv 6: eaba2578.
- Ruokolainen L et al. (2015) Green areas around homes reduce atopic sensitization in children. Eur J Allergy Clin Immunol 70: 195 – 202.
- To T et al. (2012) Global asthma prevalence in adults: findings from the cross sectional world health survey. BMC Public Health 12: 204.
- Tyagi N et al. (2015) Comparison of allergenic and metazoan parasite proteins: allergy the price of Immunity. PLoS Comp Biol 11: e1004546.
- Weidiger S & Novak N (2016) Atopic dermatitis. Lancet 387: 1109 – 1122.
- Williams H et al. (2016) Is eczema really on the increase worldwide? J Allergy Clin Immunol 121: 947– 954.

Chronisch entzündliche Darmerkrankungen (CED)

- Burisch J et al. 2014 West-East gradient of IBD in Europe: the ECCO-EpiCom inception cohort. Gut 63: 588 – 597.
- Burisch J & Munkholm P (2015) The epidemiology of inflammatory bowel disease. Scand J Gastroenterol 50: 942 – 51.
- Degenhardt F & Franke A (2017) Genetik des Morbus Crohn und der Colitis ulcerosa. Der Gastroenterologe 1: 38 – 48.

- Fukui H (2016) Increased intestinal permeability and decreased barrier function: does it really influence the risk of inflammation? Inflamm Intest Dis 1: 135–145.
- Halfvarson J et al. (2017) Dynamics of the human microbiome in inflammatory bowel disease. Nat Microbiol 2: 17004.
- Hammer T et al. (2016) The Faroese IBD study. Incidence of inflammatory bowel diseases across 54 years of population-based data. J Crohns Colitis 10: 934–942.
- Hammer T et al. (2017) Inflammatory bowel diseases in Faroese-born Danish residents and their offspring: further evidence of the dominant role of environmental factors in IBD development. Aliment Pharmacol Ther 45: 1107–1114.
- Hammer T et al. (2019) Dietary risk factors for inflammatory bowel diseases in a high-risk population: Results from the Faroese IBD study. United Eur Gastroenterol J 7: 924–932.
- Kedia S & Ahuja V (2017) Epidemiology of IBD in India: the great shift east. Inflamm Dis 2: 102–115.
- Loftus EV (2004) Clinical epidemiology of inflammatory bowel disease: incidence, prevalence, and environmental influences. Gastroenterol 126: 1504–1517.
- Mulder DJ et al. (2014) A tale of two diseases: the history of inflammatory bowel diseases. J Crohn's Colitis 8: 341–348.
- Ng SC et al. (2017) Worldwide incidence and prevalence of inflammatory bowel disease in the 21st century: a systematic review of population-based studies. Lancet 390: 2769–78.
- Rizzello F et al. (2019) Implications of the westernized diet in the onset and progression of IBD. Nutrients 11: 1033.
- Sellon RK et al. (1998) Resident enteric bacteria are necessary for development of spontaneous colitis and immune system activation in interleukin-10-deficient mice. Infect Immun 66: 5224–5231.
- Vavricka SR et al. (2015) Extraintestinal manifestations of inflammatory bowel disease. Am J Gastroenterol 106: 110–119.
- Virta LJ et al. (2017) IBD on the rise in Finland, except for the very young. J Crohns Colitis 150–156.
- Yeshi K et al. (2020) Revisiting inflammatory bowel disease: pathology, treatments, challenges and emerging therapeutics including drug leads from natural products. J Clin Med 9: 1273.

Typ-1-Diabetes (T1D)

- Bason C et al. (2013) In type 1 diabetes a subset of anti-Coxsackie-virus B4 antibodies recognize autoantigens and induce apoptosis of pancreatic beta cells. PLOS ONE 8: e57729.
- Harjutsalo V et al. (2008) Time trends in the incidence of type1 diabetes in Finnish children: a cohort study. Lancet 71: 1777–1782.
- Kent SC (2017) Deciphering the pathogenesis of human type 1 diabetes (T1D) by interrogating T cells from the »scene of the crime«. Curr Diab Rep 17: 95.
- Marfil-Garza BA et al. (2020) Progress in translational regulatory T cell therapies for type 1 diabetes and islet transplantation. Endocrine Rev 15: 198 – 218.
- Miettinen ME et al. (2020) Serum 25-hydroxyvitamin D concentration in childhood and risk of islet autoimmunity and type 1 diabetes: the TRIGR nested case–control ancillary study. Diabetologia 63: 780 – 787.
- Niinistö S et al. (2017) Fatty acid status in infancy is associated with the risk of type 1 diabetes-associated autoimmunity. Diabetologia 60: 1223 – 1233.
- Patterson CC et al. (2019) Trends and cyclical variation in the incidence of childhood type 1 diabetes in 26 European centres in the 25 year period 1989 – 2013: a multicentre prospective registration study. In: Diabetologia 62: 408 – 417.
- Pociot A & Lermark A (2016) Type 1 diabetes Series: Genetic risk factors for type 1 diabetes. Lancet 387: 2331.
- Siljander H et al. (2019) Microbiome and type 1 diabetes. EBio Medicine 46: 512 – 521.
- Thomaidou S et al. (2018) Islet stress, degradation and autoimmunity. Diabetes Obes Metab 20: 88 – 94.
- Vatanen T et al. (2016) Variation in microbiome LPS immunogenicity contributes to autoimmunity in humans. Cell 165: 842-853.

Multiple Sklerose (MS)

- Berer K et al. (2017) Gut microbiota from MS patients enables spontaneous encephalomyelitis in mice. PNAS 114: 10729 – 10724.
- Cekanaviciute E et al. (2017) Gut bacteria from MS patients modulate human T cells and exacerbate symptoms in mouse models. PNAS 114: 10713 – 10718.

- Chen J et al. (2016) MS patients have a distinct gut microbiota compared to healthy controls. Sci Rep 6: 28484.
- Dobson R & Giovannoni G (2019) Multiple Sclerosis – A review. Eur J Neurol 26: 27–40.
- Filippi M et al. (2018) Multiple Sclerosis. Nat Rev Dis Primers 4: 43.
- Hollenbach JA and Oksenberg JR (2015) The immonogenetics of MS. J Autoimmun 64: 13–25.
- Jangi S et al. (2016) Alterations of the human gut microbiome in MS. Nat Commun 7: 12015.
- Kingwell E et al. (2013) Incidence and prevalence of MS in Europe: A systematic review. BMC Neurology 13: 128.
- Koch-Henriksen N & Soerensen PS (2010) The changing demographic pattern in MS epidemiology. Lancet Neurol 9: 520–532.
- MS International Federation (2020) https://www.msif.org, abgerufen 4.3.2021.
- Planas R et al. (2018) GDP-L-fucose synthase is a CD4+ specific autoantigen in DRB3*02:02 patients with MS. Science Translation Med 10: eaat4301.
- Steri M et al. (2017) Overexpression of the cytokine BAFF and autoimmune risk. NEJM 376: 1615–1626.
- Wendel-Haga M & Celius EG (2017) Is the hygiene hypothesis relevant for the risk of multiple sclerosis? Acta Neurol Scand 136 (Suppl 201): 36–30.

Psoriasis

- Benhadou F et al. (2019) Psoriasis: Keratinocytes or immune cells– which is the trigger? Dermatology: 235: 91–100.
- Greb JE et al. (2016) Psoriasis. Nat Rev Dis Primers 2: 16082.
- Kunz M et al. (2019) Psoriasis: Obesity and Fatty Acids. Trends Immunol 10: 1807.
- Yunusbaeva M et al. (2018) Psoriasis patients demonstrate HLA-Cw*06:02 allele dosage dependent T cell proliferation when treated with hair follicle-derived keratin 17 protein. Sci Rep 8: 6098.

Rheumatoide Arthritis (RA)

- Chen J et al. (2016) An expansion of rare lineage intestinal microbes characterizes rheumatoid arthritis. Genome Med 8: 43.

- Dixon WG (2019) How the weather affects the pain of citizen scientists using a smartphone app. Digital Med 2: 105.
- Kallberg H et al. (2011) Smoking is a major preventable risk factor for rheumatoid arthritis: estimations of risks after various exposures to cigarette smoke. Ann Rheum Dis 70: 508–511.
- Lefèvre S et al. (2009) Synovial fibroblasts spread rheumatoid arthritis to unaffected joints. Nat Med 15: 1414–1420.
- Peschken CA & Esdaile JM (1999) Rheumatic diseases in North America's indigenous peoples. Sem Arthr Rheumatism 28: 368–369.
- Pianta A et al. (2017) Two rheumatoid arthritis–specific autoantigens correlate microbial immunity with autoimmune responses in joints. J Clin Invest 127: 2946–2956.
- Smolen JS et al. (2018) Rheumatoid Arthritis. Nat Rev Dis Primers 4: 18001.

Zöliakie

- Bouziat R et al. (2017) Reovirus infection triggers inflammatory responses to dietary antigens and development of celiac disease. Science 356: 44–50.
- Caio G et al. (2019) Celiac disease: A comprehensive current review. BMC Med 17: 142–162.
- Caminero A et al. (2014) Diversity of the cultivable human gut microbiome involved in gluten metabolism: isolation of microorganisms with potential interest for celiac disease. FEMS Microbiol Ecol 88: 309–19.
- Deutsche Zöliakie-Gesellschaft (2019) https://www.dzg-online.de/homepage.1.0.html, abgerufen 27.1.2019.
- Du Toit G (2015) Randomized trial of peanut consumption in infants at risk for peanut allergy. N Engl J Med 372: 803–813.
- Ivarsson A et al. (2000) Epidemic of celiac disease in Swedish children. Acta Paediatr 89: 165: 71.
- Lerner A (2017) Microbes and viruses are bugging the gut in celiac disease. Front Microbiol 8: 1392.
- Lindfors K et al. (2019) Celiac disease. Nat Rev Dis Primers 5: 3.
- Lohi S et al. (2007) Increasing prevalence of celiac disease over time. Aliment Pharmacol Ther 26: 1217–1225.
- Meijer C et al (2018) Celiac Disease Prevention. Front Pediatr 6: 368.

- Pennisi M et al. (2017) Neurophysiology of the »celiac brain«: disentangling gut-brain connections. Front Neurosci 11: 498.
- Reif S & Lerner A (2004) Tissue transglutaminase – the key player in celiac disease: a review. Autoimmune Rev 3: 40–45.
- Rubio-Tapi A et al. (2009) Increased prevalence and mortality in undiagnosed celiac disease. Gastroenterol 137: 373–374.
- Schuppan D & Gisbert-Schuppan K (2018) Tägliches Brot: Krank durch Weizen, Gluten und ATI. Springer-Verlag Heidelberg.
- Statista (2018) https://de.statista.com/statistik/daten/studie/692158/umfrage/anteil-veganer-lebensmittel-bei-produktneueinfuehrungen-in-deutschland/, abgerufen 2.3.2022.
- Wei G et al. (2020) Commensal bacterium Rothia aeria degrades and detoxifies gluten via a highly effective subtilisin enzyme. Nutrients 12: 3724.
- White LE et al. (2013) The rising incidence of celiac disease in Scotland. Pediatrics 132: e924.

6 Lebensmittel für den Superorganismus

- Barnett JA & Gibson DL (2020) Separating the empirical wheat from the pseudoscientific chaff: A critical review of the literature surrounding glyphosate, dysbiosis and wheat sensitivity. Front Microbiol 11: 556729.
- Beslay M et al. (2020) Ultra-processed food intake in association with BMI change and risk of overweight and obesity: A prospective analysis of the French NutriNet-Santé cohort. PLoS Med 17: e1003256.
- Chassaing B et al. (2015) Dietary emulsifiers impact the mouse gut microbiota promoting colitis and metabolic syndrome. Nature 519: 92–96.
- Chassaing B et al. (2021) Randomized controlled feeding study of dietary emulsifier carboxymethylcellulose reveals detrimental impacts on the gut microbiota and metabolome. Gastroenterol 162: 743–756.
- GBD 2017 Diet Collaborators (2019) Health effects of dietary risks in 195 countries, 1990–2017: a systematic analysis for the global burden of disease study 2017. The Lancet 393: 1958–1972.
- Geisslitz S et al. (2019) Comparative study on gluten protein composition of ancient (einkorn, emmer and spelt) and modern wheat species (durum and common wheat). Foods 8: 409.

- Ho JY & Hendi AS (2018) Recent trends in life expectancy across high income countries: retrospective observational study. BMJ 362: K2562.
- Hoch T et al. (2013) Manganese-enhanced magnetic resonance imaging for mapping of whole brain activity patterns associated with the intake of snack food in ad libitum fed rats. PLoS ONE 8: e55354.
- Hoch T et al. (2015) Fat/carbohydrate ratio but not energy density determines snack food intake and activates brain reward areas. Sci Rep 14: 10041.
- Holder MK et al. (2019) Dietary emulsifyers consumption alters anxiety-like and social-related behaviors in mice in a sex-dependent manner. Sci Rep 9: 172.
- Juul F et al. (2015) Trends in consumption of ultra-processed foods and obesity in Sweden between 1960 and 2010. Publ Health Nutr 18: 3091–3107.
- Kiefer JST et al. (2021) Inhibition of a nutritional endosymbiont by glyphosate abolishes mutualistic benefit on cuticle synthesis in Oryzaephilus surinamensis. Commun Biol 4, 554.
- Kiehnle H (1927) Kiehnle-Kochbuch. Große illustrierte Ausgabe für die bürgerliche und feine Küche. 49.–53. Tausend, Süddeutsches Verlagshaus GmbH, Stuttgart.
- Longin CFH et al. (2020) Influence of wheat variety and dough preparation on FODMAP content in yeast-leavened wheat breads. J Cereal Sci 95: 103021.
- Marion-Letellier R et al. (2019) Inflammatory bowel diseases and food additives: to add fuel on the flames! Nutrients 11: 1111.
- Milman O (2022) The insect crisis: the fall of the tiny empires that rule the world. Atlantic Books, London.
- Motta EVS et al. (2018) Glyphosate perturbs the gut microbiota of honey bees. PNAS 115: 10305 – 10310.
- Naimi S et al. (2021) Direct impact of commonly used dietary emulsifiers on human gut microbiota. Microbiome 9: 66.
- RKI (2014) https://www.rki.de/DE/Content/Gesundheitsmonitoring/Themen/Uebergewicht_Adipositas/Uebergewicht_Adipositas_node.html, abgerufen 3.7.2020.
- Santos-Costa C et al. (2017) Consumption of ultra-processed foods and body fat during childhood and adolescence: a systematic review. Publ Health Nutr 21: 148–159.

- Schnabel L et al. (2019) Association between ultraprocessed food consumption and risk of mortality among middle-aged adults in France. JAMA Intern Med 179: 490–498.
- Schuppan D & Gisbert-Schuppan K (2018) Tägliches Brot: Krank durch Weizen, Gluten und ATI. Springer-Verlag GmbH.
- Shang Q et al. (2017) Carrageenan-induced colitis is associated with decreased population of the anti-inflammatory bacterium, Akkermansia muciniphila, in the gut microbiota of C57BL/6J mice. Toxicol Lett 279: 87–95.
- Suez J et al. (2014) Artificial sweeteners induce glucose intolerance by altering the gut microbiota. Nature 514: 181–186.
- Swidsinski A et al. (2009) Bacterial overgrowth and inflammation of small intestine after carboxymethylcellulose ingestion in genetically susceptible mice. Inflamm Bowel Dis 15: 359–364.
- Tang Q et al. (2020) Glyphosate exposure induces inflammatory responses in the small intestine and alters gut microbial composition in rats. Environ Pollut 261: 114129.
- Van Bruggen AHC et al. (2021) Indirect effects of the herbicide Glyphosate on plant, animal and human health through its effects on microbial communities. Front Environ Sci 617: 255–268.
- WHO (2017) https://www.who.int/news/item/11-10-2017-tenfold-increase-in-childhood-and-adolescent-obesity-in-four-decades-new-study-by-imperial-college-london-and-who, abgerufen 3.3.2022.
- Wilck N et al. (2017) Salt-responsive gut commensal modulates TH17 axis and disease. Nature 551: 585–589.
- Wittwer P (2017) Giftige Lebensmittel – die 10 tödlichsten Gifte in unseren Lebensmitteln. Amazon.de: Kindle-Shop.
- Ziegler JU et al. (2016) Wheat and the irritable bowel syndrome–FODMAP levels of modern and ancient species and their retention during bread making. J Functional Foods 25: 257–266.
- Zinöcker MK and Lindseth IA (2018) The western diet-microbiome-host interaction and its role in metabolic disease. Nutrients 10: 365.

7 Mehr Zuwendung für unser inneres Ökosystem!

- Allen JM et al. (2017) Exercise training-induced modification of the gut microbiota persists after microbiota colonization and attenuates the response to chemically induced colitis in gnotobiotic mice. Gut Microbes 9: 115–130.

- Ananthakrishnan AN et al. (2013) A prospective study of long-term intake of dietary fiber and risk of crohn's disease and ulcerative colitis. Gastroenterol 145: 970 – 977.
- Asnicar F et al. (2021) Microbiome connections with host metabolism and habitual diet from 1,098 deeply phenotyped individuals. Nature Med 27: 321 – 332.
- Bay L et al. (2020) Universal dermal microbiome in human skin. mBio 11: 202945 – 19.
- Cook MD et al. (2016) Exercise and gut immune function: evidence of alterations in colon immune cell homeostasis and microbiome characteristics with exercise training. Immun Cell Biol 94: 158 – 163.
- Debarry J et al. (2007) Acinetobacter lwoffi and Lactococcus lactis strains isolated from farm cowsheds possess strong allergy protective properties. J Allergy Clin Immunol 119: 1514 – 21.
- DGE (2021) https://www.dge.de/ernaehrungspraxis/vollwertige-ernaehrung/10-regeln-der-dge/, abgerufen 28.3.2021.
- Ernährungsrat Berlin (2021) Berlin isst anders. www.ernaehrungsrat-berlin.de, abgerufen 18.11.2021.
- Fyhrquist N et al. (2014) Acinetobacter species in the skin microbiota protect against allergic sensitization and inflammation. J Allergy Clin Immunol 134: 1301 – 1309.
- Hanski I et al. (2012) Environmental biodiversity, human microbiota, and allergy are interrelated. PNAS 109: 8334 – 8339.
- Harper JW & Zisman TL (2016) Interaction of obesity and inflammatory bowel disease. World J Gastroenterol. 21: 7868 – 7881.
- IARC (2018) Red meat and processed meat. IARC Monographs on the Evaluation of Carcinogenic Risks to Humans. Volume 114.
- Keohane DM et al. (2010) Microbiome and health implications for ethnic minorities after enforced lifestyle changes. Nat Med 26: 1089 – 1095.
- Mailing LJ (2019) Exercise and the gut microbiome: a review of the evidence, potential mechanisms, and implications for human health. Exerc Sport Sci Rev 47: 75 – 85.
- Menni C et al. (2021). High intake of vegetables is linked to lower white blood cell profile and the effect is mediated by the gut microbiome. BMC Med 19: 37.

- Marino E et al. (2017) Gut microbial metabolites limit the frequency of autoimmune T cells and protect against type 1 diabetes. Nat Immunol 18: 552–562.
- Nakatsuji T et al. (2013) The microbiome extends to subepidermal compartments of normal skin. Nat Commun 4: 1431.
- National Geographic (2016) https://www.nationalgeographic.com/photography/article/irish-travellers-uphold-the-traditions-of-a-bygone-world, abgerufen 3.3.2022.
- Roslund MI et al. (2020) Biodiversity intervention enhances immune regulation and health-associated commensal microbiota among daycare children. Sci Adv 6: eaba2578.
- Ruokolainen L et al. (2025) Green areas around homes reduce atopic sensitization in children. Eur J Allergy Clin Immunol 70: 195–202.
- Sharif K et al (2018) Physical activity and autoimmune diseases: get moving and manage the disease. Autoimmun Rev 17: 53–72.
- Thorburn AN et al. (2015) Evidence that asthma is a developmental origin disease influenced by maternal diet and bacterial metabolites. Nat Commun 6: 8320.
- Vangay P et al. (2018) US immigration westernizes the human gut microbiome. Cell 175: 962–972.
- Wagenaar CA et al. (2021) The effect of dietary interventions on chronic inflammatory diseases in relation to the microbiome: a systematic review. Nutrients 13: 3208.
- Willet W et al. (2019) Food in the anthropocene: the EAT-Lancet commission on healthy diets from sustainable food systems. Lancet 393: 447–492.
- Zuo T et al. (2020) Alterations in gut microbiota of patients with COVID-19 during time of hospitalization. Gastroenterol 159: 944–955.

Glossar

16S ribosomale RNA	RNA, die ein Baustein von 16S-Partikeln des Ribosoms von Bakterien ist. Die DNA-Sequenz des Gens erlaubt eine Unterscheidung von Bakterienarten.
Actinobacteria	Stamm grampositiver Bakterien, häufig in Böden
Antigenpräsentation	Päsentation von Peptiden durch spezielle Proteine auf der Oberfläche von Zellen. Befähigt T-Zellen, diese Peptide zu erkennen.
Bacteroides	Gattung des Stammes Bacteriodetes, vermehrt bei hohem Konsum tierischer Proteine
Bacteriodetes	Stamm gramnegativer Bakterien
Bakterientransfer	Transfer von Bakterien in den Darm steril aufgezogener oder mit Antibiotika behandelter Mäuse
Ballaststoffe	Vom Dünndarm nicht verdaubare Substanzen, meist komplexe Kohlenhydrate
Bifidus-Bakterien	Bakterien des Stammes Actinobacteria
Blue Zone	Region, in der Menschen ein auffällig hohes Lebensalter erreichen, ursprünglich mit blauem Kugelschreiber auf einer Landkarte markiert
B-Zelle	Zelle des adaptiven Immunsystems, die Antikörper produziert
CED	Chronisch entzündliche Darmerkrankung
Darmbarriere	Die Gesamtheit von Darmwandung, Darmepithel und Schleimschicht. Erlaubt Stofftransport, lässt Bakterien nicht passieren

Dendritische Zelle	Fresszelle mit vielen Ausläufern, die T-Zellen effzient Peptide präsentiert (»Antigenpräsentation«)
Dysbiose	Störung des Mikrobiom-Gleichgewichtes
Entzündung	Aktivierung von Immunzellen, ursprünglich zur Abwehr von Krankheitserregern
Epigenetischer Vorgang	Veränderung der Zugänglichkeit von Genen durch biochemische Prozesse
Epithel	Deckgewebe, das die Oberflächen des Körpers auskleidet
Escherichia coli	Bekanntestes Darmbakterium, gehört zum Stamm der Proteobakteria
Fatigue	Starke Ermüdungserscheinung, hervorgerufen unter anderem durch entzündungsfördernde Zytokine
Fermentierung	Abbau von Kohlenhydraten durch Bakterien, unter Ausschluss von Sauerstoff
grampositiv/ gramnegativ	Mit Gram-Farbstoff anfärbbar/nicht anfärbbar. Gramnegative Bakterien haben eine sehr komplex aufgebaute Oberfläche.
Firmicutes	Stamm vorwiegend grampositiver Bakterien, vermehrt bei westlicher Ernährung
Immunologische Kreuzreaktion	Immunreaktion, die von einem Molekül ausgelöst wird und auch auf ein anderes Molekül wirkt. So reagieren Antikörper gegen eine Komponente A auch gegen eine Komponente B, wenn beide eine ähnliche molekulare Struktur aufweisen
Immuntoleranz	Fähigkeit des Immunsystems, auf Reize *nicht* mit Entzündung zu reagieren

Kommensale	Nicht schädigender Bewohner eines Wirtes
Kurzkettige Fettsäuren	Fettsäuren mit einer geringen Anzahl von Kohlenstoffatomen, wie etwa Essigsäure, Buttersäure oder Propionsäure
Leaky Gut	Durchlässige Darmbarriere
Makrophage	Fresszelle, die bei Entzündungsvorgängen eine verstärkende oder hemmende Funktion haben kann
Metabolit	Stoffwechselprodukt
Mikrobe	Sammelbezeichnung für kleine Organismen, hier verwendet für Bakterien, Viren, Pilze, Archaeen, sowie parasitische Würmer und Einzeller
Mikrobiom	Gesamtheit der Mikroben eines Wirtsorganismus
Mikrobiota	Bezeichnung für die Mikroben eines Wirtsorganismus
MS	Multiple Sklerose
Mukus	Schleim auf der Oberfläche des Darmepithels
Phylum	Stamm, in diesem Fall eine Großgruppe von Bakterien
Präbiotikum	Ballaststoff, der von Bakterien abgebaut werden kann
Probiotikum	Bakterien mit gesundheitsfördernder Wirkung
Proteobacteria	Stamm gramnegativer Bakterien, oft mit entzündungsfördernden Eigenschaften
RA	Rheumatoide Arthritis

Stuhltransplantation	Transfer von menschlichem Stuhlmaterial zur Regenerierung des Mikrobioms
Superorganismus	Gesamtheit von Wirt und seinem Mikrobiom
T1D	Typ-1-Diabetes
T-Zelle	Steuerungszelle des Immunsystems, die mit ihren Zytokinen andere Immunzellen beeinflusst. Dabei gibt es unterschiedliche Ausprägungen: Th1 – stark entzündungsfördernd, Th2 – weniger stark entzündungsfördernd, Th17 – fördert aggressive Immunantworten, Treg – fördert entzündungshemmende Immunantworten
Treg	Regulatorische T-Zelle, hemmt Entzündungen durch das Zytokin IL-10 und andere Mechanismen
Typ-1-Diabetes	Zuckerkrankheit, bedingt durch Zerstörung der Inselzellen des Pankreas durch Autoimmunantworten
Viszerales Fettgewebe	Fettgewebe innerhalb des Bauchraums
Westliche Ernährung	Ungesunde Ernährung mit hochverarbeiteten Lebensmitteln, die reich an einfachen Kohlenhydraten und Fett, aber arm an Ballaststoffen sind
Westlicher Lebensstil	Typische Lebensweise in Industrienationen, gekennzeichnet durch ungesunde Ernährung, wenig Bewegung und wenig Naturkontakt
Zöliakie	Entzündungskrankheit, ausgelöst durch Immunantworten gegen Gluten und andere Bestandteile bestimmter Getreide
Zytokin	Immunbotenstoff

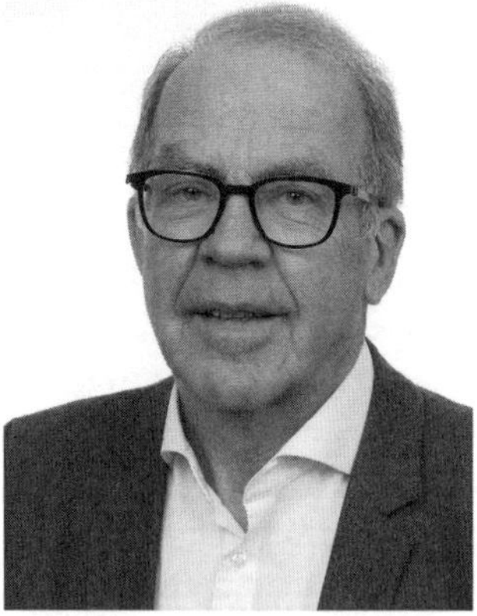

© Annika Trost

Nach seinem Studium der Biologie war Richard Lucius Professor für Parasitologie an der Universität Hohenheim und hatte später den Lehrstuhl für Molekulare Parasitologie an der Humboldt-Universität zu Berlin inne. Er forschte unter anderem in West- und Ostafrika, in Indien und an der Harvard-Universität (USA).